JOSEF GIGER-BÜTLER

»Endlich frei«

JOSEF GIGER-BÜTLER

»Endlich frei«

Schritte aus der Depression

BELTZ

Dieses Buch ist auch als E-Book erhältlich:
ISBN 978-3-407-22247-3

FSC www.fsc.org
MIX
Papier aus verantwortungsvollen Quellen
FSC® C089473

www.beltz.de

Umschlaggestaltung: www.anjagrimmgestaltung.de,
Stephan Engelke (Beratung)
Gesamtherstellung: Beltz Bad Langensalza GmbH, Bad Langensalza
Printed in Germany

ISBN: 978-3-407-85741-5
1 2 3 4 5 19 18 17 16 15

Inhaltsverzeichnis

Einleitung

Wie beim ersten Buch, »Sie haben es doch gut gemeint«*, war es auch diesmal eine große Zahl von Klienten, die mir geholfen haben, das Erleben, Denken und Fühlen depressiver Menschen noch präziser zu erfassen. Sie haben mir ermöglicht, ihr Erleben unmittelbar und aus großer Nähe kennen zu lernen und damit das Leiden in seiner ganzen Härte und Intensität beschreiben zu können. Ich bin quasi ins Auge des Hurrikans getreten, habe mich im Epizentrum des Bebens positioniert. Es ist mir ein Anliegen, dass die Beschreibung des depressiven Lebens unter die Haut geht, dass wirklich ersichtlich wird, wie schwer und brüchig depressives Erleben und Denken sind. Sehr viele depressive Menschen erfahren ihr Leben in der beschriebenen Härte. Anderen wiederum gelingt es, die emotionale Intensität unter Verschluss zu halten und ihr Erleben in Watte zu packen, wie sie es als Kinder gewohnt waren. Sie erfahren ihre körperliche Erschöpfung mehr als eine Müdigkeit des Kopfes durch das ständige »Müssen« und »Unter-Druck-Sein«. Aber auch sie spüren immer und immer wieder ihren fehlenden Boden und den kalten Atem der Heimatlosigkeit. Das macht Angst, Angst, irgendwann einmal von den Gefühlen überschwemmt zu werden und die Kraft zur Kontrolle und zum Überleben nicht mehr aufbringen zu können.

Dank den vielen Gesprächen mit depressiven Menschen ist es mir möglich, auch die Schritte, die aus der Depression führen können, konkreter und ausführlicher zu beschreiben.

---

* Josef Giger-Bütler: »Sie haben es doch gut gemeint«. Depression und Familie. Beltz: Weinheim/Basel 2003

Waren beim ersten Buch die Beschreibung der *Entstehung* depressiver Muster und das depressive Erleben Schwerpunkte der Ausführungen, so soll diesmal, neben einer noch genaueren Erfassung der Herkunft depressiven Erlebens und Handelns, der *Ausstieg* aus der Depression im Zentrum stehen. Es soll einsichtig gemacht werden, wie aus der Entstehung der Depression und ihrer Entwicklung zur depressiven Lebensstrategie sich nachvollziehbare Schritte für den Ausstieg aus der Depression ableiten lassen. Die Begriffe **Brüchigkeit** und **Überforderung** als entscheidende Begriffe sowohl bei der Entstehung wie auch beim Erleben depressiver Menschen werden in ihrer Bedeutung ausführlicher beschrieben.

Es zeigt sich immer wieder, wie schwierig es für die depressiven Menschen ist, ihr Erleben zu verstehen und anzunehmen. Das ist ein ungeheurer Brocken, der für sehr viele Menschen fast nicht zu verdauen ist. Wer sich nie verstanden und nie die Erfahrung gemacht hat, verstanden zu werden, bleibt sich und den anderen fremd und ist allein und einsam. Wer sich nicht versteht, kann sich auch nicht helfen.

Depressiv ist nicht nur jemand, der sich als depressiv erkennt, sondern die Mehrzahl depressiver Menschen weiß nicht, weshalb sie sich immer unter Drück fühlt.

Man ist nicht erst, wenn man sich die Diagnose gibt oder sie vom Arzt erhält, depressiv.

Depressive Menschen überfordern sich ständig, leben physisch und psychisch über ihre Verhältnisse, treiben Raubbau mit ihren Kräften, weil sie Grenzen nicht spüren oder dann nicht ernst nehmen. Sie sind gefangen in starren Mustern von Verhaltensweisen, und zwar in solchen, die sich gegen sie richten, ihnen schaden und sie an den Rand der Erschöpfung bringen. Die Depression ist in den meisten Fällen versteckt, oder wie ich sage, latent, und erst ab einem gewissen Punkt an offensichtlich, manifest und als solche leichter erkenn- und erfassbar. Und dieser Punkt kommt, wenn die depressiven Menschen sich mit ihrem Verhalten so verausgabt und sich so erschöpft haben, dass sie gar nicht mehr in der Lage sind, in der gleichen Art weiterzuleben. Dann kommt es zu einem Zusammenbruch und die Depression wird offensichtlich. Das nur kurz als Erläuterung meines Depressionsverständnisses, das den weiteren Ausführungen zugrunde liegt:

- Depressiv ist, wer sich im Teufelskreis der Überforderung befindet.
- Der depressive Umgang mit Überforderung zeichnet sich dadurch aus, dass es nicht zu einer Auflösung, sondern im Gegenteil zu neuen Überforderungen kommt.
- Die Depression ist über Jahre hinweg latent, nicht so leicht als solche erkennbar und kann, wenn es zu einem Zusammenbruch kommt, manifest und für alle offensichtlich werden.

Weil depressives Erleben nicht nur den psychischen Bereich umfasst, sondern immer auch ein körperliches Leiden beinhaltet, kann es für viele depressive Menschen leichter und vielleicht *der* Zugang sein, die Erschöpfung, und zwar die psychische und die physische, zum Ausgangspunkt des Verstehens und Annehmens zu nehmen.

Die Erschöpfung der depressiven Menschen ist so ausgeprägt und so bestimmend in ihrem Leben, dass auch kein Verleugnen oder Verkennen möglich ist. Das heißt aber noch nicht, dass sie die Müdigkeit ernst nehmen und sich darauf einstellen. Sie erleben sie nicht als ein Zeichen des Körpers, das ihnen sagen will: »Hör doch endlich auf dich, und tritt um Gottes willen kürzer.« Nein, für sie ist die Müdigkeit nur lästig. Sie hindert sie, so zu leben, wie sie möchten, und sie erschwert ihnen das Leben. Dass sie einen Zusammenhang zwischen ihrer Müdigkeit und einer Depression herstellen könnten, liegt außerhalb ihres Denkvermögens.

»Alle die Jahre habe ich mich durchs Leben geschleppt. Ich kannte nichts anderes als dieses Leben. Dass ich depressiv sein könnte, daran habe ich nicht im Traum gedacht, bis mir ein Arzt sagte, ich solle mir einmal überlegen, ob ich nicht vielleicht depressiv sein könnte.

Dass es mir körperlich nicht gut ging, wusste ich. Ich war ständig am Limit und erschöpft, froh, über die Runden zu kommen, aber ohne die geringste Spur von Lebensfreude. Es war ein normaler Zustand, ein anderes Leben kannte ich nicht. Klären Sie die Leute auf, geben Sie all den Erschöpften einen Namen für ihren Zustand. Wie sollen sie sonst dazu kommen, sich als depressiv zu betrachten? Alles kostet so unendlich viel Kraft, ohne dass man je an ein Ziel gelangt, ohne dass es je für diesen gewaltigen Einsatz eine Befriedigung, ein anderes Leben gibt. Natürlich gibt es dazwischen Momente, die anders sind, Farbtupfer, ohne aber dass sie das Leben verändern könnten. Ich habe viele Strategien gelernt, damit die Erschöpfung nie zu groß wird, aber ich bewegte mich ständig am Abgrund, ohne zu fallen, ohne Weg vorwärts oder rückwärts, ohne Ausstieg. Es ist ein lauwarmes Leben, ohne wirkliche Freude, nur funktionieren, überleben, über die Runden kommen, aber ständig mit Gedanken an Flucht, an ein besseres Leben. Manchmal spüre ich die Müdigkeit gar nicht mehr, weil sie so zu meinem Leben gehört. Aber was ich immer spüre, ist, dass ich dieses Leben, dieses immer währende Abmühen satt habe, nicht weiß, warum ich das alles mache, wenn es mir doch nichts bringt.

Es gibt doch so viele Menschen, die so leben, die auch kein Ziel und keinen Ausweg kennen. Sagen Sie denen, dass sie nicht so leben müssen, dass ein anderes Leben möglich ist. Selber werden sie nicht darauf kommen.«

Ja, so muss man nicht leben. Es gibt ein anderes Leben, auch wenn man schon zwanzig oder vierzig Jahre so gelebt hat. Es gibt einen Weg, den man gehen kann. Zuerst aber muss man einsehen, dass man so nicht weiterleben kann und will. Man muss zuerst in den Spiegel schauen und sich fragen: »Was für ein Scheißleben führe ich eigentlich?« Erst dann kann es anders weitergehen.

Die Erschöpfung gehört ganz wesentlich zur Depression, was man heute gar nicht so klar zur Kenntnis nimmt. Depression verbindet man noch zu stark mit Stimmungen wie Niedergeschlagenheit und Freudlosigkeit, als dass man die Schwere der Erschöpfung als eindeutiges Zeichen der Depression anerkennen kann. Wer so leben muss, wie es die depressiven Menschen tun, kann nur erschöpft sein und muss ständig in diesem Zustand fehlender Kraft und Energie sein Leben meistern. Das ist depressives Leben, auch wenn es nach außen ganz anders aussehen mag.

Depression hat zu tun mit Überforderung und Überforderung führt zu Erschöpfung.
Überforderung und Müdigkeit zusammen haben zu tun mit den depressiven Überforderungsmustern, in denen die depressiven Menschen gefangen sind.
Die Depression ist in den meisten Fällen nicht als solche erkennbar. Sie ist latent, aber deswegen nicht weniger depressiv und leidvoll.

Depressive Menschen stecken in diesem Teufelskreis von Überforderung und Erschöpfung, ohne Möglichkeit auszubrechen. Hier öffnet sich ihnen ein Weg, ihr Leben einmal unter einem neuen Gesichtspunkt zu betrachten. Unter dem Aspekt der Erschöpfung fällt es ihnen leichter, zu merken, wie sehr sie in solchen Mustern der Überforderung stecken, die sie bisher gar nicht realisiert haben. Sie können Fallen sehen, in die sie immer wieder tappen: wie sie nie Nein sagen können, wie sie Ja sagen, obwohl sie gar keine Kraft mehr haben, wie sie immer noch mehr machen müssen, um dann zu merken, dass es für ihr Gefühl doch nie genug ist. Wenn sie sich auf eine solche Sichtweise einlassen, kann ihnen auffallen, wie sie ständig das Gefühl haben, zu müssen, wie sie immer unter Druck sind und sie dieser Stress müde und fertig macht. Es ist erstaunlich, wie vieles anders aussieht, wenn man es unter dem Aspekt der Überforderung betrachtet. Depressives Verhalten ermüdet, auch wenn man es nicht als depressives Verhalten kennt oder gar nicht in diesen Zusammenhang stellt. Wenn depressive Menschen gezwungen sind, kürzerzutreten, weil der Körper nicht mehr mitmacht, ist der Weg, dem Körper auch Erholung zu geben, noch weit weg und bis dahin, mit dem Ausstieg wirklich ernst machen zu wollen, kann es noch einmal sehr lange dauern. Aussteigen aus der Depression heißt, das Leben verändern. Sehr, sehr viele Menschen sind den Weg schon erfolgreich gegangen. Mit und trotz aller Zweifel und Widerstände haben sie es geschafft, sich der depressiven Muster zu entledigen. Ich werde das noch viele Male wiederholen, weil es nicht oft genug gesagt werden kann, dass es einen Ausstieg gibt und dass er machbar ist.

Darüber hinaus ist Erschöpfung ein Zustand, den alle Menschen in mehr oder weniger ausgeprägter Weise irgendwann einmal in ihrem Leben erlebt und erlitten haben, so dass auch für nicht depressive Menschen die Erschöpfung ein Weg sein kann, depressive Menschen zu verstehen. Es kann für sie ein Weg sein zu verstehen, wie grauenvoll ein solches Leben sein muss, wenn die Erschöpfung ein Dauerzustand und ein lebenslanger Begleiter ist. Vielleicht helfen auch eigene Erfahrungen, wie etwas, was man gern machte, im Zustand der Ermüdung nichts mehr bedeutet, wie das beste Essen, wenn man krank ist, nicht mehr schmeckt, wie im Zustand des Stresses die Lust auf Sex verloren geht und man sich nichts Sehnlicheres wünscht, als in Ruhe gelassen zu werden und einfach nur schlafen zu können, wie man nach einem harten Tag nichts lieber hat, als ohne Verpflichtung zu Hause sein zu können.

Und wenn man von diesen Erfahrungen einen Gedanken weiter geht, kommt man dem depressiven Erleben noch einen

Schritt näher: Die depressiven Menschen kennen nichts anderes, als gerade in diesen Situationen sich aufzuraffen, sich zu überwinden und so zu tun, als wenn es das Schönste der Welt wäre – und das immer und überall, als ihre Art zu leben, die keine Ausnahme und keine Entschuldigung erlaubt.

Wer depressiv ist, ist es immer und überall. Genau das ist das Erschütternde und Grausame der Depression – und das Erfreuliche ist, dass es nicht immer so bleiben muss.

Und grausam ist, wie viele Menschen latent depressiv sind, ohne es zu wissen, die leiden, ohne zu verstehen, weshalb, die nichts anderes kennen, als dieses sorgenvolle und kaum zu bewältigende Leben: ständig am Limit, immer im Gefühl des Müssens, der Pflicht und immer im Gefühl, dass es erwartet wird. Für Tausende und Abertausende ist das ein normaler Zustand, für den sie keinen anderen Namen kennen als »Das ist Alltag, das ist mein Leben, das bin ich«.

Aus den vielen Rückmeldungen auf das erste Buch habe ich von vielen Menschen erfahren, die in Behandlung sind oder waren – bei Ärzten, Psychologen und Psychiatern. Auch die meisten dieser Fachleute haben die Erschöpfung als Zeichen der Depression weder thematisiert noch erkannt.

Dabei ist dieses Leiden all der latent Depressiven, diese Erschöpfung, ein so sinnloses Leiden, dass ich hoffe, mit diesem Buch auch diese Menschen ansprechen zu können. Man muss nicht so leben. Es gibt ein anderes Leben, auch für diese Menschen, die vielleicht schon lange keine Hoffnung mehr haben, sondern nur mit dem geheimen Wunsch leben, zu fliehen, und mit der Hoffnung, dass alles bald ein Ende haben wird.

Die Depression ist kein Joch, das man zeit seines Lebens tragen muss, kein Schicksal, das man erdulden, und keine Strafe, die man abbüßen muss. Die Depression kann man überwinden, es gibt ein Leben ohne sie.

Ich hoffe, mit diesem Buch Wege aufzeigen und Hoffnung geben zu können für ein besseres, lebenswerteres Leben. Vieles, was mir wichtig ist, werde ich in der einen oder anderen Art wiederholen. Für einige wird das anfangs irritierend sein, für andere, wie ich aus vielen Rückmeldungen gehört habe, aber von Beginn an sehr hilfreich. Für die meisten latent und manifest depressiven Menschen tönt das Gesagte fremd, schwer nachvollziehbar, und sie müssen es immer und immer wieder hören, bis der Groschen fällt. Was früher nie sein konnte und nie sein durfte, braucht lange, bis es ins Bewusstsein aufgenommen und emotional nachvollzogen werden kann. Für die Schnellen unter den Lesern hoffe ich, dass sie das nötige Verständnis dafür aufbringen.

Vor allem für all die depressiven Menschen, ob sie sich nun so sehen oder nicht, ist dieses Buch gedacht. Ihnen soll es helfen, sich besser zu verstehen und sie auf dem Weg aus der Depression zu unterstützen. Es ist nicht nötig, dass depressive Menschen alle Energien nur darauf verwenden, über die Runden zu kommen. Noch weniger nötig ist es, dass es zu einem Zusammenbruch kommt. Es gibt immer und jederzeit Ausstiegsmöglichkeiten.

Die Beschreibung der Schritte aus der Depression soll einen wichtigen Platz einnehmen in diesem Buch. Es ist kein Rezeptbuch, das ich geschrieben habe. Rezepte gibt es nicht und würden auch nichts bringen. Aber Hinweise, Anregungen sind hilfreich, weil sie den Menschen helfen, sich mit sich zu beschäftigen und sie dorthin führen, wo auch die zentralen Aspekte des Ausstieges aus der Depression liegen. Ich werde immer wieder betonen, mit welchen Schwierigkeiten der Ausstieg verbunden ist. Ich mache das nicht, um abzuschrecken, sondern um aufzuzeigen, dass diese Probleme zum Prozess des Ausstieges gehören. Die Tendenz depressiver Menschen, sich abzuwerten und zu entwerten, erschwert ihnen den Weg. Sich abwerten ist vielfach der erste Schritt zum Aufgeben und den Bettel hinzuschmeißen. Mit der Schilderung der Beschwerlichkeit des Weges möchte ich nur sagen: »Der Weg ist schwierig, nicht du bist unfähig. Gib nicht auf, es lohnt sich!« Am Fuße eines Berges stehen ist immer verbunden mit Gedanken voller Zweifel und Unsicherheit, ob man den Aufstieg überhaupt schafft, ob er überhaupt zu bewältigen ist. Mit jedem Schritt, den man geht, wächst das Vertrauen, und mit jedem Meter, den man hinter sich bringt, kommt ein Gefühl der Befriedigung auf und wächst die Überzeugung, dass man diesen Weg gehen will und auch gehen kann. So ergeht es den depressiven Menschen, wenn sie voller Angst und mit dem Gefühl des Unvermögens beginnen, ihre depressiven Muster zu verändern. Schon bei den ersten Schritten aber spüren sie, und mit jedem Tag mehr, dass sie diesen Weg gehen wollen und dass er richtig ist und für sie stimmt. Sie erfahren, dass es dabei um sie selbst geht und sie zutiefst betrifft. Ihre Zähigkeit und enorme Belastbarkeit schaffen die besten Voraussetzungen für ein erfolgreiches Gelingen. Für sie ist kein Berg zu hoch und kein Weg zu schwierig. Deshalb werden sie auch ihren Ausstieg aus der Depression schaffen.

Ich bin überzeugt, dass heute ein Umdenken nötig ist, was die Behandlung der Depression anbelangt. Aus depressiven Mustern aussteigen ist ein langwieriger Prozess, der nicht mit Medikamenten abgekürzt werden kann. Es ist ein Prozess, der viel Zeit und Geduld erfordert und nur in kleinen Schritten gegangen werden kann. Es geht um mehr als um bloße Verhaltensänderungen. Wie soll denn eine depressive Entwicklung, die sich langsam aufgebaut und dann jahrzehntelang zementiert hat, innerhalb weniger Stunden verändert werden? Veränderungsprozesse, die so sehr die Persönlichkeit betreffen, müssen geduldig angegangen und sorgfältig geführt werden.

Ein langsamer Weg aus der Depression ist der schnellste und der kürzestmögliche Weg.

Natürlich ist das Leben heute schwieriger, sind die Anforderungen an den Einzelnen größer. Aber auch unter den heutigen Umständen ist ein Ausstieg aus der Depression möglich, ist es nicht zwingend, so zu leben. Mit der Beschreibung der heutigen Lebenssituation geht es darum, zu sehen, unter welchen Lebensumständen heutzutage viele Menschen leben und was das bedeutet bezüglich der Entstehung und der Ausweitung der Depression. Nur ein paar Aspekte zur Illustration: Es gibt keine Sicherheit des Arbeitsplatzes mehr, immer mehr muss in den Betrieben in immer kürzerer Zeit mit immer weniger Menschen erledigt werden, fehlende Wertschätzung am Arbeitsplatz und schwierigere Lebensbedingungen für Partnerschaften und Familien. Es ist mir wichtig, aufzuzeigen, wie die Brüchigkeit der Lebensumstände Einzug hält in die Familie, diese maßgebend prägt und vor allem, was das für die Kinder bedeutet und was es ihnen abverlangt. Der Begriff der Brüchigkeit trifft das Wesentliche depressiven Lebens in einer Prägnanz, wie das wahrscheinlich kein anderer Begriff tun kann. Ich hoffe, dass es mir gelingt, mit dieser Schilderung sichtbar zu machen, wie Kinder die Brüchigkeit der gesellschaftlichen und familiären Konstellation aufnehmen und wie gerade ihre Art, darauf zu reagieren, die unheilvolle Entwicklung in eine spätere Depression zugrunde legt und die Weichen stellt für einen Lebensstil, aus dem es scheinbar kein Entrinnen gibt.

Entstehung der Depression und Wege des Ausstieges sind zentrale Themen dieses Buches und das Verbindende sind die Begriffe der Brüchigkeit und der Überforderung.

Wie die verschiedensten Menschen sich in diesem Buch ehrlich und offen äußern, so ist auch für mich dieses Buch ein sehr persönliches und offenes Zeugnis meines Denkens und Schaffens.

Teil 1
Erschöpfung, Brüchigkeit und Überforderung

1. Kapitel
Die Müdigkeit als Weg zum Verstehen des depressiven Menschen

Wenn die depressiven Menschen sprechen würden

Depressive Menschen sprechen nicht über sich, sie sagen nicht, wie es in ihnen aussieht. Sie erwarten aber auch nicht, dass sich jemand für sie interessiert. Sie wollen keine Aufmerksamkeit, sondern in Ruhe gelassen und nicht befürsorgt werden. Würden sie aber sprechen, dann wären alle erstaunt. Man könnte sehen, welche Höllenqualen sie durchleben und wie groß ihr tägliches Leiden ist. Die depressiven Menschen sollen es wissen, damit sie sehen, wie sehr auch andere leiden. Ihr Erleben ist nicht etwas, für das es keine Worte gibt. Vielleicht können sie, wenn sie dieses Buch lesen, sich besser verstehen und zulassen, dass ihr Leben eben doch so grausam ist, wie sie es empfinden, dass sie ihren Gefühlen vertrauen können und sie sich nicht einfach etwas vormachen. Ich beschreibe das aber auch für all diejenigen, die nicht depressiv sind, damit sie sehen können, was sich im Innern depressiver Menschen abspielt. Es würden sich Abgründe auftun, wenn sie schildern, wie sie sich geplagt fühlen, sich Vorwürfe machen, weshalb sie etwas so und nicht anders gemacht haben, wie sie alle möglichen Varianten durchspielen, bevor sie etwas angehen und es doch nicht umsetzen, wie sie sich ständig unter Druck und unsicher fühlen. Es ist beklemmend, zu hören, wie sie sich nichts zutrauen, an allem zweifeln, obwohl sie doch eigentlich wissen müssten, dass sie das können, wie sie Dinge scheinbar souverän und kompetent erledigen und doch das Gefühl haben, nicht zu genügen, wie sie sich immer gefangen, unfrei, gehetzt und überfordert fühlen und wie sie den Zwang verspüren, immer alles so zu machen, wie sie glauben, dass es von ihnen erwartet wird. Man könnte noch viel aufzählen, um aufzuzeigen, wie viel in depressiven Menschen vorgeht: Wie es ständig in ihrem Kopf denkt, wie sie von Ängsten, Schuldgefühlen und schlechtem Gewissen geplagt sind, wie sie sich nicht auf sich verlassen können, wie wenig sie sich kennen, und wie sehr es sie belastet und unsicher macht, von sich nichts zu wissen, sich nicht zu kennen und nicht mit sich vertraut zu sein. Die Gefühle der Unvertrautheit, der bodenlosen Unsicherheit und der Lebensangst fressen sie auf, vermiesen alles und zerstören jegliche Lebensfreude.

»Auch arbeiten und sich ablenken helfen nicht gegen die depressiven Gedanken und Gefühle. Im Gegenteil. Das Anschauen von eigentlich schönen Dingen verstärkt nur die öden und verzweifelten Empfindungen der Sinnlosigkeit.«

Sie kommen sich klein und lächerlich vor, wenn sie die anderen sehen, wie diese alles leicht nehmen, sich kaum Gedanken machen und doch gut und zufrieden leben können. Es ist erschütternd, zu erfahren, wie sehr depressive Menschen leiden müssen. Beim noch genaueren Hinsehen und Hinhören zeigen sich Zusammenhänge und lässt sich eine innere Logik erahnen, die der Schlüssel ihres Erlebens und Verhaltens ist.

Und der wichtigste Schlüssel, quasi der Königsweg des Verstehens, ist die Erfahrung der Müdigkeit und der Erschöpfung, die die treuesten Begleiter der depressiven Menschen sind. Sie sind allgegenwärtig. Um sie herum kommen sie nicht, auch wenn sie viele ihrer Handlungen und Gefühle nicht verstehen und verwirrt sind durch das ständige Auf und Ab, das ständige Gedanken- und Gefühlswirrwarr und sie sich weder auf Gefühle noch auf Gedanken verlassen können. Die Müdigkeit ist wie ein riesiger Stein auf ihrem Weg, der sie immer wieder bremst und alle ihre Handlungen und Gefühle bestimmt. Um die Müdigkeit kommen sie nicht herum. Sie verfolgt sie, sie ist Teil ihres Lebens, lässt sich nicht abschütteln und nicht auf die Seite legen. Und das, obwohl sie es immer wieder versuchen. Denn müde sein, nicht das machen und so machen können, wie sie es wollen, ertragen sie kaum. Alles andere wäre einfacher auszuhalten als diese immer währende Müdigkeit. Und deshalb ist auch das Akzeptieren dieser Müdigkeit für sie so schwer, kommen ihnen auch die fehlende Geduld und das fehlende Verständnis für sich in den Weg. Es ist nicht allein die Müdigkeit, die sie schlecht ertragen, es ist genauso die Erfahrung, dass sie mit ihr dünnhäutig und verletzlich sind, kompliziert und umständlich. So sehen sie sich nicht gern, das macht sie unzufrieden mit sich und übel gelaunt. Und aus diesem Frust heraus verstärken sie ihre Anstrengungen noch, machen noch mehr, laden sich noch mehr auf, um nur nicht von dieser Müdigkeit in die Knie gezwungen zu werden. Was ihnen genauso das Bein stellt, ist ihre Ungeduld. »*Müde kann man ja sein, aber doch nicht über Wochen und Monate hinweg.*« Die Ungeduld ist es auch, die alles so schwierig macht, wenn es darum geht, diese Müdigkeit anzunehmen und sich Ruhe zu gönnen. Das ist ein riesiger Energieaufwand, den sie erbringen müssen und der ihnen um vieles schwieriger erscheint, als alles wieder so zu machen wie früher. »*Sich annehmen ist ja schon recht, aber doch nicht so und in diesem Zustand.*« Wenn sie es trotzdem versuchen, wird die Angst, die sie schon die ganze Zeit in sich tragen, übergroß: Angst vor der Leere, vor dem Loch, Angst vor der Zukunft und vor dem, was noch kommen könnte.

Zum depressiven Erleben gehört also ganz wesentlich die Müdigkeit, und zwar sowohl die psychische wie auch die physische als Grund- und Dauerzustand. Es gibt nichts in ihrem Leben, was nicht auch entscheidend von ihr geprägt ist. Depressive Überforderung führt zwangsläufig zu Ermüdung und zur körperlichen Erschöpfung. Ständig müssen, immer über die eigenen Verhältnisse leben, zehrt unweigerlich an den Kräften. Leben müssen, obwohl sie sich dem Leben nicht gewachsen fühlen, kostet Kraft, und mit zunehmender Dauer übersteigt das ihre gewohnte Belastbarkeit und wird zu einem Gehen auf dem Zahnfleisch.

»Ich bin nur damit beschäftigt, über die Runden zu kommen, so beschäftigt mit allem, was noch gemacht werden muss, was noch fertig gestellt werden muss, dass ich immer meine, dass ich es nicht mehr schaffe. Ich habe das Gefühl, dass es an allen Ecken und Enden brennt. Ich habe fast keine Kraft mehr und muss mit letzter Anstrengung versuchen, all das zu machen, was ich noch machen muss. Ich bin ständig am Rennen und für mich habe ich gar keine Zeit. Ich weiß nicht, was ich für mich tun könnte, wann ich überhaupt die Zeit und die Kraft hernehmen könnte, etwas für mich zu tun. Ich bin immer am Laufen und Röcheln und immer mit dem Gefühl: ›Jetzt schaffe ich es dann nicht mehr.‹

Ich bestehe nur noch aus Müssen. Ich muss im Beruf, muss für die Kinder da sein, auch meine Frau will etwas von mir. Und was immer ich mache, mache ich mit schlechtem Gewissen, weil es eh nicht genügt, was ich tue, und in diesem Zustand erst recht nicht. Es genügt nie, was ich mache, ich schaffe nie, was ich meine erreichen zu müssen. Es hört nie auf, und die Angst ist immer da, was ist, wenn ich nicht mehr mag, wenn ich nicht mehr durchkomme. Manchmal wünsche ich mir das, dann hat alles ein Ende.«

Die Erschöpfung bestimmt und prägt ihre Stimmung und Verfassung, macht ihnen alles so unendlich mühsam und die kleinste Verrichtung zur Schwerstarbeit. Alles, was sie mit links erledigen könnten, ermüdet, wie wenn sie tagelang im Steinbruch arbeiten würden. Nie fühlen sie sich ausgeruht, nie stark, unbelastet und frei. Sie erleben sich wie nach einer schweren Krankheit geschwächt, saft- und kraftlos und ohne Energie. Immer fühlen sie sich matt und schwach, obwohl sie nach außen genau das Gegenteil davon ausstrahlen: immer bereit und voller Initiative, unermüdlich und mit einem riesigen Durchhaltevermögen, wie wenn sie Energie für zwei hätten.

»Ich mag nicht mehr, ich kann nicht mehr. Ich bin froh, wenn mich die anderen in Ruhe lassen. Es ist eine tiefste Erschöpfung, mit der ich schon jahrelang lebe. Es ist nicht wie nach einer Wanderung. Es ist eine Erschöpfung, von der sich nicht erholen lässt, die nicht nachlässt und die macht, dass ich in mir, in meinem Körper, in der Beziehung, überall, nicht zu Hause bin. Ich fühle mich nie frei, nie erholt, immer unter Druck, eingeengt, unfrei, belastet. Es sind auch nie Impulse da, was ich tun möchte oder könnte, sondern nur Anforderungen: Ich sollte das oder das tun und das immer mit dem Gefühl ›Aber ich mag doch nicht‹ oder ›Das wird doch nie besser‹. Aber ich will nicht, dass andere sehen, wie es mir geht. Dann wäre ich abgeschrieben, dann hätte das Durchbeißen all die Jahre keinen Sinn gehabt.«

Auch wenn sie ihre als krankhaft erlebte Müdigkeit nicht verstehen, bei allem Suchen und Nachdenken nicht herausfinden, woher sie kommt, sie als unverhältnismäßig, übertrieben und ungerechtfertigt erleben, kommen sie nicht umhin, sie als gegeben und dominant anzuerkennen. Sie ist zu bestimmend und beherrscht zu sehr ihr Leben. Wenn sie in die Zukunft schauen, stellt sie sich in den Weg und alles, was sie sich ausmalen, ist gefärbt und geprägt von ihr. Schauen sie zurück, ist es wiederum dieselbe Müdigkeit, die sie als dominant und bestimmend erfassen, und in der Gegenwart ist sie es, die alles durchdringt. Sie verunsichert auch deshalb, weil sie nicht wissen, ob sie das noch lange durchhalten können und wollen. Und mit dieser Müdigkeit verbunden ist häufig und mit zunehmender Dauer der Wunsch, einmal nicht mehr zu müssen, einmal nicht mehr aufstehen und sich nicht mehr plagen zu müssen. Der Wunsch, in Ruhe gelassen zu werden, vor allem aber nicht mehr zu müssen, kann übermächtig werden und damit auch der Wunsch immer bohrender und zwanghafter, diesem elenden Leben ein Ende zu setzen. Deshalb ist im Zusammenhang mit der Depression der Suizid so nahe und auch so nachvollziehbar.

Sehr viele depressive Menschen leben in dauernder Müdigkeit, die sie aber als zu ihrem Leben gehörend empfinden. Viel störender und belastender aber ist das Gefühl des Gehetztseins, das Gefühl, nie zur Ruhe zu kommen, ständig auf Trab gehalten zu werden. Sie erleben sich als müde vom ewigen Müssen, müde von ihrem Leben, das so viel fordert und sie ständig überfordert. Sie fühlen sich immer unter Druck, immer gezwungen, Dinge zu machen, die sie nicht wollen, nie abschließen und abschalten zu können. Sie erleben den Druck und die Überforderung von außen wie von innen. Immer ist eine Stimme da, die sie antreibt: »Du machst zu wenig, du müsstest noch das und jenes, noch schneller, im Vorbeigehen noch dieses erledigen ...« Immer meldet sich das schlechte Gewissen, ständig erleben sie einen Druck nach Noch-mehr, nach Noch-besser. Es sind innere Antreiber, die nie Ruhe geben, die nie zufrieden sind, die immer noch mehr wollen. Sie erleben die depressiven Menschen so stark. Von ihnen haben sie genug, von ihnen fühlen sie sich überfordert und schikaniert. Sie belasten stärker als die physische Müdigkeit und sie verschleiern den Blick auf die ganzheitliche physische und psychische Müdigkeit. Depressive Menschen sehen nicht, dass alle psychischen Überforderungen sie auch körperlich fordern. Ständig das Gefühl haben, zu müssen und gehetzt zu werden, macht auch körperlich müde. Deshalb müssen depressive Menschen beim Verändern ihres Verhaltens zuerst diese Zusammenhänge kennen lernen, erkennen, wie ihre eigenen Erwartungen sie fordern und quälen, sensibel werden, wie sehr sie auch körperlich müde und erschöpft sind und wie sehr der Körper nicht mehr mag.

Das Überforderungsverhalten ist so integriert, dass sie gar nicht merken, wie sehr sie ständig belastet sind. Sie realisieren nicht, wie ihr Verhalten sie Kraft kostet und wie sehr sie dadurch, dass sie immer auf dem letzten Zacken laufen, noch mehr Energie mobilisieren müssen. Es ist sicher nicht einfach, einzusehen, dass etwas, was so zu ihrem Leben gehört, körperlich ermüdet. Wenn man sich aber vorstellt, dass depressive Menschen alles ohne das Gefühl von Sicherheit machen, es immer um alles oder nichts geht, kann man sich vorstellen, dass ein solches Leben ermüden muss. Aber zu dieser Einsicht müssen die depressiven Menschen erst kommen. Meist denken sie andersherum. »Ich habe nie anders gelebt und es ist doch immer gut gegangen. Ich helfe doch gern, ich mache doch den anderen gern eine Freude, ich bin doch gern für die anderen da. Was kann denn daran falsch sein? Wenn es bis jetzt gut ging, weshalb denn jetzt nicht mehr?«

Sich der Müdigkeit zu stellen, sie zu sehen und anzuerkennen ist der erste und wichtigste Schritt zum Sichselbsterkennen, sich ehrlich und real zu sehen und so einen ersten Schritt auf sich zuzugehen.

Erkennen und Annehmen der Müdigkeit, auch wenn man sie nicht versteht, sind der Anfang der Selbsterkenntnis, des Sichverstehens und damit der erste Schritt zur Veränderung.

»Ich lerne die Müdigkeit zu erkennen, und versuche sie als mildes, aber deutliches Haltesignal zu verstehen. Je mehr ich auf mich schaue, umso mehr sehe ich, wie ich nur Müdigkeit bin. Ich merke aber auch, wenn sie zunimmt, und spüre auch ganz fest, wie sie von mir Besitz nimmt, wenn ich nicht achtsam mit mir umgehe. So werden denn im Moment meine Kreise nicht größer, im Gegenteil viel kleiner, weil ich vieles nicht auch noch mache, das ich vorher noch schnell im Vorbeigehen erledigt habe. Was von außen wie ein Auf-der-Stelle-Treten aussieht, spüre ich innen als gesteigertes Wohlbefinden und als Zufriedenheit, wenn ich die Haltesignale beachte. Die letzten Wochen geben mir zunehmend Sicherheit auf meinem Weg, und ich bin glücklich, dass überhaupt Regeneration und Umlernen und damit Heilung möglich werden. Es ist wie ein zweites Leben, das mir geschenkt wurde. Ich weiß, wovon ich spreche. Ich war nahe am Tod über lange Zeit. So übe ich weiter im

Befragen und Spüren, im liebevollen und achtsamen Umgang mit mir selbst, das ist wichtig. Und wenn ich mich wieder vergesse, dann sage ich: ›Halt, stopp, komme zu dir, verlier dich nicht schon wieder.‹ Es darf nicht schneller gehen, ich brauche die kleinen Schritte. Wenn ich für jedes Übertreten des Haltesignals eine Buße hätte bezahlen müssen, dann wäre ich jetzt mausarm.«

Sich selbst laufend zu überfordern und nicht aus dieser Überforderung herauszukommen schafft ein Lebensgefühl, das nie tragend und befriedigend ist, sondern so, dass der depressive Mensch sich fühlt, wie wenn er sich ständig wie auf Eis bewegen würde, nie wissend, wann es einbricht. Oder um ein anderes Bild zu gebrauchen: Der depressive Mensch bewegt sich auf einem schmalen Grat, von dem er bei einem Fehltritt abstürzen könnte. Er bewegt sich immer am Rand des Abgrundes, immer mit einem Bein am Rande des Verderbens. Dass ein solches Leben keine Sicherheit vermittelt, nicht anregt für mutige und neue Schritte, liegt auf der Hand.

Latente und manifeste Depression – Die Depression, das unheimliche Leiden

Das, was bis jetzt über die Depression ausgesagt und geschildert wurde, spielt sich in den depressiven Menschen ab, ohne dass das nähere Umfeld etwas davon mitbekommt. Sie merken oder spüren intuitiv, dass davon die Umwelt nichts erfahren darf. Auf jeden Fall wollen und können sie nicht zeigen, wie sehr sie immer kämpfen müssen, um dieses Leben meistern zu können. Sie verstecken sich, wollen so tun, wie wenn es ihnen gut ginge. Sie machen das so erfolgreich, dass kaum jemand sie durchschauen und erfassen kann – vor allem wollen sie mit allen Mitteln verhindern, als depressiv zu gelten. Ihr Leiden ist unsichtbar für andere, weil sie das so wollen. Sie wollen kein Mitleid und wollen auch nicht, dass man sie als wehleidig, jammernd und schwach bezeichnen könnte. Ihr Leiden ist unheimlich, weil sie für ihren Zustand meist keinen Namen und keine Worte finden. Sie können, auch wenn sie noch wollten, gar nicht viel von und über sich sagen.

Sie merken und wissen natürlich sehr genau, dass sie mit ihrem Leben und Leiden in der Gesellschaft keine Lorbeeren ernten, keinen Gewinn einfahren können. Sie wissen oder ahnen, dass ihr Zustand und die Depression, wenn sie ihren Zustand als solchen bezeichnen, ihnen keinen Respekt, keine Achtung und Zuwendung entgegenbringen, sondern im Gegenteil sie noch mehr isolieren, als sie es schon selbst tun. Je größer die innere Not, umso stärker spüren sie in sich den Druck, ihr eigentliches Empfinden verstecken und nach außen etwas vorspielen zu müssen. Ein unsichtbares Leiden ist immer ein unheimliches Leiden.

»*Wirklich zu sagen, wie es mir geht, traue ich mich schon lange nicht mehr, sosehr mich ein solches ›falsches‹ Verhalten beschämt und mir total gegen den Strich geht. Ich bin nicht so, ich möchte ehrlich sein, aber Ehrlichkeit ist ein Luxus, den ich mir nicht leisten kann.*«

Unheimlich ist die Depression auch, weil sie sich still und heimlich formt, sich ebenso unsichtbar entwickelt und in einer Art wirksam ist, dass selbst die Menschen, die unter ihr leiden, wie wir gesehen haben, häufig selbst nicht wissen, dass sie depressiv sind. Depressive Muster, nach denen sie leben und die sie dauernd überfordern, sind so automatisiert und internalisiert, dass sie sie nicht erkennen können, nichts von ihrer Dynamik erfassen, sondern nur ihre Auswirkung erfahren: die dauernde Ermüdung und Erschöpfung. Und zu etwas, das so zu einem gehört und automatisch abläuft, kann man nichts sagen. Und dieses Nichtwissen und keine Worte für den Zustand zu finden verstärken das Leiden, sind unheimlich und bedrohlich – und machen die depressiven Menschen noch wortloser, stummer, als sie an sich schon sind. Sie können aber auch gar nicht von sich sprechen, weil sie es nicht gewohnt sind. Sie wissen nicht, was sie von sich sagen müssten, und glauben nicht, dass es jemanden geben könnte, der sich für sie interessiert. Ihre Angst, sich nicht verständlich machen zu können und nicht verstanden zu werden, lässt sie noch mehr verstummen und degradiert sie zu bloßen Zuhörern. Wer nicht spricht, kann tatsächlich nicht verstanden werden. Für sie aber ist das nur eine weitere Bestätigung, anders zu sein, nicht beachtet zu werden, nicht wichtig oder interessant zu sein für die anderen. Und wer nicht interessant ist, wird auf die Seite geschoben und übergangen. Das ist ihre Erfahrung und ihre felsenfeste Überzeugung.

Wesentlich zum depressiven Verhalten gehört, dass die automatisierten depressiven Muster immer und überall wirksam sind. Wer so eingebunden und geleitet ist von diesen Überforderungsmustern und ständig in der Angst lebt, irgendwann einmal die Kraft nicht mehr aufzubringen, versteckt sich noch mehr hinter einer Fassade. Wer ständig geplagt wird von der Angst, ertappt und in seiner Minderwertigkeit und Bedürftigkeit entlarvt zu werden, muss sein Verhalten als Theater und Schwindel und dieses Leben als erniedrigend und beschämend erleben. So eine Person will und muss auch schweigen. Und zudem kostet das Verstecken der wirklichen psychischen Verfassung Kraft, und bei ihnen, die dauernd müde sind, wirkt sich das katastrophal aus. Es geht immer um Sein oder Nichtsein und damit auch um alles oder nichts.

Wer so ständig erschöpft ist, hat nur die Kraft für das Nötigste. Alles andere lassen sie liegen, weil auch alles, was ihnen Freude bereiten könnte, etwas Zusätzliches ist, etwas, was sie auch noch müssten. Und so sind denn alle Tätigkeiten, die sie an sich gern machen würden, genauso eingewoben in ein Müssen, in ein »Auch das noch«. Sie leben unter ihren Möglichkeiten, leben mit maximalem Einsatz dürftig und bescheiden. Obwohl sie viel leisten, wäre mehr und anderes möglich. Und dieses Gefühl tragen sie ständig mit sich herum:

»Ich lebe gar nicht wirklich, vieles mag ich nicht und anderes kann ich nicht auch noch. Ich mache doch so viel, versuche vorwärtszukommen, investiere Energie und bemühe mich, aber ich komme nicht weiter, es bleibt alles beim Alten, nichts verändert sich. Ständig drehe ich mich im Kreis. Ich komme mir vor wie eine Maus in einem Laufrad. Je mehr sie rennt, umso schneller dreht sich das Rad, bis sie einmal nicht mehr kann.«

Gelassenheit und Geduld haben in einem solchen Leben keinen Platz. Darum hängen sie auch nicht am Leben, weil sie ihm nichts Positives und Schönes abgewinnen können.

So können depressive Menschen ein Leben lang dahinvegetieren, ohne dass es zu einem Zusammenbruch führt. Bei anderen kommt irgendwann einmal der Punkt, wo sie nicht mehr können und nicht mehr wollen, ohne Voranmeldung und ohne bestimmten Auslöser. Die Kraft reicht nicht mehr zum Sichaufraffen und um sich in den gewohnten Gleisen zu bewegen. Der Kopf will vielfach noch, lehnt sich auf, aber der Körper reagiert nicht mehr. Andere ergeben sich widerstandslos in diesen Zustand der Kraftlosigkeit, sind froh, nicht mehr zu müssen, und erleichtert, dass nichts mehr geht. Das ist der Punkt des physischen Zusammenbruchs. Der Körper hat die Notbremse gezogen, weil der Kopf nicht auf die Alarmzeichen gehört hat und immer weitergemacht hätte. Ein englisches Sprichwort sagt: »Der letzte Strohhalm lässt das Kamel zusammenbrechen.« Irgendwann ist es einfach zu viel. Es braucht gar keine besonderen Vorkommnisse, irgendwann einmal ist die letzte Kraftreserve aufgebraucht, der letzte Tropfen aus der Zitrone gepresst. Manchmal sind es spezielle Ereignisse, die den Bogen überspannen und einfach zu viel sind. Es können auch freudige Ereignisse sein, die zum Zusammenbruch führen. **Jetzt ist die latente**

Depression offensichtlich und manifest geworden. Die manifest depressiven Menschen sind unfähig, die einfachsten Dinge zu tun. Alles, was vorher selbstverständlich war, geht nicht mehr, alles braucht unendlich viel Kraft und die haben sie nicht mehr. Darum geht, wenn überhaupt noch etwas geht, alles langsam und bedächtig. Nach dem Ankleiden sind sie so müde, wie wenn sie den ganzen Tag schwer gearbeitet hätten. Sie verstehen und kennen sich nicht mehr. Sie sind einfach müde und fertig.

»Ich fühle mich ausgelaugt und am Boden zerstört. Das ist ganz langsam gekommen. Lange habe ich gar nichts gemerkt, bis mir alles zu viel wurde. Ich konnte mich nirgends mehr halten, alles ist zusammengefallen. Ich spürte auch meinen Körper nicht mehr und musste immer weinen, ohne dass es mir eine Erleichterung gegeben hätte. Stundenlang weine ich und weiß nicht, wie es weitergeht. Ich kann mich an nichts festhalten, alles entgleitet mir, nichts hält mich. Verloren, das ist es, was ich immer wieder denke: ›Du bist verloren, niemand kann dir mehr helfen.‹«

Wenn die Überforderung zu nachhaltig und die physische und psychische Belastung zu groß wird, dann greift irgendwann einmal die Erholung nicht mehr, dann sind auch die letzten Kraftreserven aufgebraucht. Das heißt nicht, dass sie jetzt depressiv werden. Sie waren vorher schon latent depressiv, die Depression hat nur ihre Erscheinungsform gewechselt. Man kann dabei weder von einer reaktiven noch von einer endogenen Depression sprechen. Wer vorher nicht schon versteckt depressiv war, wird es auch jetzt nicht.

»Die zunehmende Erschöpfung wuchs, weil ich mich mit dem Schwächerwerden auch immer weniger wehrhaft und weniger kämpferisch fühlte, dafür immer hilfloser und machtloser. Eine Abwärtsspirale, die sich selbst unterhält. Sie gipfelte im Abgrund des ›Nichts-geht-mehr‹. Wenn dieses ›Nichts-geht-mehr‹ zusammenkommt mit dem Gefühl, die anderen zu belasten, die zu belas-

ten, die man liebt, so gewinnen die Schuldgefühle statt des Selbstbewusstseins. Man hat gefühlsmäßig noch weniger Selbstachtung, würde sich am liebsten in Luft auflösen, um die anderen zu entlasten von einem selbst … Ängste und Panik, Todesangst und gleichzeitig Todessehnsucht standen im Vordergrund, sodass die Zukunftsgedanken um Beruf und Finanzen erstmals gar nicht so aufkommen konnten.

Es ging ums nackte Überleben. Das fühlte ich. Alles andere musste ich weit von mir schieben. Je mehr sich der innerlich unwettergepeitschte Ozean, auf dem ich mich wie in einer Nussschale fühlte – statt in einem hochseetauglichen Boot – nun beruhigt und glättet, sehe ich das, was ich zuvor verdrängen musste: die tiefe Zäsur, ich sage jetzt auch Niederlage, in meinem Leben. Es war ein Filmriss, ein Totalabsturz, eine totale Bauchlandung in eine Pfütze mit Gesicht nach unten. Nach dem ersten Schreck spüre ich nun diese blauen Flecken und Knochenbrüche deutlicher. Jetzt setzt sich alles, die Verwüstung wird klarer. Und doch, es ist alles so unwichtig gegenüber der Tatsache, dass ich mein Leben neu geschenkt bekomme.

Monatelang war das für mich in der Schwebe. Nun darf ich spüren, wie das Leben wieder Fuß fasst. Das ist ein Wunder und ein Riesengeschenk. Eigentlich ist der Totalabsturz die allerletzte, beste Notbremse und wundersame Rettung gewesen. Und vielleicht auch die allerletzte mögliche. Es ist keine Floskel, von der Depression als Chance zu sprechen, sondern trifft die Zusammenhänge. Die Früchte dieser Niederlage, es sind anfangs bitterste Früchte, fast unverdaulich. Aber sie sind lebensrettend, heilsam. Es ist mehr als der existenzielle Ausstieg aus den Kindheitsmustern und der riesige Lebensgewinn dadurch. Es sind zusätzlich die Früchte, die wieder ins Leben zurückführen: ein neues Lebens-Bewusst-Sein. Eine andere Nachdenklichkeit, eine andere Einstellung zu anderen Menschen und deren Nöten. Vielleicht eine Reifung? Ich weiß es nicht und kann es nicht fassen, aber da geschieht etwas mit einem.«

Müdigkeit und Überforderung

Müdigkeit hat zu tun mit Überforderung, mit Erleben der Brüchigkeit des Lebens und mit einem Lebensgefühl von Ungeborgenheit, Angst, Gefährdung und Bedrohung. Das haben wir bisher gesehen. Überforderung ist Depression, Erschöpfung ist Depression: »Ich *bin* die Müdigkeit.« Es ist nicht so, wie das von den meisten Fachleuten verstanden wird, dass die Müdigkeit eine Folge der Depression ist. Die Erschöpfung und Überforderung sind deren Ursache. Die Depression ist keine Krankheit, sondern depressives Verhalten ist Überforderungs- und Erschöpfungsverhalten, das eine Intensität an Leiden und eine derartige Minderung der Lebensqualität verursacht, dass man ihm sehr wohl einen Krankheitswert zuschreiben muss.

»Ich bin müde, weil mich das Leben überfordert, und das Leben überfordert mich, weil ich mich selbst überfordere. Ich bin überfordert und deshalb bin ich so erschöpft, ich überfordere mich und deshalb bin ich immer müde. Ich kenne nichts anderes als diese Überforderung und diese Müdigkeit. Ich bin die Überforderung und ich bin die Müdigkeit, das bin ich und das ist mein Leben.«

Die depressiven Menschen können ihre Müdigkeit sehen, erkennen und schrittweise sie auch anerkennen und ernst nehmen. Sie verschließt sich ihnen nicht. Sie ist so hautnah, so allgegenwärtig und bestimmend, dass sie tausend Gelegenheiten haben, sich ihr zu stellen und sie anzusehen. Und wenn sie sich etwas zugestehen können, dann ist es das *»Ich kann jetzt dann nicht mehr, ich mag nicht mehr, ich will nicht mehr«*. Es sind Worte, die sie sich immer und immer wieder sagen, während sie doch anders handeln. Die Angst aber nimmt immer mehr zu, wird immer bedrohlicher und mit ihr zu leben immer ermüdender. Dieses *»Ich mag nicht mehr«* drückt ihr ganzes Lebensgefühl aus. Darin zeigen sich für sie die ganze Sinnlosigkeit ihres Lebens und ihre ganze Ohnmacht. Es drückt alles aus, was sie empfinden und doch nicht verändern können. Es zeigt ihnen auf, wie sie gar nicht wirklich leben. Und wenn sie diese Worte immer wieder sagen, bedeuten sie einen Wendepunkt, eine Wegscheide: Entweder merken sie, dass sich etwas verändern muss, oder sie resignieren, leben noch so dahin und werfen den Löffel weg. Dann geben sie sich ganz auf. Diese Worte machen deutlich, wo sie stehen in ihrer ganzen Traurigkeit und ihrem ganzen Elend. Entweder verlieren sie den Weg immer mehr unter ihren Füßen, verlieren sie sich noch mehr, oder sie spüren, dass sie einen anderen Weg gehen müssen, einen, der sie wieder zu sich hinführt. Entweder gewinnen sie sich oder sie verlieren sich ganz.

Die Müdigkeit als erster Schritt des Verstehens

So kann denn die Müdigkeit für die depressiven Menschen der erste Schritt sein zum Sichselbsterkennen, -erfassen und Zu-sich-selbst-Finden. Wie weitere Schritte auf dem Weg aus der Depression aussehen könnten, möchte ich kurz aufzeigen. So ein Ablauf gliedert sich nicht in strikt vorgegebene Schritte. Es ist eine Abfolge, wie ich sie häufig antreffe. Es ist ein Modell eines möglichen Ausstiegsszenariums:

1. ihren Zustand als Zustand der Erschöpfung erkennen;
2. die Erschöpfung als Ergebnis einer Überforderung sehen;
3. erfassen, dass sie, was immer sie tun, es auf eine Weise tun, die sie überfordert und schlussendlich erschöpft;
4. sehen, auf welche Weise, nach welchen Mustern sie handeln und denken;
5. verstehen dieser Überforderungsmuster und
6. verstehen, wie sie sich entwickelt haben, um damit sich selbst zu verstehen und wieder zu sich zurückzufinden.

Das ist der Weg, auf dem depressive Menschen am ehesten ihre Art, den Alltag zu bewältigen, die Arbeit zu verrichten, Beziehungen zu leben, in der Gesellschaft zu bestehen und mit sich selbst umzugehen, kurz, ihre Art zu leben, erkennen, verstehen und verändern können. Ich sage am ehesten, weil die depressiven Menschen bei allem und auch beim Sichbetrachten sofort ins Bewerten und Abwerten gleiten. Dieses Muster der permanenten Abwertung gehört so zu ihnen, dass sie gar nicht merken, wie sie sich bei allem und jedem abwerten. Sie merken auch nicht, dass gerade dieses Abwerten ihnen einen versöhnlichen und wohlwollenden Zugang zu sich selbst versperrt und ein Bild von ihnen entstehen lässt, in dem sie klein, unbedeutend und kümmerlich erscheinen. Das ständige Abwerten und An-sich-Herumnörgeln vermiest und nimmt ihnen alles, was ihnen an Bestätigung und Zufriedenheit zustehen würde. Das Gleiche passiert auch beim Feststellen der Müdigkeit. Auch sie gerät sofort in den Dunstkreis dieser Abwertung:

»Es gibt gar keinen Grund, müde und erschöpft zu sein, die anderen machen und leisten mehr und sind nicht müde, du musst nur durchhalten und dann geht es wieder, du hast schon Größeres und Schwierigeres geschafft, Schlappmachen gibt es nicht. Müdigkeit ist ein Zeichen von Schwäche und von mangelndem Selbstmanagement, Müdigkeit ist kein Hinderungsgrund, keine Entschuldigung.«

Die Müdigkeit ist immer existenziell und lebensbedrohlich. Sie ist so sehr verknüpft mit dem Gefühl vom Abgrund, vom Ende und irgendwann einmal so klar mit der Einsicht verbunden »Jetzt kann ich nicht mehr, jetzt geht nichts mehr«, dass es auch für die depressiven Menschen kaum eine Möglichkeit gibt, ihre Augen vor der Macht der Müdigkeit zu verschließen. Nur ist es meist ein langer Weg von der Erkenntnis der existenziellen und lebensbedrohenden Müdigkeit zum Erfassen der verursachenden Überforderung. Noch weiter ist der Weg zum Erkennen, dass sie selbst es sind, die sich auf ihre Art, mit sich umzugehen, ständig überfordern. Und von der Erkenntnis, dass es sich um ein ganzes System von Mustern handelt, in denen sie gefangen sind, bis dorthin, wo sie sich zugestehen, dass sie depressiv sind, ist meist noch einmal ein sehr langer Weg.

Wie wollen sie denn überhaupt zu der Erkenntnis kommen, depressiv zu sein, wenn sie gar keine Bilder haben von einer Depression? Wie sollen sie denn eine Verbindung herstellen können zwischen Müdigkeit und Depression, wenn auch sehr viele Fachleute diesen Zusammenhang gar nicht sehen wollen oder sehen können? Niemand sagt doch, wer so mit sich umgeht, ist depressiv. Man sagt nur, wer depressiv ist, dem fehlt es an Zuversicht, Selbstvertrauen, der leidet an Niedergeschlagenheit und Interesselosigkeit. Das kennen sie zwar auch, ihr Problem, an dem ihr Leben zu scheitern droht, liegt aber an einem ganz anderen Ort. Ihr Denken beschäftigt sich damit, nicht mehr zu können, ständig zu müssen, keine Kraft mehr zu haben, ausgelaugt und leer zu sein und sich zu allem zwingen zu müssen. In ihren Ängsten dreht sich alles darum, wie es weitergeht, wie die Zukunft aussieht. Wer, wie die depressiven Menschen, schauen muss, über die Runden zu kommen, der kann gar nicht auf die Idee kommen, depressiv zu sein. Für sie ist ihr Leben real, normal und sicher, nicht depressiv und krank.

Die eigene Müdigkeit als Zugang zum Verstehen depressiven Erlebens

Müdigkeit kennen wir alle. Wie es uns geht, wenn wir müde sind, können alle aus ihrer eigenen Erfahrung überprüfen: Eine Arbeit anfangen oder konzentriert zu Ende führen kostet mehr Überwindung. Nach getaner Arbeit ist man froh, über die Runden gekommen zu sein, und kann den Abschluss nicht wirklich genießen. Im Zustand der Müdigkeit ist die Möglichkeit, Freude, Glück oder Zufriedenheit zu empfinden, stark geschmälert. Entscheidungen fallen schwerer, Dinge, die einen sonst freuen, verlieren ihren Glanz und ihre Außerordentlichkeit. Ein Lieblingsessen schmeckt nicht wirklich gut, Einladungen und zusätzliche Aktivitäten kosten Überwindung und werden zu einem Muss. Man hat schneller Angst, sieht schneller alles schwarz. Man ist empfindlicher, dünnhäutiger und fühlt sich schneller überfordert. Das sind Erfahrungen, die sicher alle schon gemacht haben. Für das Verständnis der depressiven Menschen sind diese Erfahrungen ein erster Schritt. Es geht darum, einen Schritt weiter zu gehen und sich vorzustellen, dass bei den depressiven Menschen diese Müdigkeit allgegenwärtig ist, sie in jeder Situation und in jedem Moment wie ein riesiger Klotz am Bein hängt. Für die depressiven Menschen ist die Erschöpfung Dauerthema und Dauerstress, weil sie alles nur mit dieser Müdigkeit machen und deshalb alles noch viel mehr Energie kostet, es kein Erholen oder Regenerieren gibt. Obwohl sie sich stets kraftlos und erschöpft fühlen, fordern sie von sich Höchstleistungen. Sie sind so müde, dass sie gar nicht wissen, wie es ist, einmal etwas zu tun ohne die Müdigkeit und die innere Schwere. Ständig ist die Angst da, einmal die Kraft nicht mehr zu haben. Nicht mehr können heißt alles verlieren, alles aufgeben müssen, heißt enttäuschen, die anderen verstimmen und das Gesicht verlieren. Das sind nicht einfach nur Schreckgespenster, das ist nackte Angst und zutiefst erlebte Panik vor diesem Schreckensszenarium. Diesen weiteren Schritt muss man machen, um die depressiven Menschen wirklich zu verstehen. Um das noch einmal ganz klar hervorzuheben:

Beim ersten Schritt geht es darum, von dem Gefühl der eigenen Müdigkeit sich der Müdigkeit der depressiven Menschen anzunähern.

Beim zweiten Schritt muss man sich vorzustellen versuchen, dass es sich bei der Müdigkeit der depressiven Menschen um eine bodenlose und lebensbedrohliche Müdigkeit handelt, die allgegenwärtig jede Handlung durchdringt.

Und wer diesen Schritt nicht macht, beim ersten stehen bleibt, weil er glaubt, damit die depressiven Menschen erfasst zu haben, der verkennt die depressive Müdigkeit. Ohne diesen zweiten Schritt wird das Verständnis der eigenen Müdigkeit zum Fallstrick. Und das ist genau die Gefahr. Sosehr dieser Weg hilfreich ist, so sehr ist er auch gefährlich, dann nämlich, wenn man von der eigenen Müdigkeit auf die der depressiven Menschen schließt und diesen Weg nicht als Hilfsmittel und ersten Schritt der Annäherung versteht, sondern meint, mit der eigenen Müdigkeit gleichfalls die depressive Müdigkeit verstanden zu haben.

Es geht bei den depressiven Menschen nicht einfach um eine mehr oder weniger stark ausgeprägte Müdigkeit, sondern um eine lebens- und existenzbedrohliche Erschöpfung. Es geht um Leben und Tod.

Erst wenn es gelingt, die depressiven Menschen in dieser Dimension der Müdigkeit und Erschöpfung und die Depression in dieser Absolutheit, Bodenlosigkeit und Grausamkeit zu erfassen, erst dann können wir sagen, wir verstehen die depressiven Menschen, und erst dann erfahren sie, dass sie wirklich verstanden werden.

Der weitere Weg des Verstehens

Für die depressiven Menschen geht das Verstehen ihres Erlebens aber noch weiter. Verstehen ist das eine und Annehmen das andere. Wenn man immer müde ist und trotzdem alles von sich fordert, kann man nie das bringen, was man möchte und wozu man auch in der Lage wäre. Wenn man immer müde ist, kann es keine Zufriedenheit geben. Es gibt keine Pausen, kein Reflektieren. Es geht immer weiter, immer auf den gleichen Gleisen, auf den immer gleichen, abgelaufenen Pfaden. Die innere Ruhelosigkeit drängt weiter, immer wieder das Beste zu versuchen und nicht nachzulassen. Wer in dieser Unruhe bleibt, wer in diesem Teufelskreis verharrt, mit den gleichen Erwartungen an sich und mit den gleichen Ängsten weiterlebt, bleibt in den depressiven Mustern stecken. Die Spirale dreht sich noch schneller und der Abgrund rückt näher.

Erst wenn die depressiven Menschen beginnen, nicht nur zu verstehen, sondern das Verstandene auch anzunehmen, können sie zur Ruhe kommen, innehalten und den Teufelskreis depressiver Überforderung durchbrechen.

Erst dann, wenn die depressiven Menschen beginnen, sich mit ihrer Erschöpfung wirklich zu befassen und diese anzunehmen versuchen als etwas Gegebenes, erst dann kann etwas Neues entstehen. Das Annehmen der Müdigkeit erst verhindert, dass sie weiterhin Stehaufmännchen bleiben und sich weiter überfordern, ermöglicht, vielleicht auch mal »Nein« oder »stopp« sagen zu können. Erst dann können sie sehen, dass sie Raubbau betreiben, sich nicht schonen, sich vergewaltigen und ständig über ihre Verhältnisse leben. Und das alles sind wesentliche Schritte beim Ausstieg oder anders gesagt:

Mit dem Erkennen und Annehmen der Müdigkeit beginnt der Ausstieg aus der Depression.

Wer sich nie Ruhe gegönnt hat, wird auch dann, wenn es nicht mehr geht, nicht zur Ruhe kommen. Sich der Müdigkeit bewusst sein und sich der Müdigkeit hingeben, loslassen und die Müdigkeit als im Moment wichtigstes und existenzielles Problem zu betrachten ist sehr, sehr schwierig. Die Müdigkeit ernst nehmen und sich danach richten, Tempo und Tagesplan darauf einstellen, langsamer gehen, weniger machen, sich Ruhe gönnen muss zuerst gelernt werden. Auch wenn sie sich noch so bemühen, Pausen einzulegen, sich hinzulegen, die innere Unruhe lässt das am Anfang gar nicht zu: die innere Unruhe nicht, aber auch nicht die diffuse Angst, die immer da ist, oder die Befürchtungen, wie es weitergeht, wenn sie der Müdigkeit einfach nachgeben. Auch die Gedanken, die sich ständig im Kopf jagen, lassen anfänglich eine Erholung gar nicht zu. Sie wollen, sie brauchen Erholung und springen gleichzeitig davon, weil sie das nicht können und weil sie sich das gar nicht erlauben. Der Körper kann nicht mehr und die Gedanken kreisen umso schneller. Das ist zum Verrücktwerden, das ist ein Zustand, den sie fast nicht aushalten. Es ist ihnen nicht wohl, wenn sie sich hinlegen oder nur zu Hause bleiben. Gehen sie nach draußen, wenn sie sich überhaupt aufraffen können, wollen sie wieder zurück. Nirgends stimmt es, weder drinnen noch draußen, vor allem aber nicht in ihrer eigenen Haut. Nur langsam erlauben sie sich, auf sich zu schauen und sich gehen zu lassen. Nur sehr langsam können sie sich Ruhe gönnen und zur Ruhe kommen. Die Müdigkeit erkennen, sie zulassen und dann auch noch etwas dagegen tun, genau das liegt oft meilenweit auseinander.

Nur ein langsames Annähern, auch wenn es fast unerträglich ist, führt allmählich zur Entspannung und zum Ausruhen. Bis der Kopf zur Ruhe kommt, bis die Gedanken leiser und weniger panisch daherkommen, braucht es Zeit, Geduld und Verständnis für die kleinen Schritte, für ein langsames Angewöhnen an den im Moment möglichen Rhythmus. Dieser Punkt ist zu Beginn des Ausstieges der entscheidendste und wichtigste, die Pièce de Résistance, das Stück Widerstand, an dem sie auch scheitern und zerbrechen können, wenn es nicht gelingt, mit Geduld und Hartnäckigkeit durch diesen Flaschenhals zu gehen. Wenn sie aber den Schritt wagen, erfahren sie schnell eine innere Befriedigung, die ihnen das Weitergehen erleichtert, spüren sie in sich die Gewissheit, dass sie diesen Weg gehen wollen.

Erkennen und Annehmen sind Ausdruck einer anderen Haltung sich selbst gegenüber und eines anderen Umgangs mit sich.

Diese veränderte Haltung und der andere Umgang wiederum sind Zeichen einer anderen Bewertung und Bedeutung der eigenen Person. Erst dann, bei vielen erst, wenn sie nicht mehr können, setzt die Einsicht ein, dass etwas schiefläuft, sie so nicht mehr können und wollen und sie etwas verändern müssen. Diese Einsicht mobilisiert häufig einen Veränderungswillen, der notwendig und eine wesentliche Bedingung ist für eine grundlegende Neuorientierung und den Ausstieg aus der Depression. Für diesen Ausstieg helfen nicht nur ein Erkennen und Annehmen der depressiven Muster, das ist zwar der wichtigste und notwendigste Teil. Auch das Verstehen, wie solche Muster entstanden sind, hilft den depressiven Menschen, sich zu verstehen. Weshalb sie so und nicht anders reagieren, macht deutlich, dass sie gar nicht anders reagieren können und nicht die Freiheit besitzen, weniger überfordernd mit sich umzugehen. Das Erkennen dieser Zusammenhänge erleichtert den depressiven Menschen, ihre Müdigkeit besser zu verstehen. Aber auch ohne dieses Verstehen ist die erste und wichtigste Aufgabe, für sich Sorge zu tragen und sich Ruhe und Erholung zu gönnen. Verstehen aber macht es einfacher. Das Verstehen, wie die Überforderungsmuster, die den depressiven Menschen dauernd erschöpfen, entstanden sind, führt zu einer größeren Eindeutigkeit und Bereitschaft, die Müdigkeit anzunehmen und sorgfältiger und achtsamer mit sich umzugehen.

Das Verstehen der Entstehung der Überforderungsmuster nimmt auch Schuld weg. Depressive Menschen fühlen sich verantwortlich dafür, dass sie immer müde sind und es ihnen schlecht geht. Das Verstehen macht einsichtig, wie wenig die Depression mit Schuld zu tun hat, und macht auch klar, dass man nicht einfach depressiv sein muss. Es gibt Wege und konkrete Schritte, um sich davon zu befreien, und die man vorher mit den besten Absichten nicht sehen konnte. Sich im Hier und Jetzt besser verstehen gibt dem Wunsch, diese bis zur Selbstaufgabe erschöpfenden Muster zu verändern, zusätzlichen Auftrieb. Das wiederum erleichtert den depressiven Menschen, der Müdigkeit Raum zu geben, zu verstehen, dass aus einer solchen Überforderung heraus das Erste und Wichtigste ist, zuerst dem Körper das zu geben, was er all die Jahre nicht erhalten hat. Dem Körper Bedeutung geben heißt, sich Verständnis, Vertrauen und einen Wert zu geben.

2. Kapitel
Brüchigkeit und Überforderung als wesentliche Faktoren bei der Bildung einer depressiven Entwicklung

Heute bin ich überzeugt, dass einer der wesentlichsten Faktoren bei der Entstehung einer Depression die Erfahrung der Brüchigkeit des familiären Systems ist. Immer wieder in den Therapien kommt diese grundlegende Erfahrung zur Sprache. Sie scheint damals, in der Kindheit, und auch später von eminenter Wichtigkeit zu sein. Ich spreche von der Brüchigkeit als einer elementaren Erfahrung der Kinder und dass in der Erinnerung an früher diese Erfahrung im Vordergrund steht.

Eine familiäre Situation, die von den Kindern als brüchig erfahren wird, ist eine, die zu wenig Sicherheit, Beständigkeit und Geborgenheit vermittelt.

Kinder, die zu wenig Sicherheit und damit auch zu wenig Lebensenergie erhalten, leben in einer Situation, die sie überfordert und die zu viele Kräfte absorbiert fürs Überleben. Die Art, wie sie sich zu schützen und sich mit ihrer Situation zu arrangieren versuchen, überfordert sie noch einmal.

Eltern sind häufig mit der Beziehung und ihrer Lebenssituation überfordert und diese Überforderung schafft eine Situation der Brüchigkeit. Genauso aber trifft zu, dass Eltern in einer Welt voller Unberechenbarkeiten und steigender Anforderungen ihr

Leben häufig durch finanzielle, berufliche und beziehungsmäßige Probleme, Spannungen und Unsicherheiten als brüchig erfahren. In ihrem Lebens- oder Überlebenskampf auch den Ansprüchen und Idealen der Elternschaft gerecht zu werden und eine Lebenssituation zu schaffen, die ihnen wie auch ihren Kindern ein gutes Leben ermöglicht, überfordert sie. Diese Überforderung schafft innerfamiliär eine Stimmung und Atmosphäre der Brüchigkeit. Die Überforderung der Eltern wirkt sich auf ihre Beziehung untereinander wie auch auf die Beziehung zu den Kindern aus.

Deshalb gehören Brüchigkeit und Überforderung zusammen. Sie spiegeln einen Zustand wider, der sowohl als brüchig wie auch als überfordernd bezeichnet werden kann. Brüchigkeit schafft eine Überforderung und eine erlebte Überforderung verstärkt die Erfahrung der Brüchigkeit. Um solche Situationen auszuhalten und zu verändern, wählen besonders sensible Kinder Strategien, die sie ebenfalls überfordern, ohne die Erfahrung der Brüchigkeit eliminieren zu können. Auch die Ängste und Unsicherheiten, die solche familiäre Konstellationen bei den Kindern als Grundbefindlichkeit erzeugen, können sie nicht mit den ihnen zur Verfügung stehenden Mitteln beseitigen.

Brüchigkeit und Überforderung sind nur künstlich voneinander zu trennen. Sie gehören zusammen, bedingen sich gegenseitig und sind jeweils sowohl Ursache und Bedingung wie auch Resultat und Auswirkung.

Überforderung bewirkt Brüchigkeit und Brüchigkeit wiederum schafft erneute Überforderung.

In einer ersten Zusammenstellung könnte man diesen Sachverhalt auch folgendermaßen darstellen: Brüchige Lebenssituationen schaffen eine Überforderung der Eltern. Das wirkt sich auf ihre Beziehung untereinander aus, was in der Folge eine brüchige Familiensituation schafft. Das wiederum überfordert die Kinder, die in diesem Familiensystem auf eine überfordernde Art ums Überleben kämpfen. Brüchigkeit und Überforderung bilden für die depressiven Menschen ein verhängnisvolles Tandem.

Brüchigkeit

Kinder, die depressiv werden, wachsen in Familien auf, in denen sie die Erfahrung der Brüchigkeit machen, im Sinne von fehlender Sicherheit, mangelnder Stabilität und nicht genügender Wertschätzung.

Als brüchig erfahren die Kinder ein Elternhaus, in dem viel gestritten wird, Eltern sich nicht verstehen und wo wegen jeder Kleinigkeit ein Riesenkrach entsteht. Die Kinder wissen nie, wann die Stimmung umschlägt, die Eltern sich plötzlich nicht mehr um sie kümmern, sich nur noch mit sich selbst beschäftigen und sie alleine lassen. Keine Zeit zu haben für die Kinder, aus welchen Gründen auch immer, wird von den Kindern intensiv erlebt als sich selbst überlassen werden und weniger wichtig zu sein. Wenn das eine Grunderfahrung der Kindheit ist, die sich über Jahre hinzieht, dann ist eine scheinbar so wenig dramatische Situation geeignet, bei besonders sensiblen Kindern eine depressive Entwicklung einzuleiten. Ein Mann schildert sein Elternhaus, wobei ihm als Stichwort seiner Kinderzeit spontan der Ausdruck »brüchig« in den Sinn kommt, wie folgt:

»Die Eltern arbeiteten immer. Weil der Vater zu wenig verdiente, musste auch die Mutter mitarbeiten. Sie hatte nie Zeit für uns, immer war sie an der Arbeit, müde und schlecht gelaunt. Zu uns war sie sehr streng. Wir mussten den Großteil der Hausarbeiten verrichten, und war sie damit nicht zufrieden, wurden wir bestraft. In der Nacht, wenn wir im Bett lagen, hörten wir die Eltern streiten. Sie hatten böse Kräche. Wir wussten nicht, weshalb sie so

laut stritten. Wir hatten Angst. Es war alles so unberechenbar, so schlimm und wir so ohnmächtig und ihnen ausgeliefert. Für den Vater gab es uns nicht. Er hatte seine Arbeit und am Abend den Garten. Die Mutter war nie herzlich. Sie hatte nie Zeit für uns, keine Aufmerksamkeit, keine Rückfragen, kein Besorgtsein, keine Beachtung. Wir wussten nie, woran wir waren, wer wir für die Mutter waren, ob sie uns liebte oder nur duldete. Es gab auch keine Fröhlichkeit. Gefühle hatten keinen Platz. Wir mussten funktionieren, und wenn wir das taten, ließ sie uns in Ruhe, sonst wurden wir ins Zimmer gesperrt und sie redete mehrere Tage nicht mehr mit uns. Wünsche und Bedürfnisse von uns Kindern gab es nicht. Und wer nichts spürt, kann auch keine Wünsche haben, und wer als Kind keine Wünsche haben durfte, hat sie auch nicht mehr gespürt.«

Weiter sagte er:

»Wer nicht ernst genommen wird als Kind, kann sich auch nicht ernst nehmen, kann sich auch keine Wichtigkeit geben, kann sich keine Beachtung geben, nicht spüren, nicht auf sich hören, sich nicht recht geben und nicht entscheiden. So bin ich heute und ich weiß auch, warum. Wer von den Eltern keine Zuwendung und Beachtung bekommt, für den ist das Leben kalt, nicht freundlich. Es gibt keinen Boden, keine Sicherheit. Wer von den Eltern her keine Sicherheit bekommt, hat auch keine Sicherheit im Leben. Und man kann alles nur falsch machen. Positives gibt es so oder so nicht, nur Strafen und noch mehr Ablehnung. Es ging den Eltern nie um uns, wichtig waren ihnen Anstand, Gehorsam und Schweigen.«

Ganz deutlich zeigt sich, dass ein Ausstieg aus der Depression möglich wird, wenn man diese Grunderfahrung wirklich versteht und auch die Bedeutung erfasst, die sie für die eigene Entwicklung hatte. Aus diesem Verständnis heraus können die depressiven Menschen ihr jetziges Erleben und Empfinden verstehen und ebenso für sich Korrekturen ihres Verhaltens ableiten und umsetzen. Ohne Verstehen dieser grundlegenden

Konstellation kann es kein ganzheitliches Verstehen ihrer Person und noch weniger einen Ausstieg geben. Entstehung einer depressiven Entwicklung, erwachsenes depressives Verhalten und Ausstieg aus der Depression gehören zusammen.

Erfahrung der Brüchigkeit

Zu der Brüchigkeit gehört in den allermeisten Fällen das Moment der Überforderung der Eltern und diese ist es, die zur Brüchigkeit im familiären Umfeld führt. Brüche und Überforderungen im Elternhaus sind vielfach versteckt und können nur bei näherem Hinsehen als solche erkannt werden. Denn gerade das ist in solchen Familien wichtig, dass der äußere Schein gewahrt bleibt, dass alles seine Ordnung hat und dass das auch so gegen außen vermittelt wird.

Ich denke da an Familien mit rigiden Wertesystemen, mit Erziehungsidealen wie ja nett und anständig sein, nicht anecken, die anderen sind wichtiger.

»Ich wurde von meinen Eltern geliebt, davon bin ich überzeugt. Ich habe das aber nicht gespürt. Andere Menschen und anderes war ihnen wichtiger: dass wir Kinder anständig waren, wir in der Schule nicht bestraft wurden, aber auch, dass man ein offenes Haus hatte, in dem jedermann zu jeder Zeit willkommen war.«

Verhängnisvoll sind auch die familiären Konstellationen, in denen die Mütter ihre ganze Aufmerksamkeit und ihr ganzes Bemühen den Kindern »schenken« und die Erfüllung ihres Lebens darin sehen, voll für die Kinder da zu sein und sie zu ihrem Lebensmittelpunkt zu machen. Mit so einer Einstellung nehmen sie den Kindern die Luft zum Atmen und den Raum für ihre Entwicklung. Nichts entgeht ihnen, liebevoll wird alles kontrolliert und zum Wohl der Kinder diktiert. Sie wissen, was die Kinder wollen, tun alles für sie und merken nicht, wie sie ständig den Kindern zu nahe kommen und sie in ihrer Eigenständigkeit und Integrität verletzen.

»Ich kam als Letztes von drei Kindern auf die Welt. Die beiden Geschwister waren sehr viel älter und schon fast erwachsen bei meiner Geburt. Die Mutter hatte Zeit für mich und wollte alles besser machen mit mir als bei den beiden anderen. Sie liebte mich scheinbar abgöttisch.

Ich hatte nie das Gefühl, dass es um mich ging. Ich brachte das einfach nicht auf die Reihe. Es war so viel Liebe da und doch fühlte ich mich nicht geliebt, musste ich mich ständig abgrenzen und schützen vor Übergriffen und Vereinnahmungen durch die Mutter. Sie kam mir bei allem immer zu nah. Für mich war das Chaos und Nichtverstehen. Mit Denken konnte ich mich über Wasser halten, Sicherheiten und Boden schaffen und mit Rückzügen in die Phantasie, im Träumen und Denken schaffte ich mir Freiräume. Den Vater gab es gar nicht. Der war da, aber hatte nichts zu sagen. Er tat, was ihm meine Mutter vorgab. Die Mutter aber tat alles für mich und bestimmte über jeden Bereich meines Lebens. Alles konzentrierte sich auf mich und doch hatte ich nie das Gefühl, dass sie mich meinte. Ich hätte noch besser, noch angepasster, noch dankbarer sein müssen. Ich fühlte mich immer verantwortlich, wobei ich das heute nicht mehr so richtig fassen kann, denn die Mutter entschied alles, sie bestimmte, und zwar ausnahmslos. Bei aller zudeckenden Fürsorge und Zuwendung hatte ich immer das Gefühl, falsch zu sein, nicht so zu sein, wie die Mutter mich wollte. Schwierig waren nicht in erster Linie die Einzelsituationen, sondern die Summe, das Ganze, die Dauer, wie es immer war. Ich spürte mich immer, aber das ernst nehmen, was ich spürte, konnte ich und kann ich heute noch nicht, genauso wenig, wie für meine Bedürfnisse einzutreten oder etwas, was ich brauche oder möchte, einzufordern. Mein Spüren hat ja gar nichts genützt. Meine Mutter kannte mich besser, wusste besser, wie mir zumute war und was das Beste für mich war. Geblieben von damals ist mir, und das verstehe ich trotz allem nicht, dass ich keine Konflikte ertrage.

Denn dann gibt es mich nicht mehr, dann spüre ich mich nicht mehr. Ich spüre nur immer, dass ich nicht genüge, dass ich etwas falsch gemacht, jemanden verletzt und ihm wehgetan habe. Manchmal komme ich mir vor wie das personifizierte schlechte Gewissen. Es genügt nie, was ich tue, und gleichzeitig weiß ich gar nicht, was ich denn anders oder mehr machen müsste. Es ist einfach das Gefühl da, nicht zu genügen, es ist nicht fassbar für mich, und deshalb fühle ich mich diesem Gefühl so ausgeliefert. Was ich auch immer spüre, ist die Hoffnung, dass mich die Mutter einmal verstehen wird. Irgendwie suche ich immer das Geliebt- und Gehaltenwerden. Es ist schon komisch, dass ich diese Gefühle so in mir habe, wo die Mutter mich doch so geliebt hat.«

Ich denke auch an Elternkonstellationen, in denen die Mütter von den Männern im Stich gelassen werden, weil diese neben der beruflichen Belastung ihren Frauen keine Unterstützung in der Erziehung geben können. Mit Forderungen und Erwartungen setzen sie ihre Frauen unter Druck und erwarten von ihnen eine Souveränität und Überlegenheit, die diese unter diesen Umständen gar nicht erbringen können. Die depressiven Menschen erfassen aber sehr schnell, wenn sie später ihre Aufmerksamkeit auf die Kindheit lenken, wie solche Überforderungen der Eltern eine Brüchigkeit in ihrem Lebensalltag geschaffen hat.

»Wir mussten immer Rücksicht nehmen auf die Mutter. Wir spürten doch, dass alles zu viel war für sie. Ging es uns Kindern aus irgendwelchen Gründen nicht gut, dann war das zu viel für die Mutter. Ging es uns nicht gut, dann ging es auch ihr nicht gut. Deshalb war es für mich als Sohn wichtig, der Mutter zu helfen, nichts tun, was sie ärgerte, und Rücksicht nehmen. Wenn es ihr schlecht ging, fühlte ich mich schuldig. Ich musste alles tun, damit ich mich nicht schuldig fühlte. Der Vater hatte keine Zeit für uns und die Mutter keine Kraft, uns zu zeigen, wie wichtig und lieb wir ihr waren. Noch heute ist es so, dass ich alles tue, jede Situati-

on meide, in der ich mich schuldig fühlen könnte. Ich muss für die anderen da sein, um sie besorgt sein, dass es ihnen gut geht.«

Oft sind die Väter für die Kinder nicht wirklich anwesend, aber ihre Erwartungen sind vielfach stärker und bestimmender als der Einfluss der Mütter auf die Kinder. Diese stehen unter Druck, die Erwartungen des Ehemannes zu erfüllen. In anderen Familien zeigt sich das Fehlen der Väter, dass die Kinder Vaterersatz werden, sich mit den Müttern solidarisieren oder diese aufbauen und um sie Sorge tragen müssen. Denn fällt in diesen Familien die Mutter aus, hat das furchtbare Konsequenzen für die Kinder. Ich denke auch an alleingelassene Mütter, die mit dieser Situation emotional, materiell und kräftemäßig hoffnungslos überfordert sind und den Kindern nicht das geben können, was sie brauchen, bei aller Liebe, die sie für sie empfinden. Vielfach handelt es sich auch um Mütter, die auf alles verzichten zugunsten der Kinder, die Tag und Nacht arbeiten, die sich nichts leisten und denen es nur gut geht, wenn es den Kindern gut geht. Eine solche Mutter, die sich für die Kinder und die Familie aufopfert, kann man nur lieben und man hat gleichzeitig ein schlechtes Gewissen, weil man selber nie so selbstlos und aufopferungsfähig sein kann. Ein schlechtes Gewissen und Schuldgefühle sind die Themen in diesen Familien und zudem ist tief eingegraben, dass man sich nichts leisten darf und nur für die anderen da zu sein hat. Die Rolle, sich für die anderen zu opfern, für andere Verantwortung zu übernehmen und selbst nur einen Wert zu haben in Bezug auf die Mitmenschen, gehört zum Rüstzeug, das diese Kinder auf ihren Lebensweg mitnehmen. Es wird ihnen ein Leben vorgelebt, das keine Rücksicht nimmt auf die eigene Person und das keine Grenzen der Kräfte kennt.

Vielfach fühlen sich die Kinder unter Druck, Vermittler und Übersetzer sein zu müssen, eine Rolle einzunehmen, die sie gar nicht ausüben können.

»Der Vater war selten zu Hause und doch war er irgendwie immer präsent. Seine Unberechenbarkeit, wenn es nicht so lief, wie er erwartete, dass es gehen müsste, bestimmte das Klima zu Hause. Ständig hatte ich Angst. Alles war immer unberechenbar, nie konnte man sich darauf verlassen, dass eine gute Stimmung anhalten würde. Die Mutter war schon da, aber wir spürten, dass auch sie Angst hatte vor den Reaktionen des Vaters. Ich solidarisierte mich mit ihr. Ich hatte ständig alle Antennen draußen, nahm jede Stimmung, jede Veränderung der Befindlichkeit der Mutter auf. Das Leben war eine Last. Ständig hatte ich das Gefühl, ich müsse alles zusammenhalten. Wie wenn es an mir hinge, wie es der Mutter und ihrer Beziehung zum Vater geht. Ich merkte schon, dass die Mutter jeden Konflikt zu vermeiden versuchte. Sie bemühte sich, jede Spannung von uns Kindern fernzuhalten. Aber ich spürte alles. Die Mutter machte viel, aber das Familienleben konnte sie nicht stabilisieren. Sie konnte keinen festen Halt geben. Das Bemühen der Mutter war gut gemeint, aber weil sie nie über sich und ihre Situation sprach, war alles so diffus und unfassbar. Die Situation hatte keine Worte.

Die anderen Geschwister schienen von all dem nichts mitzubekommen. Die machten sich keine Gedanken. Ich war mit meiner Angst allein. Ich hatte Angst, wenn der Vater davon sprach, dass es so nicht weitergehen könne, er keine Lust hätte, so weiterzuleben. Komischerweise hatte ich mehr Angst um meine Mutter als um mich. Ich versuchte selbst, jeden Konflikt zu vermeiden. Meine Mutter war mir Vorbild. Sie konnte schweigen, sich zurücknehmen und nur für uns da sein. Die Gefühle, die ich überall aufnahm, waren stärker als meine eigenen. Es war ein Bad von Gefühlen, meine eigenen aber waren nicht da. Es ging irgendwie immer um Leben und Tod, obwohl wir nie bedroht waren, der Vater uns nicht schlug, sondern nur böse war mit der Mutter. Es war alles so schwer und traurig, obwohl meine Geschwister ständig Lärm und Streit hatten, aber auch lachen konnten und scheinbar unbeschwert waren.«

Es zeigt sich, dass subtile Beziehungsprobleme das Verhalten der Eltern den Kindern gegenüber verändern und die Kinder bestimmte Rollen übernehmen müssen. Hierher gehört zum Beispiel, dass Kindern ihren Eltern Bestätigung oder einen Wert zu geben haben. Diese Kinder fühlen sich nicht geliebt, wie sie sind, sondern nur dann, wenn sie besonders lieb sind, die Mutter besonders gern haben oder die Mutter lieber haben als den Vater. Diese Beziehungsmuster überfordern die Kinder und erzeugen brüchige Lebensumstände. Die Mütter sind nicht frei, von sich her den Kindern Sicherheit und Stabilität geben zu können. Im Gegenteil. An den Kindern liegt es, dafür zu sorgen, dass es ihnen gut geht und damit eine gewisse Sicherheit und Ruhe in der Familie herrschen kann.

»Meine Mutter war für mich die Märtyrerin, die ich schützen musste und an der ich verzweifelt versuchte wiedergutzumachen, was der ›böse‹ Vater ihr antat. Ich war die Sklavin ihrer Sorgenfalten, ihrer Tränen und ihres Stöhnens.«

Häufig sind die Beziehungspartner hin- und hergerissen zwischen den eigenen Erwartungen, denen ihres Partners und den Erwartungen der Kinder. Sie sind überfordert und schaffen es nicht, alles unter einen Hut zu bringen. Und die Kinder müssen hinten anstehen. Das verunsichert sie. Wenn es der Mutter nicht gut geht, Spannungen zwischen Mutter und Kind bestehen, dann hängt auch der Haussegen schief, dann kann es zu Spannungen zwischen den Eltern kommen. Spannungen zwischen den Eltern gefährden im Erleben der Kinder das ganze familiäre System und ihr eigenes Leben.

Was immer die Kinder suchen und brauchen, ist Sicherheit in den Beziehungen, Sicherheit in der Familie und die darf nicht bedroht werden. Für diese Sicherheit tun sie dann alles.

Eltern, die zwar da sind, ihren Kindern aber keinen wirklichen Halt und keine Sicherheit geben, konstituieren damit trotz gegenteiligen Bemühens ein Klima der Brüchigkeit und schaffen für die Kinder eine Situation der Überforderung. Denn nicht vergessen dürfen wir, dass die Kinder die Strukturen der Familie nicht rational durchschauen und verstehen können. Sie reagieren intuitiv, ganzheitlich und absolut. Sie hören Zwischentöne und nehmen Stimmungen wie Überforderungen und Unsicherheiten auf dem Hintergrund ihrer Ohnmacht und ihrer Abhängigkeit von den Eltern wahr.

Was also gehört dazu, wenn man von der Brüchigkeit der familiären Situation dieser Kinder spricht: Es gehört dazu die Erfahrung der Unberechenbarkeit, des Ausgeliefertseins, der Ohnmacht und der Angst. Es herrscht für die Kinder unterschwellig eine Stimmung der Bedrohung, und zwar:

- als Bedrohung ihres Alltags;
- als Bedrohung ihres Daheims;
- als Bedrohung ihrer Sicherheit;
- als Bedrohung des Schutzes und der Unterstützung;
- als Bedrohung der Zuwendung und Zuneigung;
- als Bedrohung der Geborgenheit;
- als Bedrohung für ihre Entwicklung und Entfaltung;
- als Bedrohung ihrer Person und ihres Lebens.

Die Erfahrung der Brüchigkeit ist weiter gekennzeichnet durch fehlende Sicherheit, fehlende Selbstverständlichkeit und fehlende Geborgenheit. Dazu gehört die Erfahrung des Unfassbaren, der Einsamkeit und des Alleingelassenwerdens genauso wie emotionales Überfordert- und Unbehütetsein. Die Kinder bekommen zu wenig Aufmerksamkeit und zu wenig Zuwendung, als dass sie sich geliebt und getragen erfahren können. Sie spüren, dass sie sich nicht verlassen können auf die unmittelbar nächsten Bezugspersonen, nicht wirklich Kind sein dürfen mit ihren Sorgen und Problemen.

Sie können ihre Familien- und damit ihre Lebenssituation nicht verstehen. Sie erfassen nicht, was wirklich geschieht. Die Kinder spüren das Bemühen und die Sorge der Eltern. Sie spüren aber auch, dass sie ihnen mehr Last und Bürde, Verantwortung und Sorge sind als etwas, was sie freut und glücklich macht. Es geht um die Kinder und doch geht es nicht wirklich um sie.

Eine andere Familienkonstellation, die die Überforderung der Eltern und die Brüchigkeit des familiären Bodens und der Beziehungen zeigt, beschreibt ein Mann wie folgt:

»Mein Vater war Alkoholiker und war deswegen dreimal in der Klinik. Sonst aber ging er normal seiner Arbeit nach und konnte diese auch ohne Kündigung bis zur Pensionierung beibehalten. Er war ein äußerst aggressiver, jähzorniger Mensch und für uns Kinder unerreichbar weit weg. Er wurde aber nicht ernst genommen in seinem Zustand, denn die Mutter verbreitete einen Nimbus von Schweigen, Schonung und Nichternstnehmen ihres kranken Mannes. Die Mutter schaffte es, dass sich immer alles um sie und ihre schwierige Ehe drehte, in der sie nur ›den Kindern zuliebe‹ ausharrte. Weder Mutter noch Vater gaben Halt, waren Stütze. Alles drehte sich um den Vater und vor allem um die Mutter, die von uns geliebt und vergöttert wurde, weil sie so lieb und fürsorglich zu uns war und so viel leiden musste wegen ihres bösen Mannes. Für uns als Kinder war es der Vater, der die Familie zerstört hatte, später fühlten wir uns von der Mutter unbewusst und ungewollt ausgenutzt. Als Kinder standen wir zur Mutter und versuchten sie zu beschützen und zu ›bemuttern‹.«

Ich weiß nicht, ob sich diese Eltern überfordert fühlten. Sie waren aber sicher überfordert mit ihrer ehelichen Situation und die Mutter noch zusätzlich, weil sie es als ihre Aufgabe sah, die Kinder vor diesem Vater zu schützen. Sie war bemüht, die Kinder so sorglos wie möglich aufwachsen zu lassen. Dass die Kinder alles taten, um der Mutter ihr Leben ein bisschen zu erleichtern, war für diese selbstverständlich. Auf der Hand aber liegt auch, dass die Kinder in dieser Situation zu kurz kamen und überfordert waren in ihrer Hilfe der Mutter gegenüber. Dass sie diese Hilfe leisten mussten in dieser brüchigen Situation, ist zwingend, denn die Mutter war die Einzige, die, solange sie durchhielt, die Familie zusammenhalten konnte. Sie war der einzige Garant für die Fortsetzung der Familie. Die ganze Verwandtschaft war stolz auf diese tapfere und starke Frau, die den Kindern so viel Geborgenheit und Liebe geben konnte. Die Schwäche des Mannes schien für die Außenstehenden durch die Stärke der Frau ausgeglichen worden zu sein und die Überforderung der Kinder konnte man bei so viel Mutterliebe nicht sehen. Auch nicht sehen konnte man, wie viel die Kinder von der elterlichen Beziehung mitbekamen und wie sehr die Familiensituation und vor allem die Botschaften der Mutter sich auf ihr Verhalten als Kinder und später als Erwachsene auswirkten.

Nicht immer ist die Brüchigkeit so komplex und vielschichtig. Aber immer sind es familiäre Situationen, von denen man nicht vermutet, dass sich dort die Wurzeln depressiver Lebensstile bilden, dass dort depressive Persönlichkeiten geformt werden und dass dort Muster des Lebens gebildet werden, die diese Menschen in die Zwangsjacke depressiver Lebensstrategien stecken. Gerade weil die Tragweite solcher familiärer Situationen nicht erfasst wird, weil sie so normal erscheinen und nicht so dramatisch daherkommen, wird es auch in Zukunft immer mehr depressive Menschen geben. Diese Kinder werden betrogen um ihre Kindlichkeit und es wird ihnen etwas vorenthalten, was sie nie mehr werden erleben können: unbeschwert und unbelastet Kind sein dürfen.

Erst, wenn wir hören können, wie die Sprachlosigkeit in der Familie ihre Brüchigkeit versteckt, erst, wenn wir sehen, dass die Überforderung der Eltern den Kindern schadet und diese den Preis zu zahlen haben, wird es weniger depressives Leiden geben.

Ein anderer depressiver Mensch erzählt:

»Wir hatten es gut, bis zu dem Zeitpunkt, als mein Vater ein eigenes Geschäft anfing. Von da an gab es zu Hause nur noch Krach. Der Vater arbeitete fast Tag und Nacht. Scheinbar haben meine Eltern abgemacht, dass die Mutter den administrativen Teil übernimmt. Es gab, wenn der Vater einmal zu Hause war, immer nur Auseinandersetzungen um das Geld, um Abrechnungen, die er nicht machte, Telefonate, die er führen müsste. Die Mutter war unzufrieden, der Vater viel weg und es gab kaum mehr Geld. Die ersten Jahre habe ich meine Eltern nie mehr glücklich oder zärtlich zueinander gesehen. Sie waren nur noch übel gelaunt, fluchten, und jeder beschwerte sich über den anderen. ›Wenn es dir nicht passt, kannst du ja gehen. Ich halte dich sicher nicht zurück‹, hörte ich meinen Vater oft der Mutter zurufen. Nach außen aber waren wir eine glückliche Familie mit Eltern, die etwas wagten, die voller Initiative waren und zusammen etwas aufbauen wollten.

Zu Hause war es nicht mehr schön. Wir wussten, dass es nicht gut lief im Geschäft, und von der Mutter hörten wir, dass man natürlich so nicht weiterkommt, wenn man es wie der Vater macht. Und immer wieder gaben Rechnungen, die man nicht bezahlen konnte, Anlass zu Streitereien. Wir machten nicht mehr viel zusammen. Der Vater war viel weg und die Mutter meist im Büro. Den Haushalt mussten wir Kinder machen. Wir spürten ja, dass die Mutter keine Zeit hatte, und Ärger hatte sie so viel, dass wir alles taten, um sie nicht zu belasten.

Ein paar Jahre später hat der Vater Konkurs gemacht, die Ehe aber war nicht mehr zu kitten. Der gegenseitige Respekt fehlte und der Wille zu einem Neuanfang war nicht da.«

Dieses Beispiel zeigt in aller Deutlichkeit, wie sehr familiäre Situationen die Kinder prägen, wie ganzheitlich und stark Kinder eine solche Situation aufnehmen und auch darauf reagieren. Häufig sind es andere familiäre Situationen der Überforderung, die am Beginn einer solchen Entwicklung stehen. Überforderungen der Eltern dürfen nicht auf die leichte Schulter genommen werden, auch wenn die meisten Eltern gar nicht so schlecht damit umgehen können und sich ihrer häufig gar nicht bewusst sind. Aber die Auswirkungen sind meist viel gravierender, als es den Anschein macht, weil sich die Brüchigkeit der Familiensituation vor allem in den Beziehungen niederschlägt, was sich dort viel weniger fassen und benennen lässt.

Brüchigkeit heißt auch,

1. *etwas, was vorher ganz war, ist gebrochen und zerbrochen.* Und zerbrochen ist das Ganzheitliche, das Heile und Ganze, das nie mehr so werden kann wie vorher. Wie ein schönes Glas hat es Risse bekommen, die, wenn man sie noch so sorgfältig zukittet, bleiben. Sie erinnern an den Vorfall und zeigen, dass hier eine Schwachstelle ist, die immer anfällig bleiben wird. Es ist etwas kaputtgegangen, vielleicht die Unschuld, die Reinheit, die Harmonie, das Ideal.
2. *dass auch das Selbstverständliche, das Grundvertrauen, die Grundsicherheit gebrochen ist,* die vorher vielleicht da waren. Es ist etwas kaputt gemacht worden, das man vielleicht übermalen, aber nie mehr zu dem machen kann, was es vorher war. Eine zerstörte Selbstverständlichkeit kann nie mehr zu einer neuen Selbstverständlichkeit werden. Mit dem Bruch hat sich gezeigt, dass es eine Selbstverständlichkeit gar nicht geben kann.
3. *dass es einen Bruch im Ablauf, in der Zeit gibt.* Was vorher war, ist nicht mehr. Es ist etwas Neues ins Leben eingetreten, das alles verändert hat.
4. *dass das Gebäude Risse hat,* nicht mehr überall dicht ist, gleich sicher, nicht mehr so klar abgetrennt von draußen. Das Draußen kann eindringen und vor allem auch dann, wenn man es nicht erwartet. Die Luft zum Atmen ist rauer und kälter geworden. Alles ist unsicher geworden, abhängig von draußen. Vorher war man bei sich, unabhängig und stark, jetzt ist man verletzlich und die Welt draußen ist wichtiger geworden als früher. Etwas Bedrohliches hat sich eingenistet.

5. *dass sich langsam und unmerklich, still und leise etwas verändert hat.* Ohne dass man es fassen oder benennen kann, hat sich das Leben gewandelt, haben sich Halt und Fundament aufgelöst, obwohl alles noch weiterläuft, wie wenn nichts wäre.

Wer auf brüchigem Boden steht, hat keinen wirklichen Halt, keinen festen Stand und kann nicht wirklich aufrecht stehen. Ein brüchiger Boden ist eine unsichere und wacklige Unterlage, die nicht erlaubt, fest auf den Füßen zu stehen, einen eigenen Standpunkt zu finden und Widerstand zu leisten.

Die Brüchigkeit wird auch erlebt als Alarmzeichen, etwas stimmt nicht, ist nicht gut, etwas bedroht uns, will uns nicht gut, etwas ist im Anmarsch. Die Brüchigkeit wird von den Kindern erfahren als Alarmzeichen für einen möglichen Beziehungsverlust, für einen diffusen und traumatischen Verlust, für einen drohenden Existenzverlust. Das nehmen sie so auf und richten sich darauf ein. Dieser brüchige Boden ist ihre Lebensgrundlage, das Fundament ihrer Entwicklung und der Referenzpunkt ihres Denkens, Fühlens und Handelns.

Diese Brüchigkeit in der Familie und in den Beziehungen der Eltern zu den Kindern ist wesentlich an der depressiven Entstehung beteiligt und hat wesentlich Anteil am depressiven erwachsenen Erleben. Diese Erfahrung der Brüchigkeit im Kindes- und Jugendlichenalter scheint mir die entscheidendste Begründung depressiven Verhaltens und Erlebens zu sein. Ein Kind, das sein Umfeld als unberechenbar und brüchig erlebt, kann keine Sicherheit fürs Leben, für sich und in sich aufbauen, erlebt sich allein und auf sich selbst gestellt. Ein solches Kind hat nicht die Bedingungen, die es für eine gesunde Entwicklung notwendigerweise brauchen würde, kann kein Vertrauen in sich und die Welt aufbauen, erlebt das Leben als unberechenbar, voller nicht nachvollziehbarer Wechsel. Und in einem solchen Umfeld nisten sich Ängste und Unsicherheiten ein, die diese Menschen als tiefe Existenzängste das ganze Leben hindurch begleiten und die verhindern, dass sich ein gesundes Selbstvertrauen und ein gesundes Selbstbewusstsein entwickeln können.

Kinder, wenn sie die für ihr Leben und ihre Entfaltung notwendige Sicherheit nicht bekommen, versuchen instinktiv, dem Milieu und den Eltern Sicherheit und Stabilität zu geben. Sie versuchen, ohne dazu aufgefordert zu werden, der Familie Halt zu geben, Festigkeit, Ruhe und Kontinuität und die Brüchigkeit zu beseitigen – und sind dabei maßlos überfordert. Sie machen etwas, ohne die nötige Kraft und Unterstützung zu haben, und brauchen Energie, die sie für ihre Entwicklung einsetzen müssten. Statt Sicherheit zu bekommen, erleben sie die Brüchigkeit der Familie und der Beziehungen. Statt Stabilität und Geborgenheit zu bekommen, fühlen sie sich aufgefordert, Stabilität und Sicherheit zu geben. Es ist eine verkehrte Welt, in der diese Kinder aufwachsen.

Depressives Erleben muss im Zusammenhang mit der Erfahrung dieser Brüchigkeit im Kindes- und Jugendalter gesehen werden und erst aus dem Erfassen dieses Zusammenhanges kann depressives Erleben, können die Tiefe und der Umfang des Leidens depressiver Menschen wirklich verstanden werden. Aber auch erst aus dem Verstehen dieses Zusammenhanges heraus können die Schritte, die aus der depressiven Verstrickung führen, abgeleitet und in ihrer Logik erkannt werden. Um die Bedeutung der Erfahrung der Brüchigkeit noch besser verstehen zu können und um wirklich nachvollziehen zu können, wie fundamental diese ist und wie sehr sie sich in die Persönlichkeit der betroffenen Kinder einprägt, und zwar so, dass sie ganz wesentlich das Leben depressiver Erwachsener prägt, möchte ich eine Kindheitssituation anführen, wie sie in Abweichungen von vielen depressiven Menschen gelebt und erlebt wird:

Ein Klient schildert seine Eltern als solche, die nicht miteinander reden konnten. Die Mutter schwieg häufig, war ruhig und dann wieder aufbrausend. Er verstand nicht, weshalb sie sich so verhielt, weshalb sie häufig auch nicht zu Hause war. Erst später, als er schon nicht mehr zu Hause lebte, erfuhr er, dass seine Mutter häufig wegen Depressionen in der Klinik war. Er versteht heute noch seine Rolle in der Familie als diejenige des Retters, der vermittelt, der mit den einzelnen Elternteilen spricht, der dafür sorgt, dass der Wagen, wenn er ins Stocken gerät, wieder zum Laufen gebracht wird. Diese Rolle ist ihm vertraut, war es doch schon immer seine Rolle in der Familie als ältester Sohn. Zu ihm hatten alle Vertrauen, ihn ging man an, wenn etwas nicht lief, wie es sollte, die Eltern brauchten ihn als Vermittler und Übersetzer, der immer wieder machte, dass die Eltern zusammenblieben und die Familie als Ganzes nicht auseinandergerissen wurde.

Wir haben in diesem und den vorangegangenen Beispielen gesehen, wie die Überforderung des Vaters und die Überforderung der Mutter, ihren Platz in der Familie zu finden und mit ihrem Leben über die Runden zu kommen, eine grundsätzliche und alles umfassende Situation der Brüchigkeit schaffen. Die Kinder werden in diesen Strudel hineingezogen und überfordert. Es ist für sie nicht erkennbar, wie dieses Leben funktioniert, nach welchen Gesetzmäßigkeiten die Abläufe vor sich gehen. Sie verstricken sich und dieses Verstricken kostet zu viel Kraft, es geht nicht ums Leben, sondern ums Überleben, darum, nicht unterzugehen und weiterleben zu können.

Wir sehen hier ganz deutlich, wie die Überforderung der Eltern Lebensumstände für die Kinder schafft, die wir mit dem Wort Brüchigkeit umschreiben, und zwar in zweifacher Hinsicht:
Brüchigkeit der äußeren Umstände,
des familiären Systems und
Brüchigkeit der Eltern-Kind-Beziehungen.

Brüchigkeit in der Familie und ihre Auswirkung auf die Kinder

Die Überforderung der Eltern, sei es durch äußere Bedingungen oder durch innerfamiliäre Konflikte, schafft meist auch eine Brüchigkeit in den Beziehungen. Probleme in der Partnerschaft erschweren den Eltern, den Kindern die Sicherheit und Stabilität in der Zuwendung zu vermitteln, und verunmöglichen damit diesen die Erfahrung des Getragen- und Geborgenseins in Beziehungen. Für die Eltern-Kind-Beziehung sind grundsätzlich die Eltern verantwortlich. Das zu betonen ist deshalb wichtig, weil erwachsene depressive Menschen, indem sie sich für alles verantwortlich fühlen, nicht abschätzen können, welche Verantwortung sie tatsächlich übernehmen müssen und wo andere Verantwortung zu tragen haben. Auch schaffen sie es nicht, Verantwortung abzugeben.

Es ist auch deshalb von Bedeutung, weil diese Kinder kein wirkliches Vertrauen in Beziehungen, ins Familienleben, überhaupt in diese Welt aufbauen können. Beziehungen, Menschen, die Zukunft, all das trägt für sie die Möglichkeit und Gefahr des Scheiterns. Menschen und Beziehungen sind kein Garant für Sicherheit und Beständigkeit, kein Hort der Geborgenheit und Wärme.

Für die Familie und die Beziehungen sind die Eltern verantwortlich, was nicht heißt, dass Eltern keine Probleme haben dürfen. Eltern haben ein Recht auf Probleme, es muss ihnen nicht immer gut gehen. Es darf ihnen auch schlecht gehen, ohne dass es den Kindern schaden muss. Elterliche Beziehungen sind nicht nur für Sonnentage, auch bei ihnen darf es blitzen und donnern. Eltern müssen nicht alles tun und sich fügen und anpassen, nur damit die Beziehung gut ist und es die Kinder gut haben. Beziehungen werden auf Erden gelebt und nicht im Himmel. Beziehungen können und müssen sich verändern, ohne dass Kinder darunter leiden müssen. Wichtig ist das Bewusstsein der Eltern, verantwortlich zu sein für das körperliche und geistige Wohl der Kinder. Diese Haltung, dass sie für die Beziehung zu den Kindern verantwortlich sind, entscheidet, ob Kinder ihr Elternhaus und die Beziehungen als brüchig erleben. Wenn dieses Bewusstsein da ist, dann braucht es viel, bis Kinder Schaden nehmen. Die Eltern müssen wissen und in ihrem Leben auch umsetzen können:

»Wir als Eltern sind für die Sicherheit und Stabilität der Familie und für die Berechenbarkeit, Konstanz und Güte der Beziehung zu den Kindern verantwortlich. An uns liegt es, diese Festigkeit und Eindeutigkeit der Beziehung zu garantieren.«

Die Kinder brauchen und haben das Recht auf den Schutz der Beziehung und auf einen ungestörten, gefestigten und gesicherten Raum für ihre Entwicklung.

Entscheidend für die Kinder ist:
Fühlen sie sich getragen und sicher in der Familie?
Fühlen sie sich angenommen als die, die sie sind?
Fühlen sie sich ernst genommen und respektiert?
Können sie Kinder sein und ihre Energie und Kraft für die eigene Entwicklung einsetzen?
Und ebenso entscheidend ist:
Können die Kinder die Verantwortung für die Eltern, die Beziehungen und die Familie der Mutter und dem Vater überlassen oder fühlen sie sich verantwortlich für deren Sicherheit und Stabilität?

Kinder gehen nicht von dem aus, was ist, sondern von dem, was sie wahrnehmen, spüren, erleben und wie sie es auf dem Hintergrund ihrer Bedürfnisse interpretieren. Kinder nehmen sehr genau wahr, auch wenn sie vieles nicht verstehen und nicht wirklich abschätzen können. Was sie aber mit absoluter Sicherheit und Garantie emotional erfassen, ist, ob für sie eine Situation als brüchig und bedrohlich erlebt wird oder ob sie sich geborgen und sicher fühlen können. Da täuschen sie sich nicht, auch wenn ihnen vielfach etwas anderes vorgelebt oder vorgetäuscht wird. Vergessen wir nicht, Kinder sehen die Zusammenhänge und einzelnen Vorfälle aus ihrer Sicht der Machtlosigkeit und der eingeschränkten Lebenserfahrung. Aus dieser Sicht spüren sie einerseits mehr, als sie intellektuell erfassen, und anderseits alles sehr viel größer, bedeutender und eben auch gefährlicher und bedrohlicher, als es vielleicht tatsächlich ist. Mehr spüren als intellektuell erfassen macht hellhöriger, sensibler, aber auch verletzlicher und verwundbarer. Geringe Erfahrung und weniger Wissen vergröbern und verabsolutieren einzelne Erfahrungen. Wenn Kinder spüren, dann spüren sie vor allem Stimmungen und das, was in den Eltern vorgeht. Sie nehmen ihre Sorgen, ihre Nöte wahr und sehen die traurigen Augen und den bösen Blick. Sie hören, wenn nicht gesprochen wird, und hören den Tonfall, wenn gesprochen wird, nicht die Worte, die verstehen die Jüngsten meist nicht. Sie spüren sehr genau, wie die Eltern zueinander stehen, was sie füreinander fühlen und wie sie miteinander umgehen. Das »Wie« nehmen sie auf, nicht das, »worum« es inhaltlich geht. Kinder spüren nicht nur das, was im Moment vorgeht, sie nehmen grundlegende Stimmungen und existenzielle Befindlichkeiten auf.

Kinder können nur reagieren. Sie haben kaum direkte Einflussmöglichkeiten. Das ist an sich nichts Besonderes, wenn sie Kinder sein dürfen, wenn sie sich getragen und sicher fühlen. Nicht so bei den gefährdeten Kindern, von denen wir in diesem Buch sprechen. Bei ihnen sieht alles ganz anders aus, weil immer alles plötzlich in Frage gestellt, alles sofort bedrohlich werden könnte. Es steht immer im Raum, dass sie ihr Zuhause verlieren können, weil plötzlich ein Elternteil nicht mehr mag, nicht mehr will und sich innerlich oder äußerlich verabschiedet und sie im Stich lässt. Und hier wird der an sich normale Umstand, dass Kinder wenig Möglichkeiten zur Gestaltung ihres

Umfeldes haben, zu einer tragischen Erfahrung der Ohnmacht, des Versagens und des Unvermögens. Sie fühlen sich verantwortlich und dazu aufgerufen, das Umfeld, wenn es die Eltern schon nicht können, zu stabilisieren, quasi zu retten und zu sichern. Sie fühlen sich instinktiv aufgerufen, die Familie zusammenzuhalten, Unheil zu verhindern und den Fortbestand zu sichern, dass alle in Ruhe und ohne Angst und ohne existenzielle Überraschung, d. h. ohne Gefahr des Zusammenbruchs des familiären Systems, leben können. Sie geraten in eine Rolle hinein, die sie nie ausüben dürften und die sie gar nicht erfüllen können. Es fehlen ihnen jegliche Mittel, Elternbeziehungen zu kitten, familiäre Probleme zu lösen, Stimmungen der Eltern auszugleichen und Sorgen und Nöte zu lindern. Und doch meinen sie, das tun zu müssen. Vielfach ist das kein bewusster Akt, keine Folge einer rationalen Entscheidung. Sie fühlen sich in diese Aufgabe hineingezogen, übernehmen Aufgaben, ohne aber die grundlegende Familiensituation lösen zu können, ohne die Beziehung der Eltern bessern und die Situation der Eltern verändern zu können.

Sie fühlen sich schuldig, weil sie scheitern und bei ihren Hilfsversuchen versagen. Diese Erfahrungen der Ohnmacht, der Unfähigkeit und des Versagens prägen sich tief ein, färben die verschiedensten Bereiche ihres Lebens: das Selbstbild, das Selbstvertrauen, das Bild von Beziehungen und von der Welt. Für die Kinder formt sich aus diesen Erfahrungen heraus ein Bild von sich, ein Gefühl von sich:

»Ich habe etwas, von dem ich überzeugt bin, dass ich es hätte tun müssen, nicht richtig gemacht. Ich habe versagt, ich genüge nicht, ich bin ein Versager.

Ich habe etwas, was notwendig und grundlegend und lebensrettend gewesen wäre, nicht gemacht oder nicht genügend, ich habe meine Pflicht nicht erfüllt.

Ich habe meine Aufgabe und Verantwortung nicht wahrgenommen.

Ich bin schuld, dass es meinen Eltern, Geschwistern nicht gut ging, dass sie leiden mussten.«

Hier liegen die Wurzeln, weshalb sie das Gefühl so tief in sich tragen, nie wirklich genügen zu können. Sie haben bei der wichtigsten und entscheidendsten Aufgabe ihres Lebens versagt. Sie haben das, was von ihnen erwartet wurde und sie von sich erwartet haben, nicht erfüllt, sich ihrer Verantwortung nicht gewachsen und ihrer Aufgabe nicht würdig erwiesen. Sie haben die, die sie am meisten brauchten, die auf sie angewiesen waren, die Eltern und die Familie, kläglich im Stich gelassen. Sie haben mit diesem Versagen eine Schuld auf sich geladen, die sie mit nichts mehr werden tilgen oder aufheben können. Ich weiß, das tönt alles so entsetzlich und irgendwie auch absurd. Aber es ist nachvollziehbar und deshalb auch verständlich, weshalb all die negativen Gefühle der depressiven Menschen, seien es nun Unzufriedenheit, Schuld, Nichtgenügen eine Dimension haben, die das Aktuelle und Übliche sprengen und eine Tiefe in sich tragen, etwas nicht mehr rückgängig zu Machendes, dass man nur so staunt und fassungslos dasteht. Deshalb auch sind alle die Gefühle der depressiven Menschen noch schwerer, belasteter, ist ihr Lebensgefühl noch eine Spur schwerer und schwärzer als bei anderen Menschen. Deshalb ist bei ihnen letztlich alles beladen und von einem Hauch von Traurigkeit und Melancholie umgeben. Deshalb können sie noch so viele Erfolgserlebnisse haben, noch so erfolgreich sein und Zuwendung bekommen, diese Grundbefindlichkeit löst sich nicht auf.

Ein Klient erzählt:

»Schon als Kind und auch heute noch trage ich in mir das Gefühl und die Überzeugung: ›Du bist der Mutter nicht genug Stütze gewesen, du hast es nicht geschafft, dass die Eltern zusammenblieben.‹ Und immer war die Frage gegenwärtig: ›Warum bin ich nicht so gut und lieb gewesen, dass der Vater hätte bleiben können?‹ Ich war überzeugt, dass sein Fortgehen mit mir zu tun hatte,

dass ich nicht gut genug war, dass er sonst noch bei uns wäre. Heute weiß ich, dass so eine Rechnung nicht aufgehen kann. Noch heute habe ich ganz fest das Gefühl, nicht einmal das Allernötigste wirklich zu können. Was immer ich getan habe, es hat nicht genügt und heute ist es noch ausgeprägter, es dominiert regelrecht mein Denken: ›Was immer du tust, es genügt nicht.‹ Es gab zu Hause viele Dinge, die ich nicht lösen konnte, und als heranwachsendes Mädchen war ich immer im Zwiespalt: das eigene Leben zu leben und die Anforderung an mich, für die Mutter da zu sein. Ich konnte als Kind ja nicht so viel. Das Einzige, was ich konnte, war: keine Sorgen machen und brav sein. In unserer Familie galt, der Vater ist der Böse, die Mutter ist die Liebe. Dass ich mich mit der Mutter solidarisierte und bei Konflikten auf der Seite der Mutter stand, war für mich nie eine Frage. Ich war sehr oft böse auf meinen Vater, wenn die Mutter erzählte, was er ihr wieder gesagt hatte, und wenn ich sah, wie er mit der Mutter umging, und wo ich fand, das geht doch nicht. Ich hatte sehr häufig das Gefühl, ich müsste für die Mutter Beschützerin sein und dem Vater Grenzen setzen und mich aktiv für die Mutter einsetzen: Aber ich war zu feige, ich habe versagt.

Was ich für mich machen könnte, da hatte ich wenig Ideen, oder wenn ich mir überlegte, was mich glücklich machen könnte, da war nur Leere da, Ratlosigkeit, da war nichts.

Als Kind gab ich mir das Verbot, nicht aggressiv zu sein. Ich nahm mir immer und immer wieder vor, immer für die anderen da zu sein, Ellbogen hat man keine und benützt sie auch nicht.«

Wenn es keine Sicherheit in der Familie und in den Beziehungen gibt, die Kinder aber sich verantwortlich fühlen für alles, ohne die dazu nötige Fertigkeit und Kompetenz zu haben, sie sich immer als schwach und unfähig erleben, immer erfahren, dass sie zwar alles unternehmen, um Ruhe und Frieden zu schaffen, sie es aber doch nie schaffen, dann sind sie schuldig, wenn alles zusammenbricht. Darum gibt es für sie auch keine Selbstsicherheit, keine Zufriedenheit mit sich und kein Selbstvertrauen. Was immer sie anfassen, es gelingt nicht. Was bleibt, ist die Erfahrung der Ohnmacht.

Auf diesen kindlichen Grunderfahrungen und den Schlüssen, die sie daraus ziehen, baut sich die Grundbefindlichkeit depressiver Menschen auf:

- sie können nur reagieren, nie agieren;
- sie sind immer Zweite, kommen immer nachher;
- sie bestimmen nicht das Spiel, nicht die Regeln und schreiben auch nicht das Drehbuch;
- wie gut sie auch sind, sie sind nur Statisten, die Hauptrolle spielen andere;
- als Zweiter ist man immer schlechter als die anderen, wie sehr man sich auch bemüht.

Und es baut sich eine durch und durch negative Sicht der eigenen Person auf. Ein durchweg negatives Selbstbild wird geschaffen:

»*Von mir kann nichts Positives kommen, mich kann man nicht gernhaben, ich bin nicht wert, dass man sich Zeit nimmt, dass man sich mit mir beschäftigt. Ich bin nicht interessant für andere, nicht liebenswert und attraktiv. Ich kann mich den anderen nicht zumuten.*«

Wer das versteht, versteht auch, weshalb diese Gefühle so stark und unantastbar bleiben, und hat ganz Wesentliches vom depressiven Erleben erfasst. Hier liegen die Wurzeln der existenziellen Angst vor dem Leben und der Zukunft der depressiven Menschen. Hier liegen ihre Unfähigkeit, Vertrauen in Menschen und ins Leben zu haben, die tief eingegrabene Schuld, das tief verwurzelte Gefühl des Versagens und die alles überschattende gefühlte Erkenntnis, dass es nie genügt, was sie leisten; alles dieses spiegelt ihre kindlichen Erfahrungen wider. Sie haben versagt angesichts der Brüchigkeit der Familie und angesichts der

Notwendigkeit, etwas zu tun, weil die Eltern ausfielen und nicht in der Lage waren, das für die Familie Notwendige zu leisten.

Das drückte ein depressiver Mann einmal folgendermaßen aus:

»*Bei allem, was ich mache, fühle ich mich schuldig und spüre in mir die feste Überzeugung, dass ich nicht gut genug bin, dass nie etwas genügt. Ich habe schon so viel versucht, mir einzureden, dass ich gut bin, jedenfalls nicht schlechter als die anderen, dass ich dieses und jenes kann, die Erfahrungen habe und von vielen Menschen schöne Rückmeldungen bekommen habe. Aber es genügt nicht. Diese Grundgefühle, nicht zu genügen, nicht gut genug zu sein, dass alles zwecklos ist, es nie besser wird und ich es nie schaffen werde, bleiben. Sie scheinen wie eingebrannt zu sein in mir. Deshalb habe ich auch kein Gespür, was ich den anderen zumuten darf. Ich fühle mich schnell unzumutbar für die anderen und das will ich nicht sein, deshalb belaste ich die anderen auch nicht. Sonst bin ich sofort wieder in der Schuld und muss alles machen, damit es den anderen wieder gut geht. Und als meine Aufgabe sehe ich es ja, da sein zu müssen, dass es für die anderen stimmt.*«

Es gibt in einem solchen Milieu keine Sicherheit, keinen Aufbau einer inneren Sicherheit, weil jede neue Situation alles, was bisher gewesen ist, aufheben kann. Damit ist jede neue Situation anders als die vorangegangene. Eine Sicherheit aus gemachten Erfahrungen kann sich nicht einstellen. Jede neue ist so, dass sie versagen könnten, und deshalb bekommt jede den Charakter einer Prüfung, bei der es um Leben und Tod geht. Denn versagen sie, machen sie nicht, was nötig wäre, dann fällt alles zusammen, dann können sie die Familie und damit ihr eigenes Zuhause nicht zusammenhalten. So ist denn auch bei den erwachsenen depressiven Menschen jede Situation neu, jede hat Prüfungscharakter, immer geht es um alles oder nichts. Auf frühere Erfahrungen kann nicht zurückgegriffen werden, auf sich zu bauen im Vertrauen auf die eigenen Fähigkeiten ist auch nicht möglich.

Erfahrung der Brüchigkeit und ihre Auswirkung auf das Erleben und Verhalten erwachsener depressiver Menschen

Brüchigkeit im familiären System gibt es fast nie ohne Auswirkungen auf die Kinder, weil die äußere Situation direkt von den Kindern wahrgenommen wird und diese als solche eine Verunsicherung schafft, indem

- die Kinder die Eltern nicht frei und anwesend erleben, sondern absorbiert durch die Alltags- und Lebensprobleme,
- die Kinder sich selbst überlassen und vergessen werden in ihrer Bedürftigkeit und ihrem Angewiesensein auf den konstanten Schutz und die Unterstützung der Eltern,
- die Kinder den Kampf und die Sorgen der Eltern wahr- und aufnehmen.

Und Brüchigkeit im familiären System gibt es fast nie ohne Auswirkung auf die Verlässlichkeit, Sicherheit und Stabilität der Beziehungen zu den Kindern.

Der Lebenskampf der Eltern beeinflusst ihre Beziehung und Einstellung den Kindern gegenüber und definiert die Rolle und Aufgabe der Kinder im Gefüge der Familie. Und die Kinder ihrerseits interpretieren aus ihrer Wahrnehmung und ihrem Verständnis heraus die Situation und die Beziehungen der Eltern zu ihnen.

All die depressiven Menschen, die in einer Familie groß wurden, die sie als brüchig erlebt haben, erfahren solche kindlichen Grunderfahrungen als prägend für ihr ganzes Leben. Es sind die Grundmuster des Erlebens und Verhaltens, die sie eins zu eins mitnehmen, die ihr Selbst- und Lebensgefühl nachhaltig bestimmen und ihrer Haltung dem Leben gegenüber die bodenlose Traurigkeit und den Hauch von Wehmut vermitteln:

Was immer sie tun, sie erreichen nie das Gefühl der Heimat, des sicheren Hafens. Angst, Ungeborgenheit und Unbeheimatetsein in dieser Welt und in diesem Leben begleiten sie. Was das Leben vor allem verlangt und was von allen erwartet wird, ist eine ständige Achtsamkeit, ein ständiges Auf-der-Lauer-Sein, den inneren Druck in sich tragen, spüren zu müssen, was läuft, was als Nächstes möglicherweise abgeht, ständig auf der Hut sein müssen, wenn eine Stimmung umschlägt, ständig in Erwartung von etwas Negativem.

Nichts darf es geben, was ihnen entgehen könnte, d. h. nie ruhig und entspannt sein dürfen,

immer die Kontrolle behalten, nie loslassen, nie etwas abgeben oder delegieren können,

ständig das Gefühl haben, alles zu geben und nichts dafür zu bekommen. Was immer sie auch tun, es ist nie genug, es ist immer zu wenig. Ebenso nehmen sie mit, dass sie sich den anderen nicht zumuten dürfen, dass sie keine Wünsche und Bedürfnisse haben dürfen. Keine Wünsche haben, ohne wunschlos glücklich zu sein, das ist hart.

Depressive Menschen können nie etwas gut, aber immer alles falsch machen. Etwas Positives gibt es nicht.

Ebenso bestimmend für ihr weiteres Leben ist das fehlende Vertrauen in sich, in Beziehungen und die Welt, die Grunderfahrung allein und einsam zu sein, auf niemanden zählen und bauen zu können. »*Verlassen kannst du dich nur auf dich, aber verlässlich bist du trotzdem nicht.*« Eine geringe Bindung an dieses Leben, häufig verbunden mit einer diffusen Todessehnsucht, nehmen diese Kinder als prägende Erfahrung mit in ihr Leben. Und ganz entscheidend ist die erlebte oder erahnte Erfahrung, nicht genug mitbekommen zu haben: zu wenig an Selbstvertrauen und an Selbstsicherheit und zu wenig an Bestätigung, Liebe und Geborgenheit, die tiefe Überzeugung auch, für das Leben nicht gerüstet und dem Leben einfach nicht gewachsen zu sein.

Depressive Menschen sind die übergangenen und zu kurz gekommenen Menschen.

Zugrunde gelegt wird ebenfalls: Das Leben ist schwierig. Ansprüche darfst du keine haben, du musst zufrieden sein, wenn du überhaupt leben darfst. Die meisten Kinder tragen in sich Schuldgefühle, dass sie schuld sind an diesem Leben, wenn es den Eltern nicht gut geht, wenn sie sich streiten. Aber diese Schuldgefühle sind später häufig genauso wenig fassbar wie das Gefühl, immer und für alles verantwortlich zu sein. Eine Erfahrung, die ebenfalls in der Kindheit zugrunde gelegt und im späteren Leben den Boden für das depressive Lebensgefühl bildet, ist die Erfahrung der Ohnmacht und des Ausgeliefertseins. Vor allem aber ist die Erfahrung grundlegend: Es ist nie genug, was du machst, es reicht nie, dass du dich sicher fühlen kannst, es ist immer zu wenig. Was du tust und gibst, ist immer zu wenig und du schaffst es nie, dass du um deinetwillen geliebt wirst.

Was wir bis jetzt gehört haben, könnte schon Antwort sein auf die Frage, was depressives Erleben ist, was das Besondere am Lebensgefühl depressiver Menschen ausmacht.

Erfahrung der Brüchigkeit und ihre Auswirkung auf das Verhalten in Beziehungen

Diese Kinder sind und fühlen sich allein, in ihrer Verletzlichkeit ausgesetzt, schutzlos, ohne Unterstützung, ohne beständigen Halt und Sicherheit, ausgeliefert und ohnmächtig. Sie können aufgrund der Unberechenbarkeit der Eltern sich nicht gehen lassen, nicht vertrauen. Sie wagen nicht, sich wirklich in die Beziehung einzulassen. Sie erfahren Beziehungen als unbeständig, unberechenbar und gefährlich. Beziehungen sind kein Hort, wo man sicher ist, wo man zeigen darf, wie es einem geht, und wo man es sich auch einfach machen kann. Im Gegenteil, man muss auf der Hut sein, immer aufmerksam, weil alles sich ändern und zusammenfallen kann, man muss immer hellhörig sein, reagieren auf das, was von den anderen kommt, sich zurücknehmen, Wünsche und Bedürfnisse nicht äußern, die der

Eltern aber sofort aufnehmen und erfüllen. Liebe und Zuwendung sind nicht beständig, auf die kann man sich nicht verlassen, darauf darf man sich nicht einlassen. Man muss vorsichtig und zurückhaltend sein, ja nicht vertrauensselig, sich ja nicht schwach zeigen, ja nicht Fehler zugeben und ja nichts falsch machen. Man fühlt sich ausgeliefert und machtlos und wiederum sehr mächtig, weil alles, was man unterlässt, alles, was man nicht spürt, sich sofort katastrophal auswirken kann. Es sind Erfahrungen der Wechselhaftigkeit, die diese Kinder machen. Man darf nie sicher sein, Sicherheit gibt es nicht. Die Gefahr ist groß, dass sich Zuneigung in Ablehnung wendet, Sicherheit in Unsicherheit, Ruhe in Sturm und Liebe in Verletzung. Es gibt keinen sicheren Boden, keine Garantie fürs Fortbestehen. Auch Gefühle sind etwas Unberechenbares, etwas Wankelmütiges. Am besten kommt man über die Runden, wenn man sich gar nicht darauf verlässt. Sie machen verletzlich und dann tut alles noch mehr weh. Viele Kinder machen gar nicht die Erfahrung, dass mit Beziehungen positive Gefühle verbunden sind, dass es so etwas wie Geliebtwerden gibt.

Die Kinder bleiben allein, obwohl sie sich freundlich, nett, lieb und fürsorglich der Mutter und den Geschwistern gegenüber geben. Sie machen alles allein mit sich aus. Für die eigene Stabilität und Sicherheit sorgen sie selbst, indem sie sich zurückziehen, sich bedeckt halten, sich nicht aus dem Fenster lehnen und in der Defensive bleiben. Ja angepasst bleiben, sich nicht gehenlassen, die Kontrolle nicht verlieren, anständig und problemlos sein. Dann kommt man am besten durch, wird in Ruhe gelassen und hilft damit den Eltern am meisten.

Als erwachsene Depressive sind sie so auch vielfach in Beziehungen. Häufig haben sie nicht bewusst und verantwortungsvoll den Partner gewählt, nicht wirklich entschieden, sind häufig mehr hineingestolpert als gewollt in die Beziehung eingetreten. Sie sind in einer Beziehung und doch draußen. Denn die Erfahrung sitzt tief, dass Beziehungen keine Sicherheit geben, man sich auf sie nicht verlassen, nicht darauf bauen darf. Der Partner meint es zwar gut, aber … Auf Beziehungen darf man sich nicht wirklich einlassen. Es gibt keinen Aufbau einer Beziehung, in der man langsam an Vertrauen gewinnt, wo das gegenseitige Vertrauen wachsen kann. Beziehungen sind, was sie sind: unsicher, heimtückisch und gefährlich. Depressive Menschen geben alles, nehmen sich zurück und machen alles, was dem anderen gefällt, was er von ihnen will und erwartet. Sie wollen dem Bild entsprechen, das sich der andere von ihnen macht, wollen ihn nicht enttäuschen und versuchen die Gefühle zu haben, die man haben muss, wenn man geliebt wird. Aber das sind äußere Anpassungen. Sie bleiben in der Warteposition, gehen kein Risiko ein und geben sich nicht wirklich in die Beziehung ein, denn das hieße, dem anderen und seiner Zuwendung vertrauen, ihm glauben. Das versuchen die depressiven Menschen zwar immer wieder. In ihrem Innersten trauen sie der Beziehung aber nicht, ist die Beziehung nicht etwas, was Boden gibt, sondern etwas, was sie verlieren können, was sich ändern und zu Ende gehen kann. Sicherheit gibt es nur bei sich selbst und nur dann, wenn man nicht Sicherheit will. Sicherheit und Zuwendung sind trügerisch und gefährlich. Auch wenn der Partner es noch so gut meint, auch wenn man spürt, dass er einen liebt, auch wenn es gute Momente gibt, in denen man sich gehen und fallen lassen kann, bleiben Beziehungen etwas, was auf wackligem Boden steht.

Ihr ganzes Leben begleitet sie aber eine tief in ihnen lebendig gebliebene Sehnsucht nach etwas, was sie nicht besitzen und nie besessen haben. Dieses Etwas ist deckungsgleich bei den meisten depressiven Menschen, aber entsprechend den jeweiligen Erfahrungen in der Kindheit von Mensch zu Mensch unterschiedlich in seiner Ausprägung. Einmal ist es der tiefe und nie verstummende Wunsch danach, gehalten, beachtet zu werden und wichtig zu sein, ein anderes Mal steht mehr im Vordergrund die Sehnsucht nach Liebe und Zärtlichkeit oder bei anderen, nur einmal erleben zu dürfen, verstanden zu werden. Die Sehnsucht ist etwas ganz Besonderes: Einmal beflügelt und trägt sie, lässt alles Schwere ertragen und bringt eine Leichtigkeit ins Leben, die die depressiven Menschen sonst kaum je erleben. Die gleiche Sehnsucht aber kann auch traurig machen, wenn sie zu entschwinden droht, oder schwer und belastend, wenn sie unerreichbar und illusorisch erscheint. Die Sehnsucht, zu lieben und geliebt zu werden, der tiefe Wunsch nach Geborgenheit und Sicherheit in der Beziehung bleiben immer lebendig. Sie wollen das leben, wollen dem Partner alles geben, ihn nicht enttäuschen, aber es gelingt nicht. Sie haben Erwartungen an den Partner, die sie nicht formulieren, die deswegen auch nicht gehört und erfüllt werden können. Diese nicht gehörten Erwartungen werden immer und immer wieder herangezogen als Bestätigung, eben doch allein zu sein, sich nicht auf die Beziehung verlassen zu können.

Der Partner meint es sicher gut, aber die Beziehungen tragen nicht, sind unberechenbar. Jeder Konflikt ist gefährlich. Jede Auseinandersetzung ist ein Zeichen, dass die Beziehung nicht hält, dass man nicht geliebt wird, dass das, was der Partner immer wieder beteuert, sich sofort in Luft auflösen kann. Mit jedem Konflikt werden die Endlichkeit und Unmöglichkeit einer Beziehung augenfälliger, wird noch deutlicher, dass mit Beziehung nur Verlust, Angst, Schuld und Leid verknüpft sind.

»Jeder Streit mit meiner Partnerin läuft gleich ab. Ich möchte etwas sagen, mich wehren, mich erklären. Aber es geht nicht, ich bringe kein Wort über die Lippen. Ich bin eingeschüchtert, fühle mich zutiefst betroffen, beziehe alles auf mich und habe einfach nur Angst und warte, bis alles vorbei ist. Ich weiß, das ist unmöglich. Ich kann einfach nicht streiten, ich fühle mich gleich so persönlich angegriffen und verletzt und gleichzeitig so schuldig und schlecht. Je länger eine Auseinandersetzung geht, das heißt, je mehr meine Frau spricht und ich schweige, umso weniger spüre ich mich, mich gibt's immer weniger. Das ist ganz fürchterlich.«

Streiten ist gefährlich, macht Angst und zeigt die Brüchigkeit, und mit jeder Auseinandersetzung steht die Beziehung auf dem Spiel. Als Kind haben sie zu oft auch die Erfahrung gemacht, dass Eltern, wenn sie auch noch so häufig stritten, sich plötzlich solidarisierten, die Mutter sich hinter den Vater stellte, sei es aus Angst oder aus Selbstschutz. Dann waren sie als Kind plötzlich wieder allein. Sie wurden vielleicht gebraucht als Unterstützung und Bestätigung. Sie waren immer in der schwächeren Position, im Ganzen der unwichtigere und minder gewichtige Teil. Da liefen Sachen ab zwischen den Eltern, die sie nicht verstanden, nicht verstehen konnten, weshalb die Mutter dem Vater recht gab und dann wieder weinte und böse auf ihn war. Einmal waren sie das Schätzchen, das die Mutter lieber hatte als den Vater, und dann wurden sie fallen gelassen, waren wieder das Kind, ausgeliefert und im Stich gelassen. Da haben sie gelernt, dass es besser ist, wenn sie bei sich, in der eigenen Höhle bleiben. Dann gehen die verschiedenen Stimmungen und Phasen vorbei. Sie bleiben auf diese Weise außerhalb der Beziehung, zwar gesichert und von den Wechselbädern verschont – aber draußen. Und diese Position kennen sie. Sie verhindert Enttäuschungen und Erfahrungen, fallen gelassen und alleingelassen zu werden, ohne dass sie verstehen, was sie denn falsch gemacht haben. Aus der Höhle gehen heißt vertrauen, vertrauen in etwas, was sie nicht verstehen und dem sie ausgeliefert sind, heißt sich aussetzen, verwundbar und verletzlich werden, heißt aber auch, die gemachten Erfahrungen der Unberechenbarkeit verleugnen und dem eigenen Misstrauen, der Vorsicht nicht vertrauen.

»*Wenn ich eine Erfahrung zu Hause gemacht habe, dann die, dass alles, jede Stimmung und jeder Zustand, wechselt und je nachdem von einem Moment zum anderen, ohne Ankündigung, ohne dass man weiß, warum. Wir konnten es so schön haben und plötzlich war die ganze Situation im Eimer. Das ist mir geblieben. So habe ich immer Angst, dass auf schöne Momente kein Verlass ist, und dass alles kippt, ist so klar wie das Amen in der Kirche. Und so kann eine Beziehung nicht an sich gut sein, auch wenn beide das wollen und beide sich gern haben und beide sich anstrengen. Es gibt immer Brüche, gute Phasen sind nicht von Dauer, auf das Gute ist kein Verlass. Wenn etwas sicher ist, dann das, dass es immer wieder schlecht geht. So habe ich mich nie wirklich auf Beziehungen eingelassen, wahrscheinlich war es mir zu gefährlich. Ich bin immer auf Distanz geblieben, immer in Erwartung einer Katastrophe, sei es, dass meine Freundin mir untreu würde, mich nicht mehr akzeptiert, mich nicht mehr gern hat …*

Erst sehr viel später, und da bin ich jetzt noch mittendrin, habe ich zu merken begonnen, dass es ein grundsätzliches und fundamentales Misstrauen und eine panische Angst vor Beziehung ist, und zwar vor der Unberechenbarkeit von Beziehungen, das ich tief in mir drin gespeichert habe: Auf Beziehungen kannst du dich nicht verlassen, auf Partnerinnen kannst du nicht bauen, Beziehungen sind schwierig, sie sind anstrengend und sie lassen dich leiden. Du bekommst nie, was du dir wünschst, früher oder später geht es nicht mehr. Ich habe meine Frau gern, ich weiß, dass sie mich liebt, dass sie alles für mich tut, aber da ist die andere Stimme, viel tiefer, viel überzeugender und glaubhafter, die mich immer und immer warnt.

Erst viel später, als ich anfing meine depressiven Muster zu verändern, ist mir klar geworden, dass ich durch mein Verhalten – mich nicht eingeben, auf Distanz bleiben, mich nicht wirklich öffnen –, dass ich gerade durch diese Verhaltensweisen die Probleme verursachte, vor denen ich mich fürchtete. Denn durch mein Distanziertsein, dadurch, dass meine Frau sich häufig allein und nicht getragen fühlte, gab es Auseinandersetzungen, gerade weil ich mich nicht öffnen konnte, ich nie sagte, was ich für sie empfinde, war meine Frau vielfach unzufrieden und kritisierte mich. Aber dazu musste ich erst kommen.«

Wie depressive Menschen ihre Beziehung gestalten oder eben nicht gestalten und erleben und welche Partner sie wählen, hat ganz wesentlich zu tun mit der Erfahrung der Brüchigkeit ihrer Eltern-Kind-Beziehung. Denn diese Erfahrung ist praktisch identisch mit der späteren.

So, wie sie sich fühlten als Kinder, erfahren sie sich auch als Erwachsene. Die Muster des Erlebens und Verhaltens sind deckungsgleich. Sowohl als Kinder wie später auch als Erwachsene sprechen sie wenig von sich, schon gar nicht über ihre Gefühle, ziehen sie sich häufig zurück und verschließen sich. In ihrem Erleben können sie nicht von der aktuellen Erfahrung ausgehen, sondern sehen und erfahren die Beziehungen mit den gleichen Mustern, wie sie als Kinder die Eltern, sich in den Beziehungen und die Eltern ihnen gegenüber erlebt haben. Diese Muster sind so stark und prägend, so internalisiert und automatisiert, dass sie dem aktuellen Beziehungspartner nicht offen und frei gegenübertreten können und das aufnehmen, was von diesem kommt, glauben, was dieser ihnen zum Ausdruck bringt. Sie sehen und fühlen durch die Brille ihrer eingeschliffenen Muster, die ihre Einstellungen und Haltungen, ihre Befindlichkeit und Empfindlichkeit formten. Sie bleiben Gefangene ihrer Muster und damit ist ihr Erleben mehr bestimmt von früheren Erfahrungen als von den aktuell gemachten, auch wenn sie das so nicht durchschauen.

»Ich habe gelernt, allein zu sein, alles allein zu machen und alles allein mit mir auszumachen. Ich kann auch heute noch nicht Bedürfnisse äußern und sagen, wie es mir geht. Ich kann das nicht und will das nicht. Ich will mich niemandem zumuten. Ich sehe mich und fühle mich als unzumutbar für die anderen. Ständig habe ich das Gefühl, zu geben und zu wenig und nichts zu bekommen. Wenn ich den anderen zu viel zumute oder mich den anderen zumute, das will ich nicht und dann bezahle ich es, also lass ich es sein. Ich habe kein Gespür dafür, was für die anderen zumutbar ist. Jammern und andere belasten, das geht nicht, das kann ich nicht. Das war schon so zu Hause. Wenn ich meine Sorgen mitteilte, dann belastete ich meine Mutter und dann musste

ich sie wieder aufpäppeln. Also lass ich es sein und sage nichts. Ich muss sehr viel tun, damit alles geht, damit ich über die Runden komme: Ich versuche Ängste abzubauen, muss mir zureden, dann geht es und die anderen haben das Gefühl, dass es mir gut geht. Ich tue sehr viel, aber ich bekomme keine Nahrung, ich kann nirgends aufbauen. Klar merkte ich, dass ich immer zu kurz komme, dass ich nur überlebe, aber nicht lebe. Ich mache sehr viel, achte auf mich, lese, aber es ändert sich nichts, das Lebensgefühl wird nicht besser. Es ist schon gut, was ich mache, aber es ist nie genug. Es reicht nie, was ich den anderen gebe, es reicht nicht, was ich mache, und es reicht nicht, was ich bekomme.

Allein geht es mir besser als mit den anderen oder im Beruf. Da ist sofort das Müssen da, sind die anderen, die etwas von mir wollen, wobei ihr Wollen gar nicht explizit sein muss. Ich fühle mich allein, und das ist so, auch wenn ich mit anderen zusammen bin. Es geht bei mir auf und ab, ich suche meine Inseln, aber das macht müde. Mein Mann beklagt sich zwar, aber das geht vorbei. Wenn er mit mir schlafen kann, ist er wieder zufrieden und lässt mich in Ruhe.«

Denn auch beim Beziehungserleben und -verhalten gilt, was wir grundsätzlich von den depressiven Mustern gesagt haben: Die in der Kindheit geformten Muster des Erlebens, Denkens und Verhaltens bilden die depressiven Grundmuster. Und erst auf solchen baut sich das erwachsene depressive Verhalten auf. Die Muster werden gegenüber der Kindheit nicht verändert, sondern nur verstärkt und verfeinert, ausgeweitet, generalisiert und automatisiert. Es sind die gleichen sich zwanghaft aufdrängenden Muster. Sie bleiben so, wie sie immer waren: starr, fordernd, absolut, einengend, keine Entscheidung, keine Freiheit, keine Anpassung und Modifizierung zulassend. Das zeigt sich sehr deutlich im Verhalten bei Konflikten. Als Kinder taten sie alles, um Konflikte zwischen den Eltern zu schlichten oder solche zu verhindern. Streit bedeutete Gefahr, bedeutete, dass das weitere Familienleben gefährdet war. Es ging um alles oder nichts. Entweder ging alles weiter, dann aber durfte es keine Konflikte geben, oder es gab Konflikte, dann war das weitere Leben in Gefahr. Von hier kommt auch das Muster »alles oder nichts, jetzt oder nie«. Es ging für die Kinder, so empfanden sie es wenigstens, immer um ihre Existenz, um Leben oder Tod. Und so erleben depressive erwachsene Menschen Konflikte in der Beziehung. Sie sind sofort in Alarmbereitschaft und sehen alles in die Brüche gehen und dass sie nicht mehr geliebt werden. Die kleinste Meinungsverschiedenheit lässt sie die Erfahrung der Brüchigkeit und Vergänglichkeit erfahren. Sie sind verunsichert und blockiert und ziehen sich zurück. Streiten können sie nicht, haben sie nie gelernt und trauen sie sich auch nicht. Konflikte kann man nicht lösen, Konflikte muss man vermeiden. Jede geringste Meinungsverschiedenheit ist eine Katastrophe. Jeder Krach ist existenziell, jede Kritik eine Abwertung, jede Unzufriedenheit des Partners Zeichen des Ungenügens und des Versagens und Zeichen auch eines nahenden Endes.

Viele depressive Menschen haben die Erfahrung gemacht, dass die Eltern da waren und dann wieder nicht, dass sich die Mutter liebevoll um sie kümmerte und sich dann wieder zurückzog. Sie waren als Kinder immer der schwächere Teil, immer Spielball der elterlichen Beziehung. Im Erwachsenenalter Hilfe und Unterstützung annehmen vom Partner können sie nicht, denn sie haben die Erfahrung gemacht, dass die Hilfe der Bezugspersonen, die die Brüchigkeit verursachten, nicht wirklich beständig ist, nicht wirksam sein kann. Man fährt besser, wenn man ohne sie auskommt. Sie kann, so schnell sie gekommen ist, auch wieder vergehen. Hilfe annehmen heißt auch belasten, sich dem anderen zumuten dürfen und das hat man nie gelernt, nie die Erfahrung gemacht, dass sich das auszahlt und etwas verändert. Man kennt das andere, dass es dann dem anderen schlecht geht und man sich schuldig fühlt. Man möchte glauben, hoffen, man möchte vertrauen, man möchte Hilfe annehmen, Zuwendung und Zuneigung spüren und zulassen dürfen. Aber die gemachte Erfahrung der Brüchigkeit ist stärker und die hat etwas anderes gelehrt.

Geliebt werden ist schön, lieben zu können ist schön, bei sich bleiben, sich nicht einlassen ist sicherer und nur so ist Leben und Überleben möglich.

Hilfe geben, für die Eltern da sein war ihre Lebensaufgabe. Aber es war genauso entscheidend, dass diese Hilfe und alles, was sie für die Eltern taten, die Brüchigkeit und Unberechenbarkeit nicht aufgehoben haben. Das Leben wurde nicht sicherer. Die Erfahrung, dass sie dem anderen helfen können und sich damit die eigene Situation verbessert, haben sie nicht gemacht. So ist denn die Liebe, die sie einem Partner geben, für den wahrscheinlich schön, aber das Gefühl der Machtlosigkeit und Ohnmacht verschwindet nicht. Es ändern sich auch nicht die Grunderfahrung und die tief verankerte Überzeugung, dass sie in der Beziehung die zweite Geige spielen, dass sie weniger wichtig sind als der Partner, auch weniger wert, und dass sie angewiesen und abhängig bleiben von seinem Wohlwollen. Wenn der Partner mehr Zuwendung und Liebe fordert, sich über fehlende Nähe beklagt, dann haben sie Schuldgefühle, was ihnen aufzeigt, dass sie seine Erwartungen nicht voll erfüllen, obwohl sie scheinbar alles in ihrer Macht Stehende unternehmen. Aber eine tiefe, bedingungslose Nähe und Zuwendung können sie nicht geben. So sind nicht nur sie allein, sondern auch der Partner bleibt allein und letztlich unerfüllt, bei aller Liebe und Fürsorge, die er bekommt.

Zuwendung und Unterstützung annehmen können depressive Menschen schlecht. Hilfe annehmen würde bedeuten, dass sie vertrauen und Vertrauen ist Ausdruck von Beständigkeit und Sicherheit. Aber mit Beziehungen haben sie andere Erfahrungen gemacht und die sitzen so tief, dass sie bei allem Wollen diese nicht verändern können. Sie sind gewohnt, alles allein zu machen, nicht auf unbeständige Beziehung zu bauen. Zuwendung und Hilfe sind punktuell, dauern nicht an, versprechen etwas, was sie nicht halten können. Sie sind verbunden mit Rückzügen, die sie nicht verstehen und denen sie nichts entgegenhalten können. Sie gaukeln eine Sicherheit vor, die wie eine Fata Morgana wieder verschwinden kann. Sie fühlen sich schlecht und verpflichtet, wenn sie sie annehmen, und schuldig, wenn sie sich ihr entziehen. Tief in der Persönlichkeit verankert sind die Erfahrungen, dass Gutwetterstimmungen vergehen und dass auch die Zuwendung vergänglich ist. Sie kennen die Wechsel, die Unbeständigkeit, und die lassen nicht zu, dass sie etwas annehmen. Beziehungen sind ein brüchiges Terrain, sind Minenfelder, wo unerwartet etwas explodiert und in die Luft geht, oder Eisdecken, die einbrechen können. Und wenn sie einmal vertrauen, sich einlassen, kommt sicher wieder der Umschwung, werden sie dafür bestraft, wieder allein gelassen und zurückgestoßen.

Was Kinder brauchen

Es geht nicht darum, dass es in Familien keine Probleme geben darf, dass immer alles rund laufen muss. Wichtig sind für die Kinder die Erfahrung und die Sicherheit, dass die Eltern sich um sie kümmern und dass sie dies den Eltern überlassen können. Das gibt den Kindern Sicherheit und Vertrauen. Wo klar ist, wer Verantwortung, das Können und auch die Macht hat, Probleme zu lösen, Schwierigkeiten von der Familie abzuwenden und die Kinder von schädlichen Einflüssen und Problemen, die sie noch gar nicht lösen können und auch nicht verursacht haben, fernzuhalten, da ist es für die Kinder nicht gefährlich. Verantwortlichkeiten, Pflichten müssen klar und transparent sein. Äußere Probleme müssen nicht zu Brüchen im System und in den Beziehungen führen, Überforderungen müssen nicht auf Kosten der Kinder gehen. Obwohl sie das tun, wenn die Überforderungen über eine lange Zeit dauern. Denn die Eltern haben auch nur eine begrenzte Kapazität an Kraft und Energie. Alles kann einmal zu viel sein, alles kann, wenn es schwer genug ist und lange dauert, die besten Absichten auffressen oder langsam erodieren lassen. Auch für die stärksten Menschen können zu hohe Anforderungen und zu hohe Belastungen dazu führen, dass sie einmal nicht mehr mögen, nicht mehr wollen und nicht mehr können. Vor allem setzt dann ein Abnützungsprozess ein, wenn Beziehungsprobleme den Eltern den Boden unter den Füßen wegziehen, wenn die Beziehung mehr Kraft und Zeit und Nerven bindet, als sie an Kraft und Unterstützung gibt. In der Beziehung alleingelassene Menschen sind mehr auf sich geworfen, haben mehr mit sich tun und müssen mehr und allein mit Enttäuschungen, Trauer, verpassten Chancen und enttäuschten Erwartungen fertig werden. Da kommen nicht nur die Eltern, sondern ebenso die Kinder zu kurz.

Wer Spannungen aushält, bekommt vielfach Recht, dass es sich lohnt, nicht zu schnell aufzugeben. Wer sich für die Beziehung und die Familie einsetzt, erreicht häufig, dass sich alles zum Guten wenden kann und ein Boden entsteht, der hält und auch nächste Probleme wird tragen können. Aber vielfach werden Beziehungen zu lange aufrechterhalten, gehen die Partner über ihre Kräfte hinaus. Sie halten an etwas fest, was vielleicht schon lange zerbrochen ist, bleiben beim Partner, obwohl schon lange keine Wertschätzung und kein gegenseitiges Respektieren mehr da sind. Festhalten kostet Kraft und Festhalten an etwas, was sonst auseinanderbrechen würde, noch mehr und bindet zu viel Aufmerksamkeit. Vor allem aber bindet es Gefühle und Energien, die eigentlich für die Kinder eingesetzt werden müssten. Die Leidtragenden sind die Kinder. Sie nehmen die emotionale Berg-und-Tal-Fahrt auf und spüren, dass es um mehr geht als um momentane Unstimmigkeiten. Sie registrieren, wie die Kräfte der Eltern schwinden, wie die Nerven strapaziert werden, und wissen nicht, wie lange sie das durchhalten. Für die Kinder wird eine solche Situation zu einer brüchigen und bedrohlichen Lebenssituation.

Überforderte Eltern kommen ihrer primären Aufgabe nicht nach und überlassen das Feld den Kindern, die diese Aufgabe übernehmen und sich dabei überfordern. Das heißt: Die Überforderung der Eltern zieht eine Überforderung der Kinder nach sich.

»Mein Vater war äußerst unberechenbar. Wenn es ihm schlecht ging, konnte er lärmen und brüllen, sonst war er der liebste Vater, den man sich vorstellen kann. Er liebte uns, spielte mit uns, er konnte aber auch schnell ausrasten. Man wusste nie, woran man war. Ständig war Angst da, Unberechenbarkeit, nie war eine Situation verlässlich und sicher. Die Mutter war schon da. Sie tat alles, damit wir es gut hatten, unterstützte uns, ja lieb zu sein mit dem Vater. Sie sagte uns oft, dass es der Vater gar nicht so meint, wenn er wieder mal böse war. Es sei die Arbeit, die ihn so belaste. Er meine es gar nicht so, wenn er herumschreie. Aber diese Beteuerungen der Mutter kamen bei mir nicht an. Ich fürchtete mich vor seinen Ausbrüchen, und auch wenn er ruhig und lieb war, fühlte ich mich nicht sicher und ruhig. Ich war das Lieblingskind des Vaters, auf mich war er stolz, er war stolz, dass ich in der Schule so gut war, aber er war nur stolz auf meine Leistung, nicht auf mich. Wenn ich aber gute Noten nach Hause brachte, war er zufrieden, dann musste ich auch weniger Angst haben. Das habe ich sehr schnell gemerkt und tat alles, um den Vater zufrieden zu stellen. Das war meine Möglichkeit, die Angst abzubauen. Wie oft habe ich mir gewünscht, dass mir die Mutter beigestanden hätte. So musste ich für mich den Weg allein finden, wie ich mit der Angst vor dem Vater umgehen konnte. Ich merkte doch sehr genau, wie auch die Mutter Angst vor dem Vater hatte.«

Kinder haben das Recht auf Eltern, die für sie da sind, die für sie die Verantwortung übernehmen und einschätzen können, wenn etwas für sie zu viel wird. Die Kinder können ihr Recht im Prinzip nicht einfordern, es wird ihnen gegeben oder eben vorenthalten. Und wenn die Eltern zu lange über ihre Verhältnisse leben, zu lange brüchige Lebensumstände aufrechterhalten, dann werden die Kinder um all das betrogen, was ihnen als Kindern zusteht.

Kinder haben das Recht auf Sicherheit und Geborgenheit. Denn diese beiden Grundbedürfnisse garantieren ihnen all das, was sie für ihr Leben und ihre Entwicklung brauchen:
Ruhe, Zeit und Selbstverständlichkeit;
Sicherheit und Schutz;
Konstanz und Beständigkeit;
Wärme und Zärtlichkeit;
stabile Zuwendung und Anerkennung;
Fürsorge und Liebe;
Unterstützung und Hilfestellung;
Vertrauen und Bestätigung.

> Kinder brauchen eines und haben auch ein Anrecht darauf: einfach Kind sein dürfen und können. Sie müssen es von den Eltern bekommen, sich selbst können sie es nicht geben. Und mit dem Kindsein sind ganz verschiedene Aspekte verbunden:

- Erwartungen, die sie kennen, und Erwartungen, die sie erfüllen können.
- Berechenbarkeit und Absehbarkeit des familiären Systems.
- Klare und altersgemäße Rollen.
- Eindeutige und beständige Zuwendung der Eltern.
- Starke Eltern, die Sicherheit und Geborgenheit geben.
- Eltern, die auch auf sich selbst achten, für sich Verantwortung übernehmen und diese nicht an die Kinder abgeben.
- Eltern, bei denen die Kinder spüren, dass auch sie geliebt werden, auch sie Wärme, Sicherheit, Zuwendung und die Erfüllung ihrer Bedürfnisse bekommen.

- Eltern, die stark sind und diese Stärke auch zeigen. Erst dann fühlen sie sich sicher und ist das Leben auch sicher und schön.
- Eltern, die zufrieden sind mit sich und ihrem Leben.
- Bei Kindern mit solchen Eltern kann das Gefühl der Brüchigkeit nicht aufkommen. Hier bekommen sie den Halt, die Sicherheit und die Konstanz der Zuwendung, die sie brauchen.

Damit die Kinder das bekommen, brauchen sie:

- Eltern, die sagen, was sie wollen, was sie erwarten, die klar und transparent sind.
- Eltern, die loben und tadeln. Dann wissen die Kinder, woran sie sind, und wissen, wie die Eltern zu ihnen stehen.
- Eltern, die zeigen, dass sie die Kinder lieben, sie gern haben, sie wichtig und ernst nehmen.
- Eltern, denen die eigenen Gefühle und die der Kinder wichtig sind. So können die Kinder erfahren, dass ihre Gefühle respektiert werden und auf sie eingegangen wird.
- Eltern, die negativen Gefühlen Platz geben und den Kindern auch Angst, Trauer, Ärger, Wut und Verzweiflung zugestehen.
- Eltern, die den Willen und die Bedürfnisse der Kinder respektieren.
- Eltern, die Gefühle zeigen und die auch über Gefühle sprechen.
- Eltern, die sich Zeit nehmen für ihre Kinder. Sich Zeit nehmen heißt für sie da sein, sich für sie einsetzen und sich mit ihnen auseinandersetzen, sich zu ihnen setzen und hinhören. Hinhören und verstehen, ihnen nahe sein und ihnen das Gefühl von Nähe vermitteln können sie, wenn sie sich lösen von allem, was ihnen auf der Seele lastet, und ausblenden, was sie hindert, ungeteilt und engagiert auf die Kinder bezogen zu sein. Wenn etwas wichtig ist, nimmt man sich Zeit

dafür. Mit der Zeit gibt man dem anderen Bedeutung und einen Wert, zeigt man: »*Du bist mir wichtiger als andere, anderes kann jetzt warten.*«

> Wie sieht außerdem ein Milieu aus, in dem die Kinder die Bestätigung ihrer Wichtigkeit und Bedeutung bekommen und Vertrauen in die Welt und in sich aufbauen können? Es ist ein familiäres Umfeld, in dem:

- nicht sie selbst diesen Rahmen, diese Sicherheit und Stabilität schaffen müssen, weil das die Eltern nicht machen oder nicht machen können;
- ihnen dieser Rahmen gegeben wird und wo sie spüren, dass die Eltern wissen, wie sie darauf angewiesen sind, und deshalb alles daransetzen, ihnen diesen Rahmen zu bieten;
- die Eltern ihnen erklären, was im Moment schwierig, wichtig oder bedrohlich ist;
- sie ihnen aber auch zu merken geben: »*Wir sind da, wir sind für dich da, du musst keine Angst haben, wir schauen zu dir, wir lösen das schon, du musst dir keine Sorgen machen, dafür sind wir da, das machen wir.*« Dann mag es auch Probleme geben, um die die Kinder wissen, wie zum Beispiel: »Im Moment müssen wir schauen, dass wir genug Geld haben, im Moment ist Papi belastet, aber da kommen wir schon darüber hinweg, das lösen wir, um das musst du dich nicht kümmern.«

Eine Familie ist wie ein Haus. Wenn es gut gebaut ist, keine Risse und keine Löcher hat, kann es auch warm und geborgen sein, wenn es draußen stürmt und schneit. Häuser sind nicht nur für schöne und gute Zeiten da, da darf es auch stürmen, darf es Jahreszeiten mit Wind, Regen und Schnee geben. Das macht intakte Häuser aus, dass sie gerade dann, wenn es kalt und regnerisch ist draußen, innen besonders behaglich und gemütlich sind, gerade dann das Gefühl von Sicherheit und Schutz vermitteln. In gut gebauten Häusern darf es drinnen auch mal laut zu- und hergehen, dürfen Türen zugeknallt werden, ohne dass das Haus Risse bekommt. Und ein solches Haus zeichnet sich auch dadurch aus, dass man Türen verschließen kann und Menschen, die gefährlich sind, nicht einlassen muss. Man ist frei, ein- und auszugehen, man ist frei, sich auch anders geben zu dürfen, als man sich draußen zu verhalten hat.

Wenn wir uns das alles vor Augen führen, können wir ermessen, wie schwierig das Leben in brüchigen Situationen für die Kinder ist. Dann können wir nachfühlen, um wie viel diese Kinder gebracht werden, wie tief und tiefgreifend sich das in ihnen einprägen und ihre Entwicklung beeinflussen muss.

Reaktion der Kinder auf brüchige familiäre Situationen

Wenn die Kinder das alles, was wir vorher gehört haben, nicht bekommen, wie gehen sie damit um? Wie verhalten sich die Kinder, die später depressiv werden, in solchen familiären Situationen? Wir haben schon sehr vieles gehört, das ich, dem besseren Verständnis zuliebe, noch einmal kurz zusammengefasst darstellen möchte. Die Kinder, die die Gefährdung der Familie und die Not und die Sorgen der Eltern wahrnehmen, unternehmen gar nicht so etwas Spektakuläres oder etwas, was in ihren Augen kaum durchführbar ist. Die Kinder machen das, was sie von sich aus glauben, machen zu müssen, was sie glauben, den Eltern und der Familie schuldig zu sein. Sie machen das, was sie glauben, dass es von ihnen erwartet wird. Es ist nicht etwas, was sie aus freien Stücken, aus eigenem Antrieb und Wollen leisten. Es ist vielmehr ein Müssen. Sie fühlen sich gedrängt, das zu tun, was in ihren Augen die Situation erfordert, um für sich ein Stück Sicherheit zu retten und den Fortbestand der Familie zu sichern. Es geschieht aus einer diffusen Angst heraus, alles zu verlieren, die Eltern, die Familie und die Geschwister. Das aber ist in den meisten Fällen nicht bewusst. Sie handeln aus einem innern Bedürfnis, aus einer inneren, nicht überlegten Überzeugung heraus.

Es sind die folgenden Aktivitäten, die sie intuitiv und wie selbstverständlich ausüben:

- stabilisieren, ausgleichen, vermitteln, *wenn Spannungen die Eltern belasten*;
- unterstützen, aufmuntern, anhören, Rat geben, *wenn die Mutter nicht mehr mag, traurig und ratlos ist;*
- bescheiden, wunschlos und glücklich sein, *wenn finanzielle Schwierigkeiten die Eltern zu belasten scheinen*;
- keine Probleme machen, möglichst lieb und hilfreich sein, wenn *Sorgen die Eltern belasten*;
- möglichst viel übernehmen im Haushalt und bei den Geschwistern, *wenn die Mutter fast keine Kraft mehr hat*;
- Dinge nicht tun, die sie eigentlich machen möchten, *weil es sonst zu Diskussionen bei den Eltern käme und damit Stress zwischen den Ehepartnern und Unfrieden und Spannung in der Familie entstehen würden.*

Ganz allgemein könnte man ihr Überforderungsverhalten folgendermaßen zusammenfassen:

Sie bemühen sich, hilfreich und lieb, groß und erwachsen zu sein, um die Eltern zeitlich, arbeitsmäßig und bezüglich Schuldgefühlen nicht zu belasten. Sie opfern sich auf für die Familie, indem sie ihre eigenen Bedürfnisse und Wünsche zurückstellen.

Sie tun das mit dem Ziel, dass sich nichts ändert, dass alles so weitergeht, wie es ist,
dass alles berechenbar, überschaubar, kontrollierbar und damit sicher und vertraut bleibt,
dass die Familie als Familie zusammenbleibt,
dass die Eltern zusammenbleiben und sich gern haben,
dass die Eltern nicht streiten,

dass die Eltern sie als Kinder beachten, ernst nehmen und wichtig nehmen, das heißt auch Zuwendung und Zärtlichkeit geben.

Diese Kinder empfinden es als ihre Aufgabe und Pflicht, sich so und nicht anders zu verhalten. Aber auch aus ihrer Hilflosigkeit und Bedürftigkeit heraus und aus Liebe und Sorge versuchen die Kinder, für sich Sicherheit und Stabilität zu schaffen in den Beziehungen und im familiären Umfeld.

Sie können, was das äußere Umfeld betrifft, meist nicht sehr viel tun und machen das deshalb über die Beziehung zu den Eltern, indem sie die Eltern entlasten, ihnen das abnehmen, was sie glauben, was gut ist für sie, ihnen zeigen, wie gern sie sie haben und wie gut es ihnen geht.

Über Beziehungsarbeit versuchen die Kinder, den Eltern und damit der familiären Situation und sich zu helfen. Das ist nicht ihre ursprüngliche und altersgemäße Aufgabe und deshalb auch eine Überforderung. Und eine Überforderung ist es auch, weil sie dabei ihre Ohnmacht und Wirkungslosigkeit erfahren und trotzdem in ihrem Bemühen fortfahren müssen.

Die Kinder versuchen, die für sie notwendige Sicherheit und Stabilität zu schaffen, indem sie instinktiv Verantwortung übernehmen für die Eltern-Kind-Beziehung und die familiäre Situation. Sie tun das auch, indem sie

sich anpassen und Rücksicht nehmen, um die Eltern ja nicht zu belasten und es ihnen nicht noch schwerer zu machen, als sie es sonst schon haben;

alle tatsächlichen oder vermeintlichen Erwartungen zu erfüllen versuchen;

sich zurücknehmen und sich bemühen, alles unter Kontrolle zu haben;

alles tun, um mögliche Konflikte oder Probleme zu vermeiden;

persönliche Probleme selber lösen und versuchen, eine angenehme Stimmung zu verbreiten.

»Ich hatte kein Leben für mich, mich gab es für mich eigentlich gar nicht. Ich war nur da für die anderen, für die Eltern und die Geschwister. Ich konnte gar nicht anders. Es war wie ein Zwang, mich um die anderen zu kümmern, Angst zu haben und mich zu sorgen. Das war viel stärker als meine anderen Bedürfnisse und meine Interessen. Mein erstes und wichtigstes Bedürfnis war es, zu schauen, dass es den anderen gut geht, niemand traurig oder unglücklich sein musste. Und so geht es mir noch heute. Meine Gefühle spüre ich nicht, wohl aber die der anderen, vor allem, wenn es ihnen schlecht geht. Das ist stärker als alles andere.«

Die beschriebenen kindlichen Verhaltensweisen kommen nicht nur ab und zu und nur in besondern Situationen zum Tragen. Es handelt sich um Grundmuster des Verhaltens, die immer und jederzeit wirksam sind. Diese Verhaltensweisen werden Teil der kindlichen Persönlichkeit: Die Kinder sind pflegeleicht und angepasst. Sie sind in keiner Weise auffällig. Sie sind genügsam, perfekt und ausgeglichen. Man muss sich nicht um sie kümmern und sich nicht um sie sorgen. Sie sind nie fordernd, nie mühsam, selten übel gestimmt. Nichts ist ihnen zu viel. Sie sind hilfsbereit und tun alles, um es den Eltern nicht noch schwerer zu machen. Sie sorgen sich um den Haushalt und übernehmen bei den Geschwistern Elternfunktionen. Sie sind ein psychischer Einmannbetrieb: Sie lösen ihre Probleme selber, sie machen alles mit sich selbst aus. Sie sind in sich gekehrt und ruhig. Von eigenen Problemen und Schwierigkeiten sprechen sie nicht, ihre Ängste, ihre Scheu zeigen sie nicht. Es scheint ihnen an nichts zu fehlen. Sie scheinen weder eigene Bedürfnisse noch Wünsche zu haben. Sie wirken aufgestellt und zufrieden.

Ein Punkt scheint mir ebenfalls noch sehr wichtig, weil er auch für den später erwachsenen depressiven Menschen charakteris-

tisch und auch für den Ausstieg aus der Depression wichtig wird. Ich habe schon mehrmals gesagt, dass die Kinder intuitiv und gleichsam automatisch anfangen, Verantwortung zu übernehmen, und zwar tun sie das ohne Geheiß der Eltern, ohne dazu aufgefordert zu werden. Diese Kinder sind so sensibel und so ausgerichtet auf die Eltern, dass sie jede Stimmung und jede Veränderung der Gefühle der Eltern wie ein Seismograph aufnehmen und mögliche Stimmungsschwankungen im Voraus spüren. Und Stimmungen sind wie ein Sog für solche Kinder, sie nehmen die Stimmungen auf und werden regelrecht in sie hineingezogen. Sie können sich ihnen nicht entziehen. Und das heißt im Klartext, dass die Eltern in der Regel gar nicht realisieren, was in ihren Kindern vorgeht:
was sie alles tun oder unterlassen, weil alles so mühelos, gewollt und selbstverständlich daherkommt,
womit sie sich beschäftigen und belasten, was an Sorgen und Nöten und Ängsten da sein muss, damit sie sich so verhalten, und womit sie sich nebenher auch noch beschäftigen müssen, damit sie überhaupt alles erledigen können,
wie sie die Eltern schonen und womit sie ihre Geschwister verschonen, die ja zum großen Teil gar nicht mitbekommen, in welcher Situation die Eltern und sie als ganze Familie sich befinden,
wie sie sich scheinbar selbstverständlich aufopfern für die Familie. Und aufopfern bedeutet, sich zurückzustellen, auf eigene Interessen verzichten im Dienste und zum Wohl der Familie und der Eltern.

Wie die Eltern können auch die Kinder selber nicht merken, wie viel sie sich aufladen. Immer offen zu sein für das, was in der Familie läuft, immer nahe bei den Eltern zu sein und zu spüren, was diese brauchen, können sie nur, wenn sie alle ihre eigenen Sachen selbstständig lösen: Da sind die äußeren Dinge, die gemacht werden müssen: Schulaufgaben, Prüfungen vorbereiten, mit Kameraden auskommen, sich in der Klasse und mit den Geschwistern zurechtfinden, die eigenen Probleme lösen, mit den eigenen Gefühlen, Sorgen und Nöten umgehen, sich aufraffen und Mühe geben, um sich so zu zeigen, dass die Eltern nichts zu beanstanden haben, und sich so zeigen, dass alles leicht und selbstverständlich erscheint.

Sie muten sich zu viel zu, ohne es zu merken. Sie laden sich alles auf, erledigen Zusätzliches noch nebenbei, ohne zu murren oder aufzubegehren. Sie haben kein Maß dafür, was machbar und möglich ist, sondern machen wie selbstverständlich das Unmögliche. Dass das alles zusammen zu viel ist, realisieren sie nicht, weil sie gar nicht darauf achten, so, wie sie später als erwachsene depressive Menschen auch zu viel machen, über ihre Grenzen gehen und keine Rücksicht nehmen auf ihre Kräfte. Sie machen einfach alles, weil das alles einfach gemacht werden muss.

Sie tun das in völliger Einsamkeit, sie trauern und sorgen allein, sie tragen die ganze Bürde allein, auch ohne Bestätigung, ohne Dank, ohne Aufmunterung und Unterstützung. Sie machen es, weil sie es machen müssen, und nicht, um sich Liebe damit zu kaufen oder Bewunderung. Sie gewöhnen es sich auch für das kommende Leben an, allein mit sich und dem Leben fertig zu werden, nichts an Unterstützung und Hilfe zu erwarten. Niemand ist da, der ihren Einsatz bemerkt, niemand, der nachfragt. Allein, unbemerkt, wie wenn es die selbstverständlichste Sache der Welt wäre, machen sie das alles und überfordern sich, ohne diese Überforderung zu merken, ohne zu klagen und zu jammern. Sie entwickeln sich zu einem psychischen Einmannbetrieb, der scheinbar allein auskommt, nicht auf die anderen angewiesen ist, diese scheinbar nicht braucht und für und mit sich allein zurecht- und durchkommt. Und wer so lebt, erwartet von den anderen nichts, fühlt sich für alles selbst verantwortlich, und wenn er noch Hilfe und Unterstützung, Zuwendung und Beistand erhält, kann er es nicht annehmen. Allein unter Menschen und einsam in Beziehungen.

Niemand merkt, was das für sie heißt, wie viel Kräfte das braucht, wie viel Enttäuschungen sie erleiden und wie viel an persönlichen Bedürfnissen und Wünschen sie zurückstellen, auf wie viel sie verzichten. Niemand merkt, wie oft sie sich beherrschen müssen, weil sie traurig, aggressiv, wütend sind, das aber nicht äußern wollen. Niemand sieht, wie sehr sie sich zurückstellen, die anderen und die Familie wichtiger nehmen als sich selbst.

Dass auch sie das alles nicht einfach, leicht, selbstverständlich und problemlos machen, leuchtet ein. Sie versuchen, die ganze Familie zu tragen und das auf ihren schmalen Schultern, erledigen eine Aufgabe, die sie nicht erfüllen können und nicht erfüllen dürften und die sie grundlegend überfordert und die auf Kosten ihrer Entwicklung und ihrer Person geht. Sie selbst und auch sonst niemand realisiert, wie sie sich übernehmen, wie viel Kraft sie es kostet, welchen Preis sie dafür bezahlen, wie sehr sich ihre Persönlichkeit deformiert, weil der Rucksack zu schwer und der Rücken zu schwach ist, und welche Weichen für die Zukunft damit gestellt werden.

Die Entwicklung der Depression als ein Prozess der Entfremdung

Die Erfahrung der Brüchigkeit als Ausgangspunkt der Depressionsentwicklung könnte man auch beschreiben als Prozess der Entfremdung vom Ich. Je mehr der Mensch in die depressiven Muster hineingerät, je mehr sie sein Handeln und mit der Zeit sein ganzes Leben bestimmen, umso mehr entfernt sich der Mensch von sich selbst, bis er sich ganz verliert. Und dieser Selbstverlust, diese Entfernung von sich fängt in der Kindheit an mit der Erfahrung der Brüchigkeit in der Familie. Diese Erfahrung lässt die Kinder zu früh schon die Schwere und die Unsicherheit des Lebens erfahren und erleiden. Es ist auch diese Erfahrung, die die Kinder in ihrer ganzen Schwachheit und

Hilfsbedürftigkeit ihre Unbeschwertheit und Unschuld verlieren lässt. Wer sich aufgerufen fühlt, für die Familie zu sorgen, wer alles tut, damit die anderen es gut haben, entwickelt Verhaltensweisen, lässt Muster des Handelns und Fühlens entstehen, die ihn von sich entfernen und distanzieren. Und wer so mit diesen Mustern aufwächst, verliert sich immer mehr, spürt sich immer weniger und so führt diese Entwicklung immer mehr zu einem Zustand, den man so beschreiben könnte:

Nicht mehr *der depressive Mensch* entscheidet, nicht mehr *er* will.
Er spürt sich immer weniger,
weiß nicht, was er will, und weiß nicht, was er kann,
kann sich nicht verstehen und nicht zu sich stehen,
kann sich nicht vertrauen und empfindet sich als Zumutung.
Er wird immer mehr geleitet von dem, was er glaubt, tun zu müssen, was er glaubt, was von ihm erwartet wird,
fühlt sich immer mehr gedrängt und bedrängt,
kann immer weniger Ich sagen,
ist sich kein Wert und gibt sich keine Bedeutung,
sieht sich als jemanden, der nichts kann, nichts weiß und niemand ist, eine Null.

So wie der Weg in die Depression ein Entfernen von sich, ein Sichverlieren, ein Sichentfremden ist, so ist der Weg aus der Depression ein Weg wieder hin zum Ich, ein wieder Heimisch-und-vertraut-Werden in sich, um für sich selbst eine wichtige und verlässliche Person zu werden. Sich verlieren und sich wieder finden, das ist das, was den Zusammenhang zwischen dem Entstehen der Depression und dem Ausstieg aus der Depression ausmacht.

Überforderung

Überforderung der Eltern

Eltern, die ihren Kindern keinen wirklichen Halt und keine Sicherheit geben, konstituieren damit trotz häufig gegenteiligen Bemühens ein Klima der Brüchigkeit und schaffen für die Kinder eine Situation der Überforderung. Eine Überforderung ist es deshalb, weil die Kinder die Überforderung der Eltern wahrnehmen und sich verpflichtet fühlen, Stabilität, Sicherheit und Halt in die Beziehungen und die familiäre Situation zu bringen. Sie überfordern sich, indem sie Aufgaben übernehmen, die sie gar nicht erfüllen können. Sie versuchen eine Sicherheit in ihr Leben zu bringen und eine Lebensgrundlage für die Familie zu schaffen, statt ihre Energie für ihre eigene Entwicklung einsetzen zu können. Sie machen das, weil sie spüren und intuitiv erfassen, dass die Sicherheit und der Erhalt der Familie gefährdet sind. Auch wenn sich die Eltern ihrer Überforderung nicht wirklich bewusst sind, von den Kindern wird sie instinktiv als solche erfasst. Es gibt sehr viele Zeichen elterlicher Überforderung, die von den Kindern aufgenommen werden können:

Die Eltern sind mehr mit anderem beschäftigt als mit dem, was im Moment vor sich geht. Sie sind gedanklich und emotional gefangen. Sie sind immer in einer Art Ausnahmezustand, da und doch nicht wirklich da, da und doch gedanklich abwesend und emotional besetzt. Sie sind häufig auch mehr mit dem beschäftigt, was sie überfordert. Sie sind belastet mit Lösungsversuchen und deren Konsequenzen. Die Überforderung zwingt sie, sich mehr mit sich und ihrer Situation zu beschäftigen.

Eltern, die sich in langdauernden Überforderungssituationen befinden – und darum geht es, nicht um kurzfristig problematisch erlebte Lebensphasen –, sind stark belastet mit Gefühlen von Angst, Panik, von Gefühlen des Ausgeliefertseins und des

Kontrollverlustes. Sie sind gezwungen, sich mit diesen Gefühlen zu beschäftigen, wollen sie in den Griff bekommen, um nicht von ihnen überschwemmt, gelähmt oder aufgefressen zu werden. Und emotionale Stimmungen werden von sensiblen und stimmungsanfälligen Kindern mit allen Fasern aufgesaugt. Weil die Eltern häufig schweigen, können sie nicht erfassen, um was es eigentlich geht, und versuchen die gegebene Situation aus ihrer Sicht zu interpretieren. Die Gefühle der existenziellen Bedrohung und des Ausgeliefertseins werden so für die Kinder noch stärker und bedrohlicher. Überforderte Eltern sind beschäftigt und ausgefüllt, das Leben zu meistern, mit dem Nötigsten und Alltäglichsten fertig zu werden, den Kopf über Wasser zu halten und über die Runden zu kommen. Sie sind in einem Dauerstress. Sie reagieren häufig heftig und für Kinder nicht nachvollziehbar. Sie sind unausgeglichen im Erleben und in den verbalen und emotionalen Äußerungen, nicht berechenbar. Ihr Verhalten ist sprunghaft, voller Wechsel und Brüche. Und diese emotionale Achterbahn machen die Kinder mit, stellen sich ein auf einen Alltag, der voller Überraschungen ist, sicher aber nicht verlässlich, nicht vertrauenswürdig, sondern widersprüchlich und brüchig.

Wer überfordert ist, nimmt alles sehr selektiv wahr. Was ihn beschäftigt, steht im Zentrum, was nicht in diesen Kreis gehört, wird nebensächlich. Aus diesem Dauerzustand an Spannung, aus diesem ständigen Angespanntsein heraus wird die Haut dünner, es wird hektischer reagiert, Überschuss- und unkontrollierte Reaktionen häufen sich. Die Nerven liegen blank. Und die Kinder bekommen das zu spüren. Sie leiden mit, hoffen und bangen mit und schwimmen so ebenfalls in diesen Wechselbädern von Zuversicht und Enttäuschung, von Wut und Verzweiflung. Sie schwingen und schwimmen mit, ohne den Lauf und die Richtung der Ereignisse zu kennen. Nichts ist klar, nichts ist beständig. Kleinigkeiten, über die gestern gelacht wurde, sind heute Anlass von Ärger und Missstimmung. Und all dem sind die Kinder ausgesetzt. Sie können nichts dagegen tun. Sie sind diesem Gefühlschaos hilflos ausgeliefert. Es gibt keine Beständigkeit, keine Normalität und Selbstverständlichkeit, außer, dass die Kinder den Anschein erwecken, dass alles spurlos an ihnen vorbeigeht. Sie sind wie alle anderen Kinder und verhalten sich, wie wenn ihr Leben das normalste und glücklichste wäre. Das drücken sie aus und nehmen damit den Eltern die Schuldgefühle. Diese sind froh, wenn alles normal läuft, nichts Zusätzliches auf sie zukommt und es den Kindern gut geht. Sie meinen und wollen es gut für die Kinder. Vielfach machen sie sich diesen Stress gerade der Kinder wegen, damit diese nicht zu viel ab- und mitbekommen von ihren Schwierigkeiten und Problemen. Häufig aber werden die Kinder vergessen oder man ist froh, wenn nicht ein schlechtes Gewissen das Leben noch schwerer macht. Alles, was noch dazukommt, ist zu viel, ist gedanklich und emotional nicht mehr verkraftbar. Das Fass ist voll. Dieses *»Lasst mich in Ruhe, ich bin randvoll, übervoll, bis aufs Letzte gestresst und gespannt. Wenn mir jetzt noch jemand zu nahe kommt, noch etwas von mir will, dann kann ich nicht garantieren …«* strahlen sie aus, kommunizieren sie mit jeder Faser ihres Lebens. Vor allem werden die Ernsthaftigkeit und Richtigkeit dieser Aussage auf verschiedenste Weise vorgelebt, sodass die Kinder diese sicher nicht missverstehen oder geringschätzen können.

Wenn alles zu viel ist, es keinen Platz mehr hat für anderes, auch wenn das noch so wichtig, dringend oder notwendig ist, dann gibt es auch keinen Raum für unbeschwerte Leichtigkeit und Lachen. Dann ist alles Kampf und Krampf, alles ist schwer und belastend. Dann ist das Leben, und auch das vergiftet die Atmosphäre, ungerecht, schwierig, eine Qual und ein ständiges Kämpfen ums Überleben. Wenn Eltern über lange Zeit so zu leben gezwungen sind und das Leben nicht einfach locker nehmen können und wollen, wenn sie sich verantwortlich für sich und die Kinder fühlen, dann sind sie, auch wenn sie gerade das nicht wollen, nicht konstant in den Beziehungen: einmal liebevoll und zuwendend, dann kalt und abwendend, warmherzig, dann wieder schroff und ablehnend, beachtend und dann wieder wie herausgetreten aus der Beziehung. Sie sind für die Kinder nicht eindeutig und fassbar in ihrer Haltung ihnen gegenüber: einmal offen und zugewendet, dann wieder verschlossen und abwesend. Einmal scheinen ihnen die Kinder und ihre Beziehung zu ihnen das Wichtigste zu sein, dann wieder erleben die Kinder sie so, wie wenn sie keine Bedeutung und keinen Wert hätten. Für solche Eltern hat es in ihrer Situation und ihrem Überfordertsein nicht wirklich Platz für andere und anderes und sie sind nicht wirklich frei für die Sorgen und Probleme der Kinder. Es geht einfach nicht.

Das alles bedeutet:

- Dass die Eltern sich nicht voll auf die Kinder einlassen und ihnen auch nicht den Raum und die Unterstützung geben können, die diese für ihre Entwicklung brauchen.
- Dass die Eltern nicht frei und verfügbar sind, den Kindern die nötige Zuwendung und Bestätigung zu geben, und damit auch nicht die Sicherheit und Stabilität vermitteln, auf die sie ein Anrecht haben.
- Dass die Eltern die Kinder nicht so annehmen können, wie sie sind. Die Kinder geben sich nicht, wie sie sind, sondern wie sie glauben, sich geben zu müssen, damit sie für die Eltern ertragbar und zumutbar und damit auch liebenswert sind.
- Dass die Eltern überfordert sind, alles unter einen Hut zu bringen. Je besser sie es machen wollen, je mehr Verantwortung sie für alle übernehmen wollen, je ernsthafter sie sich bemühen, umso weniger werden sie es schaffen und umso mehr werden sie versagen und damit genau das Gegenteil von dem erreichen, was sie eigentlich möchten: den Kindern eine unbeschwerte, glückliche Kindheit vermitteln und eine Familie zu haben, die für alle Geborgenheit und Zufrieden-

heit bedeutet. Das ist die Tragik dieser überforderten Eltern. Sie wollen das Beste für ihre Kinder, sind häufig hin und her gerissen zwischen den eigenen Bedürfnissen, den Erwartungen des Partners und den Bedürfnissen der Kinder, meinen es gut und müssen gerade deshalb versagen. Gerade wenn sie es sich nicht leicht machen, den eigenen Idealen, den Erwartungen ans eigene Leben und den Anforderungen der Lebenssituationen gerecht zu werden und alles noch bestmöglich zusammenbringen wollen, ist das Scheitern nahe. Ideal und Wirklichkeit liegen häufig weit auseinander. Nicht in dauernde Unzufriedenheit auszubrechen und alle fürs eigene Unglück verantwortlich zu machen ist für viele Menschen ganz schwierig. Vergessen dürfen wir nicht, dass die Erziehung der Kinder eine wichtige Lebensaufgabe der Eltern ist. Anderseits aber geht es immer auch darum, das eigene Leben zu leben, Träume zu erfüllen und die Sehnsucht nach Liebe und Geliebtwerden zu verwirklichen. Auch die Eltern haben ein Anrecht, zu leben und sich selbst zu verwirklichen, dass sie ein gutes Lebensgefühl und eine tiefe Zufriedenheit erleben. Mit all dem aber sind häufig sehr viele Menschen überfordert und bringen es nicht fertig, das alles zusammen auf die Reihe zu bringen.

Die Überforderung kann auch aus einer Unfähigkeit heraus entstehen, sich voll und ganz auf das Kind einlassen zu können. Häufig wird ein solches Unvermögen zusätzlich noch verstärkt durch eine schwierige Ehe- oder Lebenssituation. Vielfach hängt das alles zusammen und es ist nicht von Belang, was Ursache und was Wirkung ist. Es ist häufig ein Zusammentreffen und Sich-gegenseitig-Beeinflussen der verschiedensten Faktoren, die aber alle die gleichen Auswirkungen zeigen, dass die Überforderung der Eltern Kräfte bindet und ein Klima von Brüchigkeit schafft. Sie sind so mit sich beschäftigt, sind so fixiert und fokussiert auf das, was sie beschäftigt, dass sie meist gar nicht mehr die Kraft aufbringen, den Kindern genügend Aufmerksamkeit zu geben. Sie merken meist gar nicht, dass die, die ihnen am liebsten sind, nämlich die Kinder, auf der Strecke bleiben. Überforderung lässt die aktuelle Situation mit all den Nöten und Ängsten in den Vordergrund und das, was immer da ist, was zum alltäglichen Leben gehört, in den Hintergrund treten. Es ist wie ein Sog, der alle Kräfte aufsaugt, und wie ein Strudel, der in den Abgrund zieht. Überforderung macht blind für das, was auf der Strecke bleibt. Wenn es ums eigene Überleben und das der Familie geht, tritt alles andere in den Hintergrund, vergessen sie die Zeit und vergessen sie zu leben. Sie spüren nicht mehr, wie viel Energie verbraucht wird, wie andere Lebensbereiche verkümmern. Sie sind froh um alles, was problemlos läuft und nicht auch noch Probleme schafft. Sie machen alles, damit nichts nach außen dringt. Sie sind bestrebt, dass andere nichts von ihren Schwierigkeiten erfahren. Würden sie merken, dass die Verwandtschaft oder Nachbarschaft hellhörig wird, dass sie beobachtet und wenn möglich noch mitleidig belächelt werden, dann wäre der Stress noch größer. Gäben sie sich eine Blöße und würden zur Zielscheibe von Getuschel, dann hätten sie erst recht das Gefühl, zu versagen und noch die öffentliche Schande und den Spott auf sich zu ziehen. Dann hätten sie zu der Überforderung noch den Gesichtsverlust zu verkraften. Deshalb auch ist es für diese Eltern wichtig, dass nach außen alles geregelt erscheint, ist es wichtig, dass die Kinder nach außen funktionieren und so normal wie möglich erscheinen. Niemand soll sehen, wie es hinter der Türe aussieht, und niemand soll merken, dass sie das Leben nicht so im Griff haben. Deshalb ist auch das Leiden der Kinder ein stilles und heimliches Leiden.

Mit der Überforderung der Eltern meine ich zuallererst, dass diese nicht in der Lage sind, den Kindern Stabilität und Halt zu geben und Wärme und Geborgenheit zu garantieren, die sie für ihre Entwicklung und ihr Kindsein brauchen. Die Überforderung der Eltern zeigt sich auch darin, dass die Kinder meinen, sich verantwortlich fühlen zu müssen für die Sicherung und den Erhalt der Familie.

Noch viel klarer fassbar aber wird die Überforderung, wenn wir von folgender Definition ausgehen:

Unter Überforderung der Eltern versteht man das Nichtkönnen, Nichtwollen oder Nicht-in-der-Lage-Sein, den Bedürfnissen der Kinder gerecht zu werden und eine stabile und Sicherheit gebende Beziehung zu den Kindern zu gestalten.

Wenn wir noch dazunehmen, dass Kinder Stimmungen aufnehmen und Befindlichkeiten wahrnehmen, die den Eltern gar nicht bewusst sind, dann wird noch viel deutlicher, wie dominant und verheerend die Überforderung ist.

Überforderung wird meist gleichgesetzt mit erlebter und empfundener Überforderung. Viele Eltern wollen sich nicht als überfordert, nicht als solche sehen, die mit ihren Problemen nicht zurechtkommen, und sie wollen auch nicht, dass ihre Kinder unter ihrer Situation zu leiden haben. Sicher spielt dabei auch mit, dass sie nicht wirklich abschätzen können, wie sich der eigene Zustand und die eigene emotionale Labilität bei den Kindern auswirkt, nicht zuletzt auch deswegen, weil sie es sonst gar nicht ertragen könnten.

Sie halten sich deshalb ganz fest an Äußerlichkeiten: dass die Kinder anständig und geordnet nach außen auftreten, dass sie ohne Auffälligkeiten sich in der Öffentlichkeit bewegen. Dann haben sie nicht versagt, dann sind sie keine schlechten Eltern, dann ist alles nicht so schlimm. Nur nicht auffallen. Oder ganz einfach: Sie möchten gute Eltern sein und dieser Wunsch lässt sie ihre eigene Überforderung häufig verdrängen.

Auswirkungen der Überforderung der Eltern auf die Kinder

Wie wirkt sich diese Überforderung nun auf die Kinder aus? Verschiedenes kann dazu gesagt werden:

- ○ Die Kinder kommen zu kurz und müssen zu häufig zurückstehen.
- ○ Kinder spüren die Überforderung der Eltern und nehmen diese als Überforderung und als Unsicherheit in sich auf, tragen sie in sich, ohne sie je ablegen oder verarbeiten zu können. Die Überforderung der Eltern ist für die Kinder nicht etwas Fassbares und Wirkliches. Sie hat für die Kinder keinen Namen und keine Worte.
- ○ Es gibt zu wenig Klarheit und keine Konstanz in der Beziehung unter den Partnern, aber auch nicht in den Beziehungen zu den Kindern. Die Kinder nehmen das als Verunsicherung wahr und erleben es als Brüchigkeit auch des familiären Systems. Dauernde Spannungen zwischen den Ehepartnern und im Familienleben gefährden im Erleben der Kinder die Zusammengehörigkeit und das Fortbestehen der Familie.
- ○ Im Empfinden der Kinder ist die ganze Familie gefährdet und bedroht. Was das genau heißt und ob das wirklich auch so ist, ist für sie nicht zu erfassen. Es ist auf jeden Fall etwas Schlimmes. Das Leben, so wie es ist, ist gefährdet, man könnte es verlieren.
- ○ Kinder übernehmen die Sicherung der Beziehungen und damit die Sicherstellung des ganzen Systems. Die Kinder übernehmen die Verantwortung für die ganze Familie, was die Eltern meist so gar nicht wahrnehmen und in den meisten Fällen auch gar nicht zuließen.
- ○ Es wird ein Klima von Brüchigkeit geschaffen, mit all dem, was das für die Kinder bedeutet.

Aus dem Gesagten wird deutlich, wie gravierend die Überforderung der Eltern für die Kinder ist, für ihr Kindsein, aber auch für ihre Entwicklung. Deshalb nur noch einmal zusammengefasst und ergänzt, Antworten auf die Frage, warum die Überforderung der Eltern zu einer Überforderung der Kinder wird:

Weil die Kinder dieser Überforderung schutzlos ausgeliefert sind und sie in sich aufnehmen.

Weil die Kinder ihrerseits versuchen, Stabilität und Sicherheit in die Beziehungen und die familiäre Situation zu bringen. Es lenkt die Aufmerksamkeit und ihr Verhalten in eine Richtung, die der Stabilisierung der Situation dient und es legt Muster zugrunde, in denen sie bis ins Erwachsenenalter gefangen bleiben. Sie versuchen die Bedingungen, die sie für ihr Kindsein und ihre Entwicklung brauchen und die von den Eltern vermittelt und zur Verfügung gestellt werden müssten, selber zu schaffen. Diese Aufgabe nimmt ihnen ihre kindliche Unbefangenheit und verstärkt eine Schwere und ein zu großes Verantwortungsgefühl, das sie schon in sich tragen. Sie würden Unterstützung brauchen, um sich mehr in Richtung Leichtigkeit und gesunden Egoismus zu entwickeln. Sie realisieren nicht, dass ein solches Leben immer auf ihre Kosten geht und sie in einer permanenten Überforderung leben. Ein diffuses Denken oder diffus gefühltes Denken wird auch im späteren Leben ihr Handeln bestimmen: »Wenn ich das und das tue, dann ist die Situation für den Moment gerettet. Wenn der andere zufrieden ist, dann profitiere auch ich, wenn es den anderen gut geht, dann geht es auch mir gut …« Das Denken für den anderen, etwas tun können in ihrer Verunsicherung gibt Sicherheit und Halt.

Überforderte Eltern können den Kindern nicht das Gefühl vermitteln: »Ihr seid uns wichtig, unser Wertvollstes in unserem Leben. Ihr seid unser Lebensinhalt und unser Lebenssinn, ihr seid unser Ein und Alles.« Im Gegenteil, die Kinder machen die Erfahrung, dass alles andere scheinbar wichtiger ist als sie. Sie entnehmen das der fehlenden oder nur bruchstückhaften Zuwendung und der zu geringen oder an Bedingungen gebundenen Aufmerksamkeit. Sie bekommen nicht die emotionale Unterstützung, die sie brauchen, oder jedenfalls nicht in der für sie nötigen Selbstverständlichkeit und Eindeutigkeit. Die Zuwendung der Eltern ist nicht ausreichend und nicht genügend konstant und absehbar, ist auch nicht genügend fassbar und vorhersehbar. Und für die Kinder ist, auch wenn das die Eltern nicht bewusst so wollen, die Zuwendung abhängig von ihrem Verhalten: »Die Eltern haben mich gern, weil ich lieb bin und ihnen keine Sorgen bereite. Sie haben mich gern, weil ich alles tue, damit ihr Leben nicht noch schwerer wird. Sie lieben mich, nicht, weil ich so bin, wie ich bin, sondern weil sie mit mir keine zusätzlichen und sie überfordernden Probleme haben …« Die Kinder sind in ihrer Bedürftigkeit, ihrer Abhängigkeit und ihrer Schutzlosigkeit angewiesen auf ungebrochene und ungeteilte Fürsorge und die bekommen sie nicht.

Und ohne diese leben zu müssen überfordert und macht das Leben brüchig.

Auf eine Kurzformel gebracht, geht es bei der Überforderung der Eltern und deren Auswirkung auf die Kinder um Bedingungen, die zur Entstehung einer depressiven Entwicklung führen. Hier werden diese Weichen gestellt, hier passiert das, was sich zu einer depressiven Lebensstrategie entwickeln wird.

Die Eltern sind überfordert und diese Überforderung schafft Situationen, die die Kinder überfordern, und die Kinder wiederum reagieren darauf in einer Weise, die sie erneut überfordert.
Und dieser Überforderungskreis ist es, der den Menschen in einen depressiven Kreis und damit zur Bildung eines depressiven Lebensstils und zu einer depressiven Persönlichkeit führt.

Und die Überforderung ist es, die die Brüchigkeit im Milieu und in den Beziehungen schafft, und deshalb könnte man die oben genannte Formel auch folgendermaßen umschreiben:

Eltern schaffen aufgrund ihrer Überforderung eine Situation der Brüchigkeit, die von den Kindern als brüchig wahrgenommen und internalisiert wird. Um diese Brüchigkeit zu beseitigen oder überhaupt damit leben zu können, fühlen sie sich gezwungen, in einer Art und Weise zu reagieren, die sie überfordert, ohne aber die Brüchigkeit beseitigen zu können. Leben auf einem brüchigen Boden und als Kind diesen ausgleichen und festigen zu müssen führt zur Entwicklung depressiver Muster.

Eine andere Form dieses Grundschemas depressiver Entwicklung könnte auch folgendermaßen aussehen, wobei hier wiederum deutlich wird, wie eng Überforderung und Brüchigkeit zusammengehören:

Am Anfang steht die Überforderung der Eltern,

1. was für die Kinder zu einer Erfahrung der Brüchigkeit und der fehlenden Sicherheit in der Familie führt.
2. Dieser unsichere Boden bewirkt eine fehlende Nestwärme und eine fehlende Geborgenheit,
3. diese wiederum schafft eine Grundstimmung von Angst und Bedrohung.
4. Die Kinder versuchen, die fehlende Sicherheit durch eigene Anstrengungen auszugleichen und eine Stabilität zu schaffen. Ihre Anstrengung zielt auf die
5. ausschließliche Ausrichtung auf die Eltern und das Erfüllen von Erwartungen, das Erspüren, was die Eltern brauchen, damit sie durchhalten und das System nicht gefährden, und dafür
6. eignen sie sich eine Fülle von Verhaltensweisen an.
7. Diese Ausrichtung auf die Eltern hat zur Folge, dass sie zwar deren Stimmungen und Befindlichkeiten wahrnehmen, sich selbst aber immer weniger spüren. Einher damit geht ein

Verlust an Selbstständigkeit und Identität. Sich nicht spüren heißt auch Angst, heißt Ausgeliefertsein den diffusen Gefühlen von Schuld, Unsicherheit und Leere.

8. Auf diesem Boden entwickeln sich die depressiven Muster und das depressive Erleben und die depressive Persönlichkeit, d. h.,
   - der depressive Mensch hat keinen Boden, keine Sicherheit,
   - lebt am eigentlichen Leben vorbei, weil er immer nur ums Überleben kämpfen muss.
   - er ist nicht wirklich er selbst, weiß nicht, wer er ist.
9. Weshalb nur der Weg aus der depressiven Entwicklung heraus zur Schaffung von Sicherheit und Vertrauen in sich selbst und das Leben führt.

Überforderung und Brüchigkeit gehören wie Zwillinge zusammen. Wenn diese massiv und über längere Zeit bestehen, reichen die Folgen, wie wir sie aus dem Kapitel der Brüchigkeit schon kennen, von der Grunderfahrung fehlenden Vertrauens in sich bis hin zu fehlender Sicherheit im Leben, von der ausschließlichen Zuwendung zu den Eltern bis hin zur Abwendung von sich und zum tragischen Ich-Verlust und schließlich von der kindlichen Erfahrung hin zum depressiven Erleben des Erwachsenen. Wenn wir den Zusammenhang dieser beiden zentralen Aspekte in ihrer Bedeutung und Kraft verstehen, wird verständlich, dass auch der Ausstieg aus einer Depression wesentlich mit diesen zu tun haben muss. Sie sind sowohl entscheidend bei der Entstehung einer depressiven Entwicklung als auch beim Ausstieg aus den depressiven Mustern. Um sie kreist alles. Sie sind das Bindeglied zwischen der Entstehung und der Überwindung der Depression:

- Der depressive Mensch hat die Grundsicherheit und das Grundvertrauen verloren,
  deshalb geht es darum, dieses Grundvertrauen und diese Grundsicherheit in sich selbst zu schaffen.

- Er hat sich von sich entfremdet und sich verloren,
  deshalb geht es darum, wieder zu sich zu finden.
- Er hat Muster gelernt, die ihn überfordern,
  deshalb geht es darum, diese Muster zu verändern.

Darstellung einer familiären Überforderungssituation

Wie verheerend langdauernde Überforderungen der Eltern sich auf die Kinder auswirken und damit zur grundlegenden Bedingung der Brüchigkeit und zur Voraussetzung einer depressiven Entwicklung werden, möchte ich anhand der Lebensgeschichte eines depressiven Menschen, die ich schon im letzten Kapitel geschildert habe, darlegen.

Ich hätte ebenso die Kindheit eines anderen depressiven Menschen nehmen können, gleichen sie sich doch in fast unheimlicher Weise. Mögen sie äußerlich noch so verschieden sein, die Familienmuster und Formen des Erlebens der Kinder sind fast immer identisch.

Ein Klient schildert seine Eltern als solche, die nicht miteinander reden konnten. Die Mutter schwieg häufig, war ruhig und dann wieder aufbrausend. Er verstand nicht, weshalb sie sich so verhielt, weshalb sie häufig auch nicht zu Hause war. Erst später, als er schon nicht mehr zu Hause lebte, erfuhr er, dass seine Mutter häufig wegen Depressionen in der Klinik weilte. Er versteht heute noch seine Rolle in der Familie als diejenige des Retters, der vermittelt, der mit dem Vater und der Mutter spricht, der dafür sorgt, dass der Wagen, wenn er ins Stocken gerät, wieder zum Laufen gebracht wird. Diese Rolle ist ihm vertraut, war es doch schon immer seine Rolle in der Familie als ältester Sohn. Zu ihm hatten alle Vertrauen, ihn ging man an, wenn etwas nicht lief, wie es sollte. Die Eltern brauchten ihn als Vermittler und Übersetzer, der immer wieder erreichte, dass sie zusammenblieben und die Familie als Ganzes nicht auseinandergerissen wurde.

Die Eltern sprachen nicht miteinander. Auch über die Krankheit der Mutter und die Gründe ihrer Abwesenheit wurde nicht geredet. Der älteste Sohn hatte so etwas wie eine Führerrolle inne und trug als Vermittler wesentlich zur Stabilisierung der Familie bei. Die Mutter war daheim, dann wieder weg, wieder zu Hause und wieder weg. Durch ihre Krankheit war sie sehr mit sich selbst beschäftigt. Wenn sie zu Hause war, verbrachte sie ihre Tage meist still und zurückgezogen. Sie war da und doch nicht da. Sie konnte nie richtig Fuß fassen in der Familie, hatte dort aber auch keine eindeutige Rolle. Sie konnte sich nicht mehr richtig eingliedern, mit dem Mann kam sie gefühlsmäßig auch nicht mehr klar, von den Hausarbeiten war sie überfordert und mit den Kindern konnte sie nicht viel anfangen. Es war ihr alles zu viel: Mit sich kam sie nicht zuwege und mit ihrem Leben konnte sie nichts mehr Vernünftiges anfangen, die Ehe war mehr Mühsal und Problem als etwas, was ihr Kraft und Unterstützung gab. Von Zeit zu Zeit explodierte sie, wurde laut, ohne dass die Kinder verstanden, was los war. Der Vater war mit den Kindern überfordert, mit dem Haus und dem Haushalt. Er musste arbeiten und hatte die Kinder zu versorgen und den ganzen Haushalt zu organisieren, wenn die Frau fort war, was immer unerwartet und notfallmäßig geschah. War die Frau da, war alles noch viel komplizierter, weil sie einen Teil der Arbeiten übernahm, aber nie so, dass er sich darauf verlassen konnte. Er hatte eine Frau und mit ihr aber auch Probleme. Probleme aber hatte er auch mit sich, weil er hin- und hergerissen war zwischen Mitleid und Verständnis für seine Frau, und dann wieder war er wütend und verzweifelt. Das Leben ging weiter, die Kinder mussten zur Schule und er zur Arbeit. Alle waren überfordert, der Vater, die Mutter und die Kinder.

Die Überforderung der Eltern zeigt sich hier darin, dass es weder dem Vater noch der Mutter gelang, den Kindern Halt, Stabilität und Geborgenheit zu geben. Die Mutter tat alles, was ihr möglich war. Nur war sie in ihren Kräften zu limitiert, ausgelastet und absorbiert von ihrer schwierigen Lebenssituation und ihren gesundheitlichen Problemen, überfordert auch, mit ihren Rollen als Ehefrau und Mutter ins Reine zu kommen. Da blieb neben Phasen von Lieb- und Besorgtsein wenig Platz übrig für die Kinder. Der Vater war froh, wenn er den Haushalt und das Familienleben einigermaßen managen konnte. Mehr lag für ihn nicht drin.

Ein solches Milieu ist brüchig, obwohl alle ihr Bestes geben und sich total übernehmen. Es kann kaum Wärme und Geborgenheit vermitteln und es ist auch nicht möglich, dass die Kinder etwas von Beständigkeit und Halt erleben können. Ich spreche immer wieder davon, weil das etwas vom Entscheidendsten ist, was das Leben depressiver Menschen ausmacht: fehlender Halt, fehlende Geborgenheit in sich und im Leben und fehlendes Vertrauen in Beständigkeit und Kontinuität.

Was bedeutete es für die Kinder, die in dieser Familie leben mussten? In der Frage steckt schon ein ganz wesentlicher Teil der Antwort. Die Kinder mussten in dieser Familie leben. Sie konnten ihr nicht entfliehen, sie waren dem ganzen Elend ausgesetzt und hilflos ausgeliefert. Und alle waren froh, wenn sie einigermaßen funktionierten: wenn sie regelmäßig zur Schule gingen, leistungsmäßig nicht abfielen, die Kleider in Ordnung hatten, anständig und nett sich verhielten, niemand eingreifen oder ein schlechtes Gewissen haben musste. Solange alles in seinen geordneten Bahnen lief, waren alle erleichtert. Von außen hatten alle den Eindruck, dass die Familie in bewundernswerter Weise ihr Leben meistert. Man bewunderte den Vater, der sich so für die Familie einsetzte und für die Familie alles tat. Man bemitleidete die Frau und rühmte sie, wie gut sie die Kinder erzog.

Der Vater und die Mutter schauten, dass alles wie gewohnt weiterlief, niemand sich einmischen musste, weder die Behörden noch die Nachbarn. Um die war man froh, wenn sie die Kinder nach der Schule in die Wohnung ließen und Einkäufe tätigten, wenn die Mutter in der Klinik war. Von außen sah alles gut aus, eine Familie, die auch in schwierigen Zeiten vorbildlich zusammenhielt. Die Kinder aber waren allein. Der Vater war mit allem beschäftigt, was den gewohnten Alltag betraf. Die Kraft der Mutter reichte nicht, sich für die Kinder zu interessieren und an ihren Sorgen und Nöten teilzunehmen, auf sie einzugehen, zu schauen, wie sie emotional mit dieser Situation fertig wurden, sie in die Arme zu nehmen, zu trösten oder nur für sie Zeit zu haben.

Die Kinder waren in einer Situation, in der es nur ums Überleben ging, und sie mussten ihren Teil dazu beitragen: Sie mussten die Schule allein meistern, mit sich und ihrem Leben allein klarkommen, alle die Schwankungen und Wechsel der Situationen aushalten und sich einordnen in dieses wacklige und unsichere Gefüge. Sie mussten ungefragt funktionieren und zufrieden und glücklich in die Welt schauen, sonst wäre das ein Zeichen gegen außen gewesen, dass etwas nicht stimmt. Es wäre auch einem Vorwurf an den Vater gleichgekommen, der doch Unmenschliches leistete, und einem Vorwurf an die Mutter, die in ihrem Leiden alles ihr Mögliche versuchte.

Für die Kinder war es ein Leben voller Unsicherheiten und Schwierigkeiten:

Da war der Vater, der alles tat und noch viel mehr und der nur für die Familie da war. Wie lange aber hatte er noch die Kraft, wie lange mochte er das alles noch aushalten? Denn solange er da war, war das gewohnte Leben gesichert, konnte niemand die Familie auseinanderreißen. Aber er war viel weg, hatte wenig Zeit, sich mit den Kindern abzugeben. Häufig war er ungeduldig, gereizt und streng, dann wieder müde und traurig. Da waren auch die ständigen Auseinandersetzungen mit der Mutter, das Türeknallen und die lauten Worte. Mit dem Vater mussten und wollten die Kinder auskommen. Er war trotz allem derjenige, der nicht ausfiel, der da war, wenn die Mutter fort war, oder auch da war, wenn sie aus der Klinik kam. Aber seine ständige Gereiztheit vermittelte keine Sicherheit und kein Vertrauen. Er war bei aller Beständigkeit ein Unsicherheitsfaktor, das spürten die Kinder und sie hörten es zwischendurch auch, wenn er ausrief: »Jetzt kann ich nicht mehr, jetzt muss etwas geschehen.« Was, wenn er einmal ernst macht mit diesen Drohungen, wenn er tatsächlich einmal nicht mehr kann? Dann fiele alles auseinander. Die Unsicherheit und Angst waren allgegenwärtig. Um diese Angst nicht zu sehr aufkommen zu lassen, machten die Kinder alles. Sie strengten sich noch mehr an und vor allem versuchten sie noch besser zu spüren, was der Vater wollte und brauchte. Sie erfüllten alle seine Erwartungen, ob sie nun formuliert waren oder nicht. Sie wussten, was er brauchte, was sie ihm abnehmen konnten, was er nicht gern machte, wo er schnell ungeduldig wurde und ausrastete. Sie versuchten, den Vater bei Laune zu halten, sie versuchten, dankbar und anständig zu sein und vor allem immer gut gelaunt. Denn traurige und aggressive Kinder ertrug er nicht. Die Kinder spürten die Überforderung und spürten die Grenzen seiner Kraft und das machte Angst. Sie vermittelten zwischen ihm und der Mutter, denn dort war er gereizt, vertrug wenig, dort erfuhren sie den Vater ungeduldig, hart und sehr überfordert. Sie merkten, dass die Beziehung der Eltern auch kein Garant war für das Weiterbestehen der Familie. Da musste der Sohn einspringen und eine Aufgabe als Erwachsener übernehmen, der er gar nicht gewachsen war, obwohl er diese Rolle perfekt ausübte. Vater wie Mutter hörten auf ihn, nahmen ihn ernst, wenn er ihnen ins Gewissen sprach. Durch diese Rolle bekam er ein Gewicht in der Familie, aber auch eine Verantwortung, die ein Zehnjähriger gar nicht tragen kann. Für sich hatte er das Gefühl, die ganze Last der Familie und die Verantwortung für deren Weiterbestehen tragen zu müssen. In seinem Bewusstsein lagen das Wohl und die Zukunft der Familie allein in seinen Händen.

»Was, wenn die Mutter überhaupt nie mehr nach Hause kommt, wenn der Vater nicht mehr will, dass sie zurückkommt, oder wenn sie es ist, die nicht mehr zurückkommen will?« Es war alles so unklar, alles hing in der Luft und stand auf wackligem Boden. Gesprochen wurde nicht, denn niemand wollte die Kinder unnötig belasten.

Unfassbar und rätselhaft für die Kinder waren auch das Leiden und die Abwesenheit der Mutter. Sie konnten ihr nicht helfen. Sie verstanden sie nicht, wussten nicht, was überhaupt los war. Sie verstanden nicht, weshalb sie so wenig mit ihnen redete, kaum lachte und häufig so abwesend wirkte. Sie war gar nie richtig da. Sie kannte die Kinder, sprach mit ihnen, aber irgendwie war sie fremd. Sie kamen nicht an sie heran und sie kam nicht wirklich den Kindern nahe. Sie hatten eine Mutter, aber sie hatten sie nicht wirklich. Sie war nicht Stütze und gab keinen Halt. Die Kinder spürten, dass sie es sind, die ihr Halt und Stütze sein mussten. Sie spürten ihre Dankbarkeit, wenn alles gut lief, sie spürten ihre Zufriedenheit, wenn sie etwas Positives erzählten. Sie strahlte keine Geborgenheit und Wärme aus, auch wenn sie die Kinder ab und zu in die Arme nahm und zu spüren gab, wie gern sie sie hatte. Die Kinder mussten ihr Sicherheit geben, mussten dafür sorgen, dass es ihr gut ging. Und wenn es ihr gut ging, dann war auch der Vater friedlicher mit ihr, dann hatten die Eltern weniger Streit, dann ging es allen besser. Das alles nahmen die Kinder nicht so bewusst wahr, wie ich es hier schildere. Später aber erinnerten sie sich sehr wohl der Gefühle, die sie damals empfanden.

Die Kinder erlebten die Eltern als erwachsen, die besser das Leben verstanden als sie, und sie erlebten die Eltern gleichzeitig als schwach, die ihnen keine Stärke und damit auch keine Sicherheit vermitteln konnten. Sie waren ihnen keine wirkliche Stütze, sie luden sie nicht ein zum Kuscheln oder Anlehnen. Sie konnten sie nicht fragen, nicht mit Problemen zu ihnen gehen. Nichts war sicher. Ob die Mutter wieder zurückkommt oder ob sie morgen schon wieder gehen muss, erfuhren die Kinder, wenn es schon eingetroffen war. Sie konnten sich nicht auf etwas einstellen, vielleicht war es morgen schon wieder anders. So gab es keine Ruhe, kein Verschnaufen. War die Mutter weg, versuchten sie sich darauf einzustellen, auf ein Leben ohne Mutter, aber sie wussten nicht, ob sie morgen wieder da sein würde. War sie da, wussten sie nicht, wie lange das dauert. Es konnte morgen wieder anders sein. Ihr Leben war wie ein Fahren in einem kleinen Schiff auf hohem und wildem Meer: ausgeliefert, ohnmächtig, schwach und hilflos, ohne richtiges Material und ohne Erfahrung und Kenntnis im Navigieren auf dem offenen Meer. Es war ein Leben ohne Halt und Geborgenheit, ohne Gelassenheit und Selbstverständlichkeit. Es war ein Leben, das sich jederzeit ändern, das jederzeit fertig sein konnte, das sie nicht im Griff hatten, das sich ihrer Kontrolle und ihrem Einfluss entzog.

Die Kinder konnten sich nicht auf das momentane Leben einstellen. Es war alles provisorisch und voller Wechsel. Auch die Beziehungen waren nicht stabil, nicht etwas Gesichertes. Sie erlebten Beziehungen nicht als etwas, was ist und bleibt, nicht etwas, woran sie sich halten konnten. Auch Beziehungen gaben keine Sicherheit. Sie waren störungsanfällig, etwas, was jeden Moment wieder genommen werden konnte.

Tief prägte sich in ihnen ein, dass man sich nicht auf Beziehungen verlassen, nicht auf sie einlassen darf, vor allem nicht auf Beziehungen zu Personen, die einem wichtig sind, und zu Personen, die man gern hat. Wenn man sich auf die nächsten Menschen nicht verlassen kann, wenn Eltern und Familie keine Geborgenheit geben, dann ist man allein, und zwar auf eine ganz grundlegende, fundamentale Art und Weise. Das ist die depressive, existenzielle Einsamkeit.

Auswirkung der Erfahrung der Überforderung und der Brüchigkeit

Wir sehen in diesem Beispiel sehr gut, wie viel die Eltern tun, wie sie sich aufopfern, sich zurücknehmen und alles machen, damit das Leben dieser Kinder und der Familie nicht gefährdet wird. Wir sehen aber auch sehr deutlich, wie all diese Bemühungen zwar das Weiterleben der Kinder ermöglichen, aber den Kindern nicht ihr eigentliches Leben geben und ihnen kein unbeschwertes Kindsein erlauben. Sie starten ins Leben mit einem riesigen Rucksack, mit schwerer Seele und wenig Vertrauen und Zuversicht. Die Kinder überleben, aber sie leben nicht. Sie werden darauf vorbereitet, das Leben zu meistern, über die Runden zu kommen und nicht unterzugehen. Sie werden nicht verwöhnt. Sie gewöhnen sich daran, allein mit sich und ihren Problemen fertig zu werden. Schwierigkeiten werden sie nicht so schnell aus der Bahn werfen, Ungewissheiten werden sie ertragen, denn das kennen sie. Das ist ihr Leben und so stellen sie sich auch auf ihr weiteres Leben ein.

Gegen außen demonstriert die Familie eindrücklich, wie die Not Menschen zusammenschweißt und Kräfte mobilisiert. Sie steht da als leuchtendes Beispiel für die Kraft und den Segen der Institution Familie. Was sich aber in den Kinderseelen abspielt, ist weniger leuchtend und beispielhaft. Es ist ein Leben voller Angst – aber die Angst ist gar nicht so präsent, darf es auch gar nicht sein, denn sie lähmt und macht ein unglückliches Gesicht. Die Kinder tun alles, damit man sehen kann, dass sie es gut haben, dass ihnen an nichts mangelt. Sie machen das nicht bewusst, strengen sich nicht an, machen es mehr intuitiv, aus einem gespürten Wissen heraus, dass es von ihnen gewünscht wird. Diese Situation ist für die Kinder trotz aller Belastungen nicht außergewöhnlich. Sie kennen nichts anderes, es ist vertraut und besser als alles andere. All das Schmerzliche, Tragische können sie nicht wirklich erfassen. Dafür gibt es keine Worte und all die Ängste, Befürchtungen sind tief in ihnen drin. Sie nehmen die Situation mit all ihren Unberechenbarkeiten und Bedrohungen nicht bewusst wahr. Sie erspüren sie, sie nehmen sie wort- und sprachlos in sich auf und damit gibt es keine klaren Inhalte der Ängste. Sie sind unbestimmt und nicht einzuordnen. Sie greifen tief und betreffen ihr gesamtes Leben. Es sind existenzielle Ängste, die ihr Leben bedrohen, es sind diese nichtfassbaren und deshalb so bedrohlichen Existenzängste, die sich in ihr Leben eingraben und dort unbemerkt den Boden für ihr gesamtes Leben schaffen. Es sind die Bedrohungen, die nicht fassbar sind und es ist eine Situation, die so komplex ist, dass sie für die Kinder gar nicht verständlich sein kann. Es geht um Nichtwissen und Nichtverstehen – und das ist es, was dem Ganzen das Unfassbare und Angstmachende verleiht.

Gegen das Unfassbare kann man sich nicht wehren, es ist wie ein unsichtbarer Feind, den man nicht sieht und vor dem man sich nicht schützen kann.

Was ganz entscheidend zu der Unberechenbarkeit und Unsicherheit des Lebens beiträgt, ist **die Wortlosigkeit der Eltern**. Wie hier in unserem Beispiel. Die Eltern sagen nicht, was los ist, sagen nicht, warum sich die Mutter manchmal eigenartig verhält und weshalb sie immer wieder plötzlich verschwindet. Ich bin überzeugt, dass die Eltern die Kinder schonen wollten oder glaubten, dass man sie nicht noch mehr belasten darf. Sie gehen davon aus, dass den Zustand der Mutter beim Namen zu nennen für die Kinder schlimmer ist als nicht darüber zu sprechen. Sie sprechen aber auch nicht, weil sie selbst überfordert sind, für die ganze Situation keine Worte finden und immer hoffen, dass alles bald besser wird. Aber das Nichtsprechen, Nichterklären schaffen diese Wand von Schweigen und Unverständnis, die die Kinder aufnehmen und verwirren. Zu fragen trauen sie sich nicht. Man spricht nicht und fragt auch nicht. Dieses Nichtsprechen, für dieses Leben keine Worte zu haben macht alles so bedrohlich und unfassbar. Man bewegt sich im Nebel und weiß nicht, wo man steht und wohin alles geht. Nicht zu wissen lässt alles offen, lässt der Phantasie Raum und bei den Kindern, bei denen sich Reales und Irreales vermischen, werden durch das Nichtsprechen die Befürchtungen riesig und wachsen ins Bodenlose. Auch wenn sie spüren, dass die Eltern sie schonen wollen, wird das Wortlose groß und schrecklich. Es zwingt die Kinder, um Ruhe und Sicherheit zu finden, sich eine Erklärung zurechtzulegen und die Situation zu interpretieren, und zwar entsprechend ihrer Entwicklung und Reife, ihrer Phantasie und entsprechend dem Ausmaß ihrer Angst und Verunsicherung. Man spricht nicht, und wer nicht spricht, verlernt zu sprechen. Genauso verliert man auch die Fähigkeit, über sich zu sprechen. Die Kinder haben keine Worte für sich, ihr Befinden und ihr Leben, auch wenn sie sich über andere Themen noch so gesprächig und wortgewandt äußern können.

Die Sprachlosigkeit ihrem eigenen Erleben gegenüber wird sie ihr Leben lang begleiten. Genauso wird sie ihre zukünftigen Kontakte und Beziehungen erschweren und sie einsam werden lassen.

Formen der Überforderung

Überforderungen können verschiedene Wurzeln haben, unterschiedlich deutlich erlebt und erkannt werden. Entscheidend ist, um das noch einmal zu sagen, dass die Überforderungen oder die Auswirkungen der Überforderungen über lange Zeit anhalten. Mit Folgen der Überforderung meine ich zum Beispiel: Probleme am Arbeitsplatz bewirken meist Spannungen in der Beziehung, was zu Scheidung mit finanziellen Problemen und Wechsel des Wohnortes führen kann. Bei der Überforderung handelt es sich immer um eine Kette von Überforderungen, mit Folgen, die zu neuen Überforderungen führen. Von Bedeutung ist auch, dass die Überforderung des einen Elternteils meist auch eine Überforderung des anderen nach sich zieht. Die Überforderung des einen wirkt sich auf sein Verhalten in der Beziehung und seiner Haltung dem Ehepartner gegenüber aus. Die Überforderung des einen zieht den anderen in den Sog der Überforderung hinein, wie auch die Kinder sich diesem Strudel nicht entziehen können. Überforderung ist nie etwas, was sich nicht in irgendeiner Form auf die anderen und das ganze System auswirkt. Für mich am einleuchtendsten ist das Bild von einem Sog oder Strudel, der früher oder später stärker ist als die Widerstandskraft des einen oder die Absicht des anderen, die Überforderung selbst in den Griff zu bekommen.

Vielfach wird versucht, die Überforderung nicht sichtbar und wirksam werden zu lassen. Man will nicht, dass der Partner darunter leiden muss. Man versucht allein damit fertig zu werden und nicht darüber zu sprechen. Vergessen dabei aber wird, dass sie sich damit etwas aufladen, was sie zusätzlich überfordert. Sie unterschätzen ihre Partner und auch die Kinder, wenn sie meinen, dass diese nichts mitbekommen. Zudem ist es für sie viel schlimmer, etwas zu spüren, ohne zu wissen, worum es geht. Auch hier ist die Wortlosigkeit belastender als das offene Gespräch. Es geht gar nicht, schwerwiegende Überforderungen über längere Zeit vom Partner fernzuhalten und den Rest der Familie nicht zu tangieren.

> Im Folgenden möchte ich gewisse Überforderungssituationen auflisten, damit auch die Vielfalt möglicher Überforderungen gesehen werden kann. Es handelt sich um eine Auswahl, wobei die Zahl der hier nicht genannten Ursachen um einiges größer ist als die der aufgeführten:

- Ein Elternteil ist über längere Zeit psychisch oder physisch krank, d. h., er fällt als Bezugsperson häufig oder dauerhaft aus. Damit liegt die ganze Verantwortung für die Familie beim gesunden Elternteil, der neben der Sorge und dem Mitleid mit dem Partner auch noch die ganze Belastung der Zukunft trägt. Er wird mit den Sorgen und Nöten alleingelassen, kann diese nicht teilen und muss weiterfunktionieren. Das ist für einen Menschen, wenn er es noch so gut macht, einfach zu viel.
- Elternteile, die durch besondere Umstände psychisch oder physisch überfordert sind:

- eheliche Spannungen, z. B. ständige beruflich bedingte Abwesenheit des einen Elternteils, sexuelle Probleme, charakterliche Unvereinbarkeiten;
- Alkoholismus des einen oder andere Formen der Abhängigkeit, die die ganze Familie fordern und überfordern;
- Unsicherheiten und Schwierigkeiten am Arbeitsplatz, Mobbingsituation, lange Arbeitslosigkeit, berufliche Über- oder Unterforderungen, langdauernde Unzufriedenheit mit der Arbeitssituation;
- langdauernde finanzielle Probleme;
- schwierige Situation mit der Ursprungsfamilie;
- ein Elternteil wird von der Familie des anderen nicht akzeptiert;
- extreme Mehrbelastungen durch Beruf und Familie.

○ Familien, in denen ein oder mehrere Kinder besondere Pflege und Zuwendung erfordern, was die elterliche Aufmerksamkeit zu sehr bindet und ihre emotionale und zeitliche Zuwendung von den gesunden Kindern abzieht:
- ein Kind, das täglich spezielle Therapien benötigt;
- ein Kind, das häufig in einer Klinik behandelt werden muss;
- ein Kind, das physisch oder psychisch behindert ist;
- ein oder mehrere Kinder, die erzieherisch schwierig sind und die Eltern an den Rand ihrer Kräfte bringen.

○ Eltern, die den Tod oder die Art des Todes eines nahen Familienangehörigen beklagen und jahrelang über diesen Schicksalsschlag nicht hinwegkommen, z. B.:
- aufgrund einer starken Bindung;
- aufgrund einer mehrjährigen Pflege, die abrupt beendet wird;
- Suizid, schreckliche Formen von Unfällen;
- Häufung von Todesfällen oder schweren Erkrankungen im Familienkreis.

- Eltern, die irgendetwas nachhängen und für die anderes wichtiger ist als die Familie oder die Erziehung der Kinder.
- Familien, in denen bestimmte Werte ernster genommen werden als die Bedürfnisse der Kinder. Streng religiöse Familien, in denen die Nächsten alles sind und sich um eigene Bedürfnisse zu kümmern Ausdruck von sündhaftem Egoismus ist, wo Bescheidenheit, Sichzurücknehmen und Bedürfnislosigkeit höchste Werte bedeuten. Familienkonstellationen, in denen Großeltern oder Verwandte rigide Erziehungsideale oder Normen noch verstärken.
- Eltern, die aufgrund welcher Ursachen auch immer lieblos, kalt und abwertend miteinander und mit den Kindern umgehen.
- Familien, in denen verbale oder körperliche, offene oder versteckte Gewalt herrscht oder ein diffuses, nicht fassbares Klima der Angst und der Bedrohung.
- Weitere Gründe für Überforderungen können sein: extrem schwierige Wohnsituation; Eltern oder Schwiegereltern, zu denen man ein gespanntes Verhältnis hat, die im gleichen Haus wohnen; Großeltern oder Schwiegereltern, die ständig auf die Erziehung Einfluss nehmen und Grenzen überschreiten, und ein Partner, der nicht klar Stellung bezieht und sich für den Partner einsetzt.
- Problematische Paarbeziehungen; ebenso innere Widerstände gegen die Kinder: Kinder, die schuld seien, weil die Figur nicht mehr so ist, wie vor der Geburt; Kinder, die nicht mehr so viel Raum lassen für Freizeitvergnügen, starke Belastungen durch frühere traumatische Erlebnisse, Todesfälle, sexuelle Übergriffe.
- Kinder, die Opfer sexueller Übergriffe wurden, sind häufig stark gefährdet, in eine depressive Entwicklung hineinzugleiten. Sie erleben Ohnmacht und Ausgeliefertsein in einem Ausmaß, das nicht zu übertreffen ist. Häufig sind sie sehr allein, trauen sich nicht, über ihre Erlebnisse zu sprechen und

erfahren damit auch die Familie nicht als einen Ort, der sie schützt und beschützt, wo man aufgehoben und sicher ist.

Wichtig ist vor allem:

1. Die Überforderung besteht über eine lange Zeitspanne, d. h. über Jahre. Je länger die Überforderung und je jünger die Kinder, umso schwerwiegender fällt sie ins Gewicht.
2. Die Überforderung muss den Eltern als solche weder spür- noch erklärbar sein.
3. Die Überforderung der Eltern wird von ihnen
   - selbst einerseits klar als Überforderung erlebt, wenn sie sich eine solche eingestehen, was leider sehr häufig nicht der Fall ist, oder dann,
   - wenn sie sich eine solche nicht eingestehen wollen oder können und erleben als »Es ist zu viel, jetzt mag ich nicht mehr, ich weiß nicht mehr weiter, alles zusammen und was jetzt noch kommt, wird mir zu viel, jetzt aber genügt es ...«.
   - Oder sie wird weder erlebt noch eingestanden, sondern ganz einfach ausgelebt mit Aggressionen, Gereiztheit, Rückzügen, Streitereien und Schuldzuweisungen.
4. Dazu kommt, dass diese Überforderung meist in Familien passiert, die nach außen als vorbildlich, beispielhaft und problemlos gesehen werden. Das ist nicht zufällig, weil hier auch ein Teil der depressiven Muster als Familienwert oder Familienstil gelebt und weitergegeben wird. Werte wie Anpassung, Problemlosigkeit sind zentral. Genauso wichtig ist es, das Gesicht zu wahren und gut anzukommen. Dafür wird sehr viel Aufmerksamkeit und Kraft verwendet. Den Eltern ist es sehr wichtig, dass die Kinder das als Wert in sich aufnehmen. Wahrscheinlich ist es den allermeisten Eltern nicht gleichgültig, was die anderen von ihnen und ihren Kindern denken. Es ist auch hier wieder eine Frage des Maßes. Diesen Famili-

en ist es nicht zuletzt aufgrund der innerfamiliären Probleme sehr wichtig, nach außen einen guten Eindruck zu vermitteln. Daher ist auch der Druck, unter dem sie stehen und den sie auf die Kinder ausüben, sehr groß. Und diesen Stil werden die Kinder auch als erwachsene depressive Menschen weiterführen und ihre Partner ins gleiche System, in den gleichen Zwang hineinziehen.

Die Überforderung der Eltern, auch wenn vielleicht zuerst nur ein Elternteil betroffen ist, trifft immer das schwächste Glied am stärksten, nämlich die Kinder, und zwar die, die sich weniger wehren können, sich weniger trauen, die besonders ein- und mitfühlend bezogen sind auf die Eltern. Es scheint, dass sie eine charakterliche Disposition mitbringen, besonders sensibel und verletzlich auf das Umfeld zu reagieren. Es sind die Kinder, die weniger fordernd und ichbezogen sind, das durchaus positiv gemeint. Es geht vorwiegend um die sensiblen und feinfühligen Kinder, die nicht erst durch Erziehung und Sozialisation so geworden sind. Sie können nicht entfliehen, können nichts entgegensetzen. Sie sind im familiären System die hilfsbedürftigsten und schwächsten, obwohl sie den stärksten, reifsten und ausgeglichensten Eindruck vermitteln. Sie zahlen die Rechnung, die Überforderung der Eltern geht auf ihre Kosten. Wichtig für die Ausformung depressiver Muster ist nicht nur die familiäre Konstellation allein, nicht das einfache Muster »wenn …, dann …«, sondern entscheidend ist das Wechselspiel zwischen den besonders gefährdeten Kindern und ihrem Umfeld.

Es sind aber auch die Kinder, die besonders auflehnend oder aggressiv sich verhalten und die auf diese Weise ihre Hilfsbedürftigkeit und ihre Sehnsucht nach Liebe und Wärme zum Ausdruck bringen. Ihr Auftreten bewirkt, dass sie häufig als stärker betrachtet werden, als sie sind, und durch ihr Verhalten auch weniger Zuwendung erfahren.

Andere wichtige Bezugspersonen vermögen häufig den negativen Einfluss solcher familiärer Überforderungssituationen auf die Kinder zu lindern, abzufedern und auszugleichen. Großeltern, Nachbarn oder Verwandte können ihnen teilweise die Erfahrung des Geliebtwerdens, liebenswert und wichtig zu sein, vermitteln. Die Grunderfahrung der Brüchigkeit und der Überforderung bleibt trotzdem wirksam, aber die Gefühle der Bedeutungslosigkeit, des Alleinseins und des fehlenden Bodens greifen nicht so tief, sind nicht so gravierend und anderseits haben die Kinder mehr Kraft, mehr Lebenswillen und können so ein größeres Vertrauen in sich und die Welt aufbauen. Auf gleiche Weise wirkt sich das aus, wenn ein Elternteil versucht, trotz der brüchigen Ehe- und Familiensituation den Kindern Zuwendung zu geben, auch wenn das meist verborgen, wenig spektakulär und nicht konstant geschieht.

3. Kapitel
Verhalten und Erleben depressiver Menschen

Auflistung einzelner depressiver Muster

Durch die Überforderung der Eltern werden die Kinder genötigt und innerlich aufgerufen, sich in einer Art und Weise zu verhalten, also Verhaltensweisen anzunehmen, die sich in ihnen als depressive und überfordernde Verhaltensmuster etablieren und sich später als Lebensstil des erwachsenen depressiven Menschen manifestieren. Wir haben schon viele solche Muster kennen gelernt, die entscheidend depressives Erleben und Verhalten prägen. Nachfolgend eine kurze Aufstellung einiger solcher Strukturen, die zusammen die Lebensstrategie und den Lebensstil der depressiven Menschen bilden und kennzeichnen:

1. Depressive Menschen sind ständig bestrebt, die tatsächlichen oder vermeintlichen Erwartungen anderer zu erfüllen. »Müssen« und nicht »Wollen« ist ihre Lebensdevise.
2. Depressive Menschen sind ihr Leben lang bemüht, allen alles recht zu machen. Sie »müssen« alles tun, ihre eigenen Erwartungen und die der anderen erfüllen und zufrieden stellen. Eine Zufriedenheit mit sich selbst gibt es nicht.
3. Ihre ganze Aufmerksamkeit ist auf andere ausgerichtet. Was in ihnen geschieht, sehen sie nicht, was sie spüren, zählt nicht, und wer sie sind, wissen sie nicht. Sie geben sich keinen Wert und keine Bedeutung.
4. Sie stellen sich laufend in den Hintergrund, übergehen und vernachlässigen sich.

5. Sie überfordern sich chronisch mit übersteigerten Anforderungen an sich.
6. Sie überfordern sich, indem sie ständig über ihre physischen und psychischen Grenzen gehen und sich damit schwächen und verletzen.
7. Immer und überall fühlen sie sich verantwortlich, ohne je vor sich genügen zu können.

Emotionale Grundlage ihres Verhaltens sind die aufgrund der Erfahrung der Brüchigkeit ihres Elternhauses geschaffenen Gefühle des Ungenügens, der Ohnmacht, der Unsicherheit und der Bodenlosigkeit. Emotional ist ihr Alltag geprägt durch das Gefühl der Überforderung und des Müssens. Müssen heißt für sie nicht »Wollen können« und nicht »Wollen dürfen«, heißt nicht »Gefragt werden«, nicht »Entscheiden können«, heißt nur »Reagieren ohne Widerworte«, heißt auch, im Gefühl zu leben, außengesteuert und fremdbestimmt zu sein. Es ist ein Handeln entsprechend den depressiven Mustern, die kein Auflehnen und keinen Widerstand zulassen. Was sie wollen, spielt keine Rolle. Sie haben zu tun, was sie spüren, tun zu müssen. Es ist so, absolut und bedingungslos. Es ist ihre Pflicht und so ist ihr Leben. Und ihr Müssen deckt das ganze Leben ab: Erwartungen erfüllen müssen, sich anpassen müssen, für den anderen da sein müssen, stark sein müssen. Aber ebenso verantwortlich sein müssen für alles, spüren müssen, vernünftig sein müssen. Und all das verlangt von ihnen, dass sie sich zurückstellen, bescheiden und anspruchslos zu sein haben. Es gibt keinen Bereich in ihrem Leben, der nicht von diesem Müssen bestimmt ist. Das Lebensgefühl des Müssens als Ausdruck der depressiven Muster ist wie ein Reflex, der schneller ist als alles andere, es ist auch wie ein Sog, dem sie nichts entgegensetzen können. Jeder Widerstandsversuch kostet so viel Kraft und sie bezahlen einen so hohen Preis, dass sie es schnell wieder aufgeben. Aushalten und so weiterleben kostet Kraft, diese Muster verändern aber verlangt von ihnen noch mehr ab. Und doch ist es ein verhängnisvoller Irrtum, deswegen so weiterleben zu wollen. Es geht auf die Dauer nicht, weil der Rucksack der depressiven Lebensstrategie zu schwer wird und es immer weniger Erholungsmöglichkeiten gibt. Die depressiven Menschen leben in der Illusion, dass es einfacher ist, den Rucksack weiterzutragen, als zu versuchen, ihn abzulegen. Und daran zerbrechen sie.

Eine Mutter schildert ihre Gemütsverfassung folgendermaßen:

»Ich muss alles für die anderen machen, für mich bleibt nichts. Und alles ist so anstrengend. Will ich etwas für mich, mache ich alles, damit die anderen zuerst auf ihre Kosten kommen und ich dann mit gutem Gefühl etwas für mich machen kann. Aber das funktioniert nicht. Ich weiß gar nicht, was ich will, weiß nicht, was für mich gut ist, und wenn ich etwas sehe, kann ich mich gar nicht entscheiden, das auch zu tun. Ich weiß dann nicht, ob ich das wirklich will, und zum anderen getraue ich mich gar nicht, etwas für mich zu machen.

Alles empfinde ich als Müssen und jede Kleinigkeit, die dazukommt, ist mir zu viel. Auch wenn es etwas noch so Schönes ist, etwas, was ich eigentlich gern machen würde, mag ich nicht. Ob ich etwas gern machen würde oder nicht, ändert nichts, es ist ein Müssen, ein Krampf und doch kann ich dann nicht Nein sagen, mich nicht dagegen wehren.

Ständig habe ich das Gefühl, helfen zu müssen, den anderen verstehen zu müssen, zu schauen, wie es ihm geht, wie er sich fühlt. Es ist wie ein Zwang, wie ein Sog, dem ich nichts entgegenzusetzen habe. Es zieht mich einfach rein. Was ich dabei fühle, merke ich gar nicht, mich gibt es dann gar nicht. Ich bin wie hypnotisiert, total auf den anderen ausgerichtet, es ist ein Fluch, aber ändern kann ich es nicht. Ich weiß schon, dass die anderen mit mir umspringen, mich um Gefälligkeiten bitten und mir Dinge sagen, die sie sich bei anderen nie getrauen würden. Aber was soll ich machen, ich bin jetzt halt die Dumme und ändern daran kann ich eh nichts mehr. Die wissen, dass ich mich nicht wehre, dass ich zu allem Ja sage, und nützen das schamlos aus. Was nützt es mir, wenn ich das weiß, es ändert doch nichts an der Tatsache, dass man das mit mir machen kann. Ich nehme Stimmungen und Gefühle auf, bevor die anderen etwas sagen. Diese Stimmungen ziehen mich richtig rein, ich kann gar nichts dagegen machen. Auch wenn ich mir noch so oft sage: »Für die Gefühle anderer bist du nicht verantwortlich«, hilft das wenig. Wenn ich versuche, darauf gar nicht zu reagieren, wie das die anderen auch tun, halte ich das fast nicht aus. Ich bin dann sicher, dass die anderen von mir etwas erwarten. Bringe ich das nicht, ist es für mich unerträglich, einfach da zu sein und zu tun, wie wenn ich nichts spüren würde.«

Eine andere Frau erzählt:

»Zu Hause war es sehr schwierig: bedrückend, schwer, nie unbeschwert. Heute würde ich sagen, der Vater war Alkoholiker. Aber niemand sprach darüber. Ich habe im Gegensatz zu meinen Geschwistern viel wahrgenommen. Es gab viele Spannungen zwischen den Eltern, aber man sprach nicht darüber. Die Mutter sagte zu allem Ja und Amen, wir wussten, es war nicht gut, was es aber war und wie schlimm alles war, wussten wir nicht. Zu fragen trauten wir uns auch nicht. Ich war froh, wenn alles weiterging. Es herrschte ein Klima der Brüchigkeit und der Unberechenbarkeit. Der Vater explodierte und lief davon und ich konnte am Abend erst einschlafen, wenn er zurückkam. Vorher fand ich keinen Schlaf. Ich übernahm die Verantwortung für alle, versuchte brav zu sein, mit der Mutter zu sprechen. Ich war ruhig, ich schien und war wahrscheinlich trotz allem auch ganz zufrieden. Die Mutter machte alles für uns Kinder. Sie war duldsam, erduldete alles, war immer lieb und nett zu uns. Ich merkte aber, dass sie Angst hatte vor den Ausbrüchen des Vaters. Sie entzog sich den Auseinandersetzungen. Sie wollte jeden Konflikt vermeiden. Sie bemühte sich, die Konflikte von uns fernzuhalten, wir sollten nichts spüren, spürten aber alles und sie glaubte, dass ich von allem nichts mitbekam. Das Bemühen der Mutter war gut gemeint, aber dieses Nichtreden machte alles diffus und unfassbar. Die Si-

tuation hatte keine Worte, der Alkohol des Vaters war tabu, und mein Fürchten und Ängstigen und Allestun, damit es ja weiterging, brachten auch nichts.

Die Mutter machte viel, aber sie konnte der Familie keinen Halt geben, ihr Schweigen, Dem-Vater-Ausweichen waren für mich schlimmer als der Alkohol des Vaters, obwohl er für mich auch sehr unberechenbar war. Ich habe nie gewusst, wie er reagiert, geschlagen hat er mich aber nie. Ich war wie ein Wachhund. Nichts entging mir und ich tat alles, um ja jeden Konflikt zu vermeiden und mich zurückzunehmen, sodass mich die anderen gar nicht mehr wahrnahmen. Wahrscheinlich habe ich das von der Mutter gelernt. Und so bin ich noch heute. Ich nehme alles auf, fühle mich gedrängt, hilfreich und konstruktiv zu sein, und merke dann gar nicht, wie ich mich verausgabe und mich vergesse. Um mich geht es nie, nur immer um die anderen. Mich gibt es dann gar nicht mehr und ich merke erst immer hinterher, wie viel Energie mich alles kostet und ich immer etwas mache, was ich gar nicht mehr machen will.

Der ganze Gefühlsstrudel von außen: Der Zorn des Vaters, das Schweigen der Mutter, die Spannungen, die in der Familie herrschten, waren stärker als meine eigenen Gefühle. Die hörte ich nicht, die waren nicht da. Vielleicht ein Selbstschutz? Auch heute nehme ich die Gefühle und Stimmungen der anderen viel deutlicher und klarer wahr als meine eigenen. Manchmal ist es zum Verrücktwerden, wie intensiv die Stimmungen der anderen mir unter die Haut gehen. Ich kann mich gar nicht dagegen wehren. Diese Stimmungen sind in mir, bevor ich überhaupt merke, was vorgeht. Mich dann auf mich zu besinnen und mich zu befragen geht fast nicht, weil ich nur die Stimmen der anderen höre. Meine eigene ist dann wie verstummt.

Die Frage, wie es dem Vater ging, war wichtiger als die Frage, wie es mir geht. Wenn es dem Vater gut ging, dann war es für mich schon viel. Dann redete auch die Mutter, es gab keine nächtlichen Streitereien und der Vater verließ nicht das Haus und die Mutter zog sich auch nicht zurück, dann war es für mich gut. Nur wusste ich nie, wann alles wieder kippen wird. So war ich immer gespannt, immer bereit, sofort zu reagieren. Auch heute ist es für mich fast nicht möglich, unbelastet und frei mit anderen Menschen umzugehen. Ständig habe ich das Gefühl, für die anderen etwas machen zu müssen oder dafür zu sorgen, dass die Stimmung gut ist und sich alle wohl fühlen. Das ist alles so anstrengend und macht mich unendlich müde und traurig. Aber ich muss das machen, sonst wäre es noch schwieriger. Wenn mich das nur nicht so ermüden würde, dann ginge es ja noch. Ich spüre auch eine unendliche Traurigkeit in mir. Die ist immer da, vielleicht wie bei anderen der Tinnitus. Ich wehre mich zwar dagegen, meist aber nehme ich sie einfach so hin. Seit ich versuche, sie zu verstehen und als wichtigen Teil meiner Person anzunehmen, geht es mir besser.«

Depressive Menschen merken sehr wohl, dass ihr Leben anstrengend ist, merken, dass alles so viel Kraft kostet, aber sie verstehen häufig nicht, warum. Bei der kleinsten Kleinigkeit zu ermüden und auch bei Dingen, die Freude machen, sich bis zur Erschöpfung zu verausgaben ist schwer zu verstehen und noch schwieriger anzunehmen. Es sind die Alltäglichkeiten, die ermüden, es sind die kleinen Dinge, die so viel fordern und überfordern. Und wenn sie sich mit anderen vergleichen, schneiden sie schlecht ab. Diese machen ihrer Ansicht nach mehr, sind zu mehr fähig, ohne dass sie den Eindruck machen, dass es sie Kraft kostet. So kommen sich die depressiven Menschen sehr schnell schwächlich und nicht belastbar vor, machen sich Vorwürfe und werten sich ab. Dabei übersehen sie, was sie alles machen, wie intensiv sie etwas machen und womit sie sich die ganze Zeit beschäftigen und belasten. Sie übersehen aber auch, dass jeder Vergleich, den sie anstellen, zu ihren Ungunsten ausfällt. Es ist von vornherein klar, dass immer sie schlecht abschneiden, wenn sie Vergleiche anstellen. Etwas anderes ist in ihren Augen gar nicht möglich. Die anderen machen alles besser und sind in allem besser als sie, das ist ihre feste Überzeugung.

Das Leben depressiver Menschen mit ihren Überforderungsmustern

Depressive Menschen sind engagiert, zuvorkommend, nett, nicht aggressiv, hilfsbereit, anständig und zuvorkommend. Nichts ist ihnen zu viel. Sie motzen nicht, nehmen Rücksicht, drängen sich nicht auf, pochen nicht auf ihr Recht und machen pflichtbewusst ihre Arbeit. Man kann sich hundertprozentig auf sie verlassen. Sie sind da, wenn man sie braucht, sie brüllen nicht mal los, sind bescheiden, engagieren sich bis zur Erschöpfung und sagen nie Nein. Überstunden und Mehrarbeit erledigen sie ohne Murren. Sie sind hilfsbereit, ruhig, geduldig, besonnen und teamfähig, ausgeglichen, nett, humorvoll, ebenso sozial kompetent und dank ihrem Einsatz, ihrer fachlichen Qualifikation und ihrer Verlässlichkeit in anspruchsvollen Positionen. Als Kollegen schätzt man ihre bescheidene, höfliche, zuvorkommende und liebenswürdige Art.

In ihnen drin aber sieht es anders aus. Sie fühlen sich minderwertig, als Versager, haben Angst vor jeder Aufgabe und Angst, nicht zu bestehen. Sie fühlen sich zu allem gedrängt, machen nichts freiwillig, tun alles, weil es so sein muss, weil man es von ihnen verlangt. Nichts geht für sie einfach, nichts machen sie aus Freude oder Begeisterung. Alles kostet Überwindung, alles ist ihnen zu viel. Sie verausgaben sich, wollen eigentlich gar nicht und müssen doch. Sprechen und sich in Gesellschaft bewegen ist für sie Schwerstarbeit. Sie sind nur bemüht, möglichst über die Runden zu kommen, nicht anzuecken, keine Probleme zu schaffen und Schwierigkeiten zu meiden. Immer sind sie unter Druck, immer belastet, immer unter enormen Ängsten, die Erwartungen nicht erfüllen zu können. Sie sind nie zufrieden, haben Angst vor Entscheidungen und fühlen sich unsicher nach gefällten Entscheidungen. Sie nehmen sich überall zurück und sind doch unzufrieden damit. Sie lassen anderen den Vortritt und ertragen es doch kaum, sind leise und anständig, obwohl sie innerlich fluchen, schreien und brüllen möchten. Und das alles mit einer riesigen Anstrengung, damit niemand merkt, wie es in ihnen aussieht.

So verbringen sie ihr ganzes Leben in der latenten Depression: in sich gekehrt, ihr Innenleben verschlossen gegen außen, alles selber mit sich ausmachend, ohne zu zeigen, wie es in ihnen drin aussieht. Sie haben ihr Leben immer in Einsamkeit mit sich selbst gelebt, für sich geschaut und sich nach außen abgeschottet, Mauern aufgebaut und Rückzugsmöglichkeiten und Inseln für sich geschaffen. Und doch zerreißt sie dieser Spagat, kommen sie an Grenzen ihres Einmannbetriebes und möchten um Hilfe rufen. Aber kein Schrei dringt nach außen, kein Zeichen der Verzweiflung lassen sie die anderen sehen. Die Mauern sind dick und ihre Muster, allein für sich zu sein, sind undurchdringlich. Sie bleiben Gefangene ihrer eigenen Art, die sie zum Schutz und fürs Überleben aufgebaut haben, die aber jetzt zu Fesseln und zum Gefängnis wird. Und während der Latenzzeit der Depression, die die größte Zeit ihres Leidens ausmacht, ahnt kaum jemand aus ihrer Umgebung von dieser Hölle, in der sie leben. Deshalb auch ist das Leiden Depression so grauenhaft und die Einsamkeit dieser Menschen so unendlich tief. Diese Distanz zu allem und jedem ist einerseits ihr Schutz und zum anderen ihr Verhängnis und ihr Schicksal.

Nicht sprechen, ihr Innerstes für sich behalten, am Leben zerbrechen und nach außen das Theater des aufgestellten und starken Menschen zu spielen kostet Kraft, lässt sie nicht zur Ruhe kommen und demütigt und beschämt. Es ist für sie erniedrigend, so ein Spiel, das so ernst ist, spielen zu müssen. Sie können nicht anders und alle erwarten von ihnen dieses Verhalten. Für die anderen Menschen sind sie so, wie sie sich zeigen. Man kennt sie so, man mag ihre Art und schätzt sie. Man erwartet gar nichts anderes, für sie selbst aber ist das fürchterlich. Sie sind nicht so, fühlen sich nicht so, und müssen doch immer so tun, wie wenn sie das wären. So ist denn ihr Leben nicht nur anstrengend, sondern ein Trauerspiel, ein Leben in der Gefangenschaft. Bestätigungen erreichen sie nicht, sie können sie nicht annehmen, weil sie nicht ihnen gelten, sondern denen, die sie nicht sind, aber vorgeben zu sein. Nach außen ruhig, besonnen und überlegen, innerlich aber voller Angst und voller Minderwertigkeitsgefühle. Lebenslang ein Theater spielen müssen ist grässlich, überfordert und ist eine permanente Leidens- und Horrorgeschichte. Wenn man sich das alles vorstellt, kann man erahnen, wie stark der depressive Mensch sein muss, wie ausdauernd auch, um dieses Leben durchzuhalten, von einem Stress zum anderen, von einer Überwindung zur anderen. Kaum ist eine Situation gemeistert, kommt schon die nächste und jede Situation ist von neuem eine Prüfungssituation, geht es für die depressiven Menschen doch um Sein oder Nichtsein. Sie müssen sich ständig überwinden, alle Kräfte mobilisieren und das Letzte aus sich herauspressen. Nicht nur ist dieses Leben erschöpfend und trostlos, ohne Befriedigung, ohne nachhaltige Bestätigung oder Belohnung, sie bezahlen auch dafür. Irgendwann einmal bekommen sie noch eine zusätzliche Rechnung präsentiert, dann, wenn sie merken, dass nichts mehr geht, im schwierigsten Fall, wenn die latente Depression manifest wird, oder in späteren Jahren, wenn Gefühle der Freudlosigkeit ihren Alltag bestimmen, sie ihr Leben als gelebt empfinden und es gefühlsmäßig abhaken. Das ist der Preis für jahre- oder jahrzehntelange Überforderungen, für massiven Raubbau, den sie an sich betrieben haben. Und so ein Leben verdanken sie ihren depressiven Mustern und so ein Leben ist Resultat der frühen brüchigen und überfordernden Familiensituation.

Wenn nicht so viel Energie da wäre, die sie mobilisieren könnten, würden sie ein solches Leben nicht durchhalten. Aber sie brauchen diese Energie zum Durchhalten und um über die Runden zu kommen. Umso schmerzlicher ist es für sie, wenn sie hören müssen, wie weich und kraftlos depressive Menschen seien. Auch wenn sie den anderen nichts Böses wünschen, möchten sie, dass diese nur einen Tag lang in ihrer Haut stecken könnten, um zu sehen, wie hart und anstrengend ihr Leben wirklich ist.

Die depressiven Menschen in ihrem Umfeld

Nie Nein sagen, ständig für die anderen da sein, immer bereit, den anderen entgegenzukommen, ihnen abzunehmen, was sie nicht selber erledigen können, ist für die anderen sehr angenehm. Alles tun, damit die anderen sich nicht überfordern, keine Bitte ablehnen, keine Arbeit zurückweisen, immer Zeit haben kommt den anderen entgegen und macht die depressiven Menschen zu angenehmen Zeitgenossen und attraktiven Partnern. Solche Kollegen oder Mitarbeiter, die nie ungeduldig, missgelaunt oder aggressiv sind, wünscht sich jeder. Man kann sie problemlos übergehen, denn sie reklamieren nicht, machen keine Szene, man muss sich nicht rechtfertigen oder entschuldigen. Und mit diesem pflegeleichten Verhalten werden die anderen verwöhnt. Wenn man etwas Unangenehmes abgeben will, geht man zu den depressiven Menschen, weil man weiß, dass sie keine Probleme machen werden. Man bekommt, was man will, ohne dass sie klagen oder sich wehren. Sie sagen sofort Ja, erwarten nichts und wollen keine Gegenleistung. Man kann sehr wohl spüren, dass es ihnen nicht gelegen kommt, dass es auch für sie zu viel ist, aber sie sagen nichts. Selber hat man vielleicht ein schlechtes Gewissen, dass man ihre Gutmütigkeit ausnützt, aber das geht vorbei, weil man sich sagen kann, dass sie sich ja hätten wehren können: »Sie könnten ja sagen, wenn es ihnen nicht passt.«

So werden die depressiven Menschen immer wieder überrumpelt, ausgenützt und überfordert. Sie nehmen das scheinbar gelassen hin, machen, was sie zu tun haben, und schweigen. Sie selber merken schon, dass man immer zu ihnen kommt, dass man unangenehme Arbeiten auf sie abschiebt. Sie durchschauen sehr wohl, dass man zu ihnen kommt und nicht zu Kollegen geht, die sich wehren, aufbegehren und Zusatzarbeiten lautstark von sich weisen. Sie sehen schon, dass schwierigere Kollegen weniger angegangen werden, dass man denen ausweicht und den Weg zu ihnen sucht. Sie müssten, wenn sie das machen wollten, was für sie richtig ist, Nein sagen. Aber das gelingt kaum, erst dann vielleicht, wenn sie gar nicht mehr anders können. Dann sagen sie in aller Nettigkeit, dass sie schon würden, aber … und am Schluss, wenn die anderen insistieren, liegt die Arbeit auf ihrem Schreibtisch.

Nein sagen kostet sie so viel Kraft, andere zurückweisen fordert ihnen alles ab, dass sie lieber hundertmal Ja statt einmal Nein sagen. Und sie wissen auch, dass es für sie schwieriger ist als für die anderen. Die, die nicht gefragt werden, müssen nicht Nein sagen, die haben es leichter. Erst viel später merken die depressiven Menschen, dass sie die anderen förmlich dazu einladen, zu ihnen zu kommen. Dass die sehr schnell gemerkt haben, dass sie nicht Nein sagen können, dass man über sie bestimmen und sie manipulieren kann. Sie laden die anderen nicht nur durch ihr Verhalten und ihre Ausstrahlung ein, statt zu schweigen, hängen sie noch an: »Wenn du etwas hast, kannst du ungeniert zu mir kommen, ich bin jederzeit da, rufe mich an, komme nur vorbei …«, und merken erst nachher, wenn sie es schon gesagt haben, dass sie wieder in die immer gleiche Falle getappt sind. Dass sie ausgenützt werden und missbraucht, gehört für sie genauso zu ihrem Leben, wie sich ausgeliefert und nicht ernst genommen zu fühlen.

Äußerlich lassen sie sich nichts anmerken, aber innerlich schreien sie auf, wenn die anderen mit ihnen machen, was sie mit anderen sich nie trauen würden. »Ich bin immer der Dumme, warum denn immer ich? Sehen die denn nicht, dass ich nicht mehr kann? Aber mich nimmt man nicht ernst, bei mir traut man sich, mir mutet man alles zu, der soll nur, der kann ja …«

Und dass jemand, der so reagiert, sich überfordert, keine Freude am Leben hat, liegt auf der Hand.

»Was war ich für ein Dackel und Lastesel. Ich habe das nie in Frage gestellt oder kritisch bedacht. Wie schwer gepackt und überfrachtet war der Rucksack. Aber immer freundlich, aufmerksam, hilfsbereit und anstellig: ›Ja klar, sofort, selbstverständlich, kein Problem, jederzeit wieder, keine Ursache …‹ Ich war wie ein Pfadfinder, allzeit bereit, die Probleme der anderen zu lösen. Ihre Not und Hilflosigkeit waren wie ein Magnet, der mich anzog und mich von mir wegholte. Ich schien aber auch wie ein Magnet für die anderen zu sein: Hatten sie etwas, kamen sie sicher zu mir und das jederzeit, auch zu Unzeiten. Wie oft ist mein Essen kalt geworden, wie viele Abende bin ich bei anderen gehockt, obwohl ich fast nicht mehr konnte. Was es für mich bedeutete und mich kostete, dafür musste ich selber schauen, ich kam zu spät, musste noch schnell etwas reinbringen, weil ich die Zeit aufholen musste, habe wichtige Erledigungen ausfallen lassen. Für mich musste ich dann und tat es auch für die anderen noch schnell, nebenbei, auf dem Weg: ›Macht mir nichts aus, ich mache das auch noch schnell, gib es mir, zeig mal, vielleicht kann ich dir helfen.‹ Häufig reichte für mich die Zeit nicht mehr, konnte ich vieles nicht mehr erledigen. Zuerst kamen die anderen und am Schluss fehlten dann die Zeit und die Kraft für meine Sachen.«

Mit zunehmender Dauer der latenten Depression, wenn die Ermüdung immer größer wird und die Kräfte immer mehr nachlassen, verschwinden Spontaneität und Lebendigkeit. Dann wird es auch für die nächsten Bezugspersonen im Umgang mit ihnen immer schwieriger. Kaum mehr ein Lachen. Auch wenn man vorher dem Frieden nicht wirklich traute, oft spürte, dass nicht alles nur gut war, war es einfacher. Jetzt aber weiß man auch nicht viel mehr, kann man nicht über ihr Befinden sprechen, sondern es werden einfach so Sätze hingeworfen, ohne Erklärung, ohne weitere Ausführungen. Man weiß nicht, soll man darauf eingehen, sie ernst nehmen oder gar nicht beachten: »Ich kann nicht, ich bin nichts. Ich weiß nicht, wie lange ich das noch mache. Ich weiß nicht, was das alles soll. Es hat doch alles keinen Sinn mehr ...« Und das in einer Stimmung von Verbissenheit, Verzweiflung, Wut und Schmerz. Alles verweigern sie, nichts ist richtig, nichts interessiert sie. Zu Hause sind sie wie ausgelöscht, leidend und müde, für nichts zu haben und für nichts zu interessieren. Sie sind empfindlich, dünnhäutig. Bei allem, was die Familie betrifft, seien es nun die Kinder, die Finanzen oder sonst etwas, winken sie ab und mögen sich nicht damit beschäftigen. Kein liebes Wort gibt es, keinen Blick mehr für ihren Partner.

Sie lassen sich nichts sagen, nicht helfen und die Zeit vergeht und ändern tut sich scheinbar nichts. Wie ein Schleier legen sich Belastung, Freudlosigkeit und Schwere über die Familie. Der Partner kommt an seine Grenzen, brüllt, schweigt, zieht sich zurück, schützt sich und lebt auch nicht mehr. Freudlosigkeit und Lethargie überkommen auch ihn. Und das Leben geht dahin, Woche für Woche ohne scheinbare Veränderung, ohne Lichtblick und mit schwindender Zuversicht, dass sich doch noch etwas zum Guten wenden könnte. So kann es jahrelang weitergehen.

Der Suizid als Ausweg

Wenn die depressiven Menschen irgendwann einmal die Kraft zum Weitermachenwollen nicht mehr haben, können sie auch dann nicht sprechen, können sie auch dann keine Hilfe annehmen. Deshalb bleibt als Ausweg, weiterzumachen bis zu einem möglichen Zusammenbruch, bis die latente Depression manifest wird.

Eine andere Möglichkeit ist, wenn das Leben und das Leiden unerträglich werden, Ruhe zu finden im Tod. Und ihr Sterben, ihr frei gewählter Tod sind ebenso einsam, wie es ihr Leben war. Auch die letzten Monate und Wochen vor ihrem Tod leben sie allein, wie sie immer allein unter Menschen geblieben sind. Sie bleiben, auch wenn das pathetisch und kitschig tönen mag, einsam bis zuallerletzt. Die Angehörigen und Bekannten sind geschockt, zerstört, aber auch enttäuscht und beleidigt.

»Warum ist er nicht zu mir gekommen? Warum hat er nichts gesagt? Ich hätte ihm doch geholfen. Er hätte nur etwas sagen müssen, ich hätte alles für ihn getan. Er hat doch gewusst, dass ich für ihn da bin. Er hat doch gewusst, dass er zu mir kommen kann ...«

Ja, warum sprechen sie nicht? Warum gehen sie nicht zu den Menschen, die sie lieben, wenn sie das Leben nicht meistern? Warum öffnen sie sich nicht, wenn sie spüren, dass sie so nicht mehr weiterleben können, oder etwas dazukommt, was das Fass zum Überlaufen bringt? Die Antwort ist klar und einfach.

Wie soll jemand, der sein ganzes Leben nicht von sich gesprochen hat, nie gezeigt hat, wie es in ihm drin aussieht, und sich anderen nicht zumuten wollte, in dieser für ihn schwersten Zeit sprechen? Wie kann jemand, der sich immer sorgte, was die anderen von ihm denken, und sich nie für so wichtig hielt, dass andere sich Zeit nehmen für ihn, wie soll er dann sich das Recht geben, andere um Hilfe zu bitten? Wer nie lernte, über sich zu sprechen, nie wirklich Vertrauen in die anderen aufbauen konnte, wer nie loslassen, sondern immer alles selbst in den Händen halten musste, kann nicht plötzlich seinen Lebensstil ändern und ein anderer werden, als er sein Leben lang war.

Wer immer nach den depressiven Mustern lebte, sich zurücknahm, für die anderen da war – »die anderen sind wichtig, nicht ich« –, wie soll ein solcher Mensch, der immer nur sich selbst belastete, um die anderen nicht zu belasten, wie soll ein solcher Mensch sich plötzlich öffnen, von seinem Innersten sprechen, von seinem Leiden und seiner Lebensmüdigkeit? Er ist zeit seines Lebens auf diesem einsamen Gleis gefahren. Auch wenn er sich noch so vornahm, sich anzuvertrauen, wenn es darauf ankam, hat er geschwiegen und alle die Ausreden fürs Nichtsprechen gebraucht, die ihm so geläufig sind: »Der versteht dich nicht, der hat anderes, Wichtigeres zu tun, als dein Gejammer anzuhören, und schlussendlich musst du allein mit allem fertig werden.«

Wir wissen nicht, wie viele Anläufe solche Menschen innerlich nehmen, wie viele Dialoge sie durchspielen, bis sie es fallen lassen und sich ins Unvermeidliche schicken.

Sprechen heißt auch, sich Vorschlägen auszusetzen, die sie dann erfüllen müssen, ob sie es wollen oder nicht, ob sie sich das zutrauen oder nicht. Sie sehen sich schon Ja sagen und nicken, um den anderen, der sich doch so Zeit nimmt und sich für sie einsetzt, nicht zu enttäuschen. Gleichzeitig wissen sie, dass sie nichts von all dem umsetzen werden. Sprechen heißt, nicht mehr in Ruhe gelassen werden, wieder und wieder sprechen zu müssen, Auskunft zu geben, ob sie jetzt dieses oder jenes gemacht haben, ob sie zum Arzt gegangen oder mit dem Arbeitgeber gesprochen haben. Und all das ist zu viel. Das ist noch eine Zusatzbelastung, noch ein Krampf mehr. Sprechen heißt auch, all den Schmerz und die Enttäuschung, die sie beim anderen auslösen, ansehen zu müssen, auszuhalten, und dann noch zu trösten, obwohl sie den Trost und die Unterstützung selber brauchen würden. Den anderen helfen, obwohl sie nicht einmal sich selbst helfen können, Verantwortung für das Wohlbefinden der anderen tragen, wenn sie nicht einmal für sich selbst die Verantwortung tragen können, übersteigt ihre Möglichkeiten. Sprechen heißt, den Rucksack, der jetzt schon zu schwer ist, noch mehr zu beladen.

Zu viel ist zu viel, dann bleibt nur, bei sich bleiben und den letzten Gang gehen, den sie nicht wirklich gehen wollen, sondern gehen müssen. Einen anderen Weg sehen sie nicht, für einen anderen Weg, für ein Weiterleben fehlt die Kraft. Und so bleibt denn der Suizid häufig ihre einzig mögliche Form des Handelns, der Suizid als letzte und ultimative Form des Nichtsprechenkönnens.

Die depressiven Muster und speziell das Muster: Erfüllen von Erwartungen

Erfüllen von Erwartungen, das tönt gar nicht so aufregend. Es ist schwer nachvollziehbar, was denn daran so speziell sein soll. Jeder von uns kennt diese Verhaltensweisen, ohne daran zugrunde zu gehen. Sie gehören zum Leben, sie sind ein Teil unseres Verhaltensrepertoires, um mit anderen Menschen auszukommen und in unserer Gesellschaft leben zu können. Es klingt nach Kompromiss und Entgegenkommen, ohne die ein Zusammenleben nicht möglich ist.

Für die depressiven Menschen aber sind die depressiven Überforderungsmuster Zwang und Druck und Gefängnis. Sie müssen so reagieren, ob sie wollen oder nicht. Sie sind diesen Mustern, diesen Zwängen und Forderungen ausgeliefert. Was immer sie machen, wo immer sie sich befinden, wie wichtig oder nebensächlich eine Aufgabe oder Anforderung ist, sie müssen nach diesen Mustern handeln. Ihr Denken und Fühlen lassen eine andere Möglichkeit oder ein Entscheiden entsprechend den eigenen Bedürfnissen oder der momentanen Verfassung nicht zu. Depressive Muster sind Einbahnstraßen.

Was das heißt, sich nur innerhalb dieser Muster bewegen zu können, möchte ich anhand des Musters »Erwartungen erfüllen« ausführen. Ich möchte zeigen, wie sehr die depressiven Menschen durch dieses Muster in ihren Lebensmöglichkeiten eingeschränkt sind und wie tief dieses in ihrer Persönlichkeit verwurzelt und verästelt ist. Nur wenn wir das Ausmaß dieser Verstrickungen erfassen, können wir die depressiven Menschen in ihrer Ohnmacht und ihrem Leiden verstehen.

Depressive Menschen sind ständig bestrebt, die tatsächlichen oder vermeintlichen Erwartungen anderer zu erfüllen. »Müssen« und nicht »Wollen« ist ihre Lebensdevise.

Erwartungen erfüllen müssen als Lebensprinzip und von diesem Prinzip geleitet werden bedeutet, dass die depressiven Menschen in ihrer Ganzheit, physisch und psychisch, nur nach außen, auf den oder die anderen hin ausgerichtet sind. Nicht sie sind Zentrum ihres Handelns, ihr Mittelpunkt liegt nicht in ihnen, sondern bei den anderen. Ihre Wahrnehmung, ihr Denken und Fühlen kreisen um die anderen Menschen, darauf sind sie ausgerichtet und fixiert. Sie sind wie hypnotisiert, ständig auf dem Sprung, dass ihnen nichts entgeht. Ausgerichtet sein auf andere, aufnehmen, was an Erwartungen oder Forderungen von den anderen kommt, ist immer mit sehr viel Unsicherheit verbunden. »Habe ich den anderen richtig verstanden, ist es das, was er von mir will, habe ich auch nichts verpasst oder übersehen?« Da stecken so viel Unsicherheit, so viel Interpretationsspielraum drin, auch wenn sie sich noch so bemühen, alles richtig zu machen. Unsicherheit ist zwangsläufiger Begleiter eines solchen Verhaltens, auch deshalb, weil die depressiven Menschen tief in sich überzeugt sind, nicht zu genügen und alles falsch zu machen. So sind sie denn nie ruhig. In allem, was sie tun, stecken Unsicherheit und die Möglichkeit des Versagens. Sie sind ständig auf Trab, ständig gespannt. Sie sind wie unter Strom, ja nichts zu verpassen, jede Äußerung der anderen zu interpretieren und auch das noch zu hören und richtig zu deuten, was nicht gesagt wird, was sie annehmen oder glauben wahrnehmen zu müssen.

»Müssen ist mein Leben, so funktioniere ich im Alltag. Manchmal aber werde ich richtiggehend überschwemmt von Gefühlen des Müssens. Dann höre ich nur noch ›Du musst, du musst‹. Der Druck wird dann immer größer, und je mehr ich versuche, dagegen anzukommen, je mehr ich argumentiere und lamentiere, umso lauter werden die Stimmen des Müssens, umso mehr bin ich bei dem, was Angst macht und mich antreibt, obwohl ich dann gar nichts machen kann. Ich sitze dann wie gelähmt da, wie versteinert, und in mir drin rumort es. Die bedrohlichen Gefühle werden

immer übermächtiger und das eigene Gespür immer leiser und verschwindet dann ganz. Ich komme dann gar nicht auf den Gedanken, mich zu befragen, was ich will, was mir jetzt hilft, obwohl ich schon öfters die Erfahrung gemacht habe, dass ich mich mit Fragen nach meinem Wollen wieder zurückgewinnen kann, ich mich wieder mehr spüre und die Energie wieder zu mir zurückfließt. Wenn es mir gelingt, mich von den Angst machenden Gedanken abzuwenden und zu mir zurückzufinden, bekomme ich wieder Boden unter die Füße.«

Das Muster »Erwartungen erfüllen« beinhaltet auch, dass depressive Mensche sich ständig in andere hineinversetzen. Immer erahnen müssen, was diese wollen, ist anstrengend. Natürlich werden sie aufgrund ihrer Sensibilität und der lebenslangen Übung Meister der Empathie und Profi im Erfassen von Stimmungen und Zwischentönen. Sie sind schnell im Erfassen der anderen, häufig gar schneller als die Betroffenen selbst. Andererseits schränkt dieses Fixiertsein auf den anderen die Wahrnehmung ein. Sie ist wie ein Lichtkegel: Was außerhalb liegt, sehen die depressiven Menschen nicht, nur was im Licht steht, wird wahrgenommen. Depressive Menschen können, wenn sie auf andere ausgerichtet sind, nur auf diese Weise wahrnehmen und nur das, was in diesem Lichte erscheint. Nach innen schauen, rückwärts schauen, den Lichtkegel anders richten, geht nicht. Es ist wie ein Fahren auf Gleisen: Ein Abweichen, ein Verändern der Spur oder der Richtung sind ausgeschlossen.

Was depressive Menschen aufgrund ihrer Muster sehr stark empfinden, ohne zu wissen, weshalb, sind Gefühle von unfrei, gefesselt und bevormundet. Diese Lebensgefühle sind so stark, dass sie sich als unreif, abhängig, ausgeliefert und nicht Herr ihrer selbst sehen. Etwas in ihnen bestimmt über sie und diktiert ihnen ihr Handeln und zudem fühlen sie sich von den anderen Menschen bevormundet. Diese können sagen, was sie von ihnen erwarten. Für sie stimmt es, geht die Rechnung auf, nicht aber für die depressiven Menschen. Wer sich ständig gedrängt fühlt, die Erwartungen der anderen zu erfüllen, vergrößert den anderen, macht ihn übermächtig. Und je übermächtiger der andere wird, umso kleiner werden sie selbst. Sie sind und fühlen sich ausgeliefert.

»Bei den anderen muss ich eilen, sofort zur Stelle sein, alles liegen lassen und meine Angelegenheiten auf die Seite schieben: ›Das hat noch Zeit, das kann ich später erledigen, das ist nicht so wichtig, zuerst die anderen, dann ich.‹

Ich mache die Bagatellen der anderen zu Notfällen und meine Notfälle zu Bagatellen.«

Das Muster bedeutet zudem: Für die anderen ist eine Arbeit oder ein Gespräch irgendwann einmal abgeschlossen. Für die depressiven Menschen aber geht es weiter. Sie überlegen, was sie anders, besser hätten machen können. Sie fragen sich, warum sie nicht schneller und besser reagiert haben, und werden von Selbstvorwürfen und Zweifeln geplagt. Sie kommen nicht zur Ruhe. Vor einer Handlung machen sie sich Gedanken, ängstigen sich, fürchten sich. Nachher müssen sie alles noch einmal durchgehen, sehen Fehler, quälen sich und haben ein schlechtes Gewissen.

Depressive Menschen müssen sich entsprechend ihren depressiven Mustern verhalten, was ihnen außer der Überforderung nichts bringt. Versuchen sie etwas zu verändern, bezahlen sie das mit Ängsten, Unsicherheiten und Schuldgefühlen. Sie spüren immer wieder Impulse, auszubrechen, sich anders zu geben oder gar auszusteigen. Aber es bleibt beim bloßen Gedanken. Ihre Kräfte sind gefangen, sind absorbiert und reichen nicht aus für anderes. Der Motor ist ständig überhitzt, sie sind in einem permanenten Ausnahmezustand. Sie tun alles mit riesigem Einsatz, aber ohne innere Überzeugung und ohne innere Beteiligung. Von den anderen wird ihr Verhalten anders wahrgenommen, als Ausdruck von Engagement und Pflichtbewusstsein. Sie tun kaum je etwas aus Liebe oder Interesse an einer Sache, sondern aus dem Zwang des Müssens heraus und wegen der anderen. Häufig fühlen sie sich wie Marionetten, am Gängelband, was Gefühle von Ohnmacht, aber ebenso von Erniedrigung und Demütigung auslöst. Sich nicht wehren zu können, sich so zu verhalten, wie sie müssen, und nicht, wie sie wollen, gibt ihnen das Gefühl von Schwäche, Feigheit, Mutlosigkeit und von fehlender Zivilcourage. Das tut ihnen nicht gut und zehrt den kläglichen Rest von Selbstachtung, den sie noch besitzen, allmählich auf.

Wer nur auf die anderen ausgerichtet ist, vor allem macht, was von ihm erwartet wird, kennt wohl deren Bedürfnisse sehr gut, nicht aber seine eigenen. Ein solcher Mensch kann die eigenen Grenzen nicht erkennen, und wenn er sie spürt, nicht anerkennen. Deshalb gibt es keine Rücksichtnahme, auch kein Anpassen der Kräfte und so kennt er keine mildernden Umstände und kein Verzeihen von Schwächen. Es gibt nur »alles oder nichts«. Er merkt nicht, wenn die physische und psychische Belastung zu groß ist. Eine reale und adäquate Selbsteinschätzung ist nicht möglich und deshalb bewegt er sich immer auf dem schmalen Pfad der Überforderung. Ein möglicher Absturz ist immer hautnah und real. Das auch deshalb, weil es für ihn die Unterscheidung wichtig oder unwichtig nicht gibt. Alles muss er und alles, was er muss, ist wichtig.

Wer nur auf andere ausgerichtet ist, kennt sich nicht und kann sich daher auch nicht auf sich verlassen, sich nicht vertrauen und keine Sicherheit in sich finden. Wer sich nicht kennt, kann sich keinen Wert und keine Bedeutung geben. Um ihn geht es nie. Dazu kommt auch, dass der depressive Mensch sich für alles und jedes verantwortlich fühlt, aber auch für alles und jedes schuldig. Deshalb ist er auch so dünnhäutig, bezieht er alles auf sich und empfindet jede Äußerung oder Bemerkung der anderen als Kritik und Vorwurf.

Die Verhaltensweisen, die unter dem Muster »Erwartungen erfüllen müssen« fallen, sind in der depressiven Lebensstrategie eng verknüpft mit den anderen depressiven Mustern. Die einzelnen Verhaltensweisen und Grundzüge der verschiedenen Einstellungen und Haltungen decken und ergänzen sich. Das ist nicht erstaunlich, kommen doch alle depressiven Muster aus der gleichen Quelle, sind auf dem gleichen Mist gewachsen.

Was allen zugrunde liegt – die Überforderung und die gelernten Verhaltensweisen aus der Erfahrung der familiären Brüchigkeit –, sind auch die Eckpfeiler eines Ausstieges aus der Depression. Es liegt nahe, dass es für den depressiven Menschen kein besseres Leben geben kann ohne eine Veränderung dieser Muster. Um das bisher Gesagte zu illustrieren und auch zu zeigen, wie solche Menschen sich sehen und erfahren, wenn sie den Weg des Ausstiegs gehen, hier einige Äußerungen:

»Das Erfüllen von Erwartungen ist wie ein Zwang, dem man sich nicht widersetzen kann. Wie häufig habe ich versucht, nicht hinzuhören und etwas anderes zu machen. Lange habe ich das aber nie durchgehalten. Angst ist gekommen, Schuldgefühle, ich kreiste mit meinen Gedanken immer um das, was ich eigentlich machen müsste, was eigentlich meine Pflicht wäre, und malte mir aus – eigentlich haben sich diese Bilder aufgedrängt –, was wohl die anderen denken, wenn ich das oder jenes nicht oder anders machen würde. Es war furchtbar, wenn ich mir ausmalte, dass die anderen den Kopf schütteln könnten, mich nicht verstehen oder mich gar nicht mehr beachten würden. Und wenn sich dann noch die Gedanken in meinen Kopf drängten, was die anderen jetzt alles über mich denken könnten, dann konnte ich gar nicht mehr anders, als mich so zu verhalten, wie ich glaubte, dass die anderen es von mir erwarten. Das zu machen, was man glaubt, dass es von einem erwartet wird, ist so selbstverständlich, dass es in den meisten Fällen gar keine Frage ist, anders als so zu handeln. Ich kenne ja gar nichts anderes, es ist wie eine Art Pflicht, eine Art Lebensaufgabe. Es ist gar keine Frage des Willens oder eines möglichen Entscheides, es hat einfach so zu sein. Nicht, weil ich ein besonders lieber Mensch sein möchte oder ich mir etwas davon versprechen würde,

es ist keine Absicht dahinter oder der Gedanke, damit etwas zu erreichen. Ich habe das einfach zu tun und ich weiß immer sehr genau, was ich zu tun habe. Bis ins Letzte weiß ich, was der andere von mir will, wie er will, dass eine Aufgabe getan werden muss, was er von mir erwartet. Er muss das in der Regel gar nicht sagen, ich weiß es schon im Voraus. Sagt er es dennoch, dann ist es wie ein Versagen, dass ich nicht schneller gewesen bin, und es gibt mir zu denken, dass der andere sich genötigt fühlte, das zu sagen. Es ist dann wie früher, als ich mir Vorwürfe machte, wenn die Eltern einmal sagten, ich müsse den Tisch decken.«

Ein anderer depressiver Mensch äußerte sich einmal so:

»Als Kind hatte ich schon immer das Gefühl, dass von mir erwartet wird, dass ich muss: staubsaugen, abwaschen, die Küche reinigen … Ich war immer in diesem Gefühl drin, obwohl die Mutter wahrscheinlich gar nichts gesagt hat. Und heute ist das immer noch, wenn ich mit anderen Leuten zusammen bin, fühle ich mich gezwungen und dazu gedrängt, Konversation zu machen, damit und bis ich das Gefühl habe, dem anderen ist wohl dabei. Ich fühle mich für die Situation verantwortlich. Dass der andere genauso beteiligt ist, kommt mir gar nicht in den Sinn. Es ist kein bewusstes Wissen, das oder jenes wird von dir erwartet, sondern es ist ein Gefühl, ein drängendes und starkes Gefühl. Noch stärker ist es in einer Liebesbeziehung, da bin ich noch unfreier, fühle mich noch gedrängter, vermischt mit dem Gefühl, dass ich das ja auch will, aus Liebe. Aber auch dort ist es noch nie eine Entscheidung gewesen, nie ein Handeln aus einem innern und überzeugten Wollen heraus.

Ich weiß, ich muss das ändern, das macht mich fertig, vor allem auch, weil ich immer das Gefühl habe, niemand zu sein, nichts zu zählen, und immer nur der andere zählt. Ihm muss es gut gehen, er soll sich wohl fühlen, für ihn muss es stimmen und dabei stimmt es für mich nie, ich tue nur so und das macht mich fertig. Meine bisherigen Liebesbeziehungen waren gut, aber immer ein Stress, immer sehr anstrengend, weil ich mir immer überlegen musste: ›Was sage ich jetzt, was denkt er jetzt, wie muss ich sein, dass er mich gut findet, welchen Rock anziehen, dass ich ihm gefalle.‹ Es hörte nie auf, bis ich merkte, dass es nie um mich ging, immer nur um die Partner, obwohl ich ihnen das nicht zum Vorwurf machen konnte, ich war es ja, die wie eine Dienerin alles machte und alles noch viel mehr und viel besser.

Ich muss versuchen, mit der Situation anders umzugehen. Oder noch besser, anders mit mir.

Ich muss versuchen, mich zurückzuhalten, Pausen aushalten, die Initiative dem anderen überlassen und die unangenehmen Gefühle und Gedanken: »Was denkt er jetzt von mir, jetzt findet er mich sicher langweilig und ist enttäuscht von mir ...«, aushalten und nicht immer sofort aktiv werden, wenn solche Gefühle und Gedanken auftauchen, nicht sofort wieder ein neues Thema anfangen, lustig und humorvoll sein wollen oder dann möglichst schnell fliehen oder mich im Erdboden verkriechen wollen. Aber in den entsprechenden Situationen ist es für mich sehr schwierig, zu spüren, was ich will. Das ist frustrierend und mühsam. Manchmal fühle ich mich wie eine unbeholfene Anfängerin, wenn es darum geht, zu spüren, was für mich im Moment stimmt.«

Das Muster »Erwartungen erfüllen« und die depressive Lebensstrategie

Das Muster »Erwartungen erfüllen« haben depressive Menschen als Kinder gelernt; und dann so internalisiert und automatisiert, generalisiert und verfeinert, dass es zusammen mit den anderen depressiven Mustern die Art, ihr Leben zu leben, zum depressiven Lebensstil und zur depressiven Lebensstrategie geformt hat. Sie ist eine Strategie der Überforderung. Depressive Menschen treiben aufgrund dieser Strategie einen ständigen Raubbau mit ihren physischen und psychischen Kräften. Die Überforderungsmuster sind so internalisiert und in ihrer Persönlichkeit integriert, dass die Verausgabung gar nicht wirklich realisiert wird, weil sie wie selbstverständlich und fraglos als zu ihrer Person und ihrem Leben gehörend empfunden wird. Nicht nur der Kräfteverschleiß ist meist nicht bewusst, sondern ebenso, dass sie überhaupt auf solchen Schienen der Überforderung fahren. »Ich muss und man muss so und so reagieren«, das ist ihre Erklärung.

Wenn wir versuchen, die Lebensstrategie der depressiven Menschen auszuformulieren und das Gesamtpaket der Überforderungsmuster aufzuschnüren, zeigen sich die verschiedensten Verhaltensweisen und Einstellungen. Depressive Menschen

- wollen immer zu viel von sich, fordern von sich Dinge, die zu viel oder zu schwierig sind;
- sie sind viel zu streng mit sich und können es sich nie recht machen;
- die anderen Menschen sind ihnen wichtiger als sie sich selbst;
- sie sind gar nicht sie selbst, handeln gar nicht so, wie sie eigentlich möchten;
- sie sind zwar nicht tot, aber sie leben auch nicht richtig.

Diesen letzten Punkt hat einmal ein depressiver Mensch folgendermaßen formuliert:

»Ich bin immer wie neben mir. Das Leben geht an mir vorbei. Ich nehme gar nicht wirklich am Leben teil. Ich lebe und lebe doch nicht richtig, es ist zum Verrücktwerden.«

Die depressiven Menschen merken nicht, was und wie viel sie leisten. Sie realisieren nicht und können daher auch nicht würdigen, mit welchem Einsatz sie gleichzeitig und nebenher die verschiedensten Tätigkeiten ausüben. Nur weil sie so zäh und ausdauernd sind, so belastbar und so gewohnt sind einzustecken, sind sie in der Lage, ihr ganzes emotionales Leiden über so lange Zeit zu tragen, ist es überhaupt möglich, dass sie nicht viel früher zusammenbrechen und aufgeben. Sie merken nicht, wie sehr sie gewisse Dinge belasten, wie viel Verantwortung sie wie selbstverständlich tragen, wo sie überall mitleiden, mittragen, was sie alles übernehmen, wo andere die Hände ruhen lassen und ihnen großzügig den Platz überlassen. Das alles sehen sie nicht, das ist selbstverständlich: *»Das macht man doch, das gehört sich doch, das muss man doch.«* Ja, für sie ist so vieles selbstverständlich, was gar nicht selbstverständlich ist, für sie ist vieles normal, was gar nicht so normal und gängig ist. Und dass sie bei allem, was an sich schon zu viel ist, noch so hohe Erwartungen an sich haben, sie noch so unerbittlich und hart zu sich sind, macht ihr Leben noch schwerer.

»Ich muss lernen, ein Gefühl für mein Kräftereservoir zu entwickeln und mit Maß und Augenmaß die Kräfte einzuteilen und zu ›rationieren‹, die ich für andere einsetze. Und zu merken, wenn Hilfeleistungen nötig und für mich stimmig sind, und abwägen können mit meiner eigenen Hilfsbedürftigkeit. Ich muss immer wieder versuchen, meine Antennen, die automatisch auf ›Empfang nach außen‹ geschaltet sind, bewusst auf ›Empfang nach innen‹ umzustellen. Das ist ganz wichtig, erst dann kann ich abwägen. Das geht nur bewusst und mit konzentriertem Willen und Zeit, aber es geht.«

Auch eine scheinbare Leichtigkeit, eine scheinbare Überlegenheit und Stärke kosten Kraft; und auch, wenn man jahrelang zu viel macht, sich zu viel zumutet, wird es deshalb nicht richtig und bleibt es eine Überforderung. Und auch wenn man es nicht merkt, dass man sich immer überfordert, kommt einmal der Punkt, wo es nicht mehr so weitergeht.

Die depressive Lebensstrategie könnte man auf folgende Kürzestformeln bringen:
Sie müssen mehr, als sie können, und
sie sehen und machen sich schlechter, als sie sind.
Oder:

Sie sind nicht sie selbst und
sie leben nicht ihr eigenes Leben.
Oder:
Sie leiden an sich und
sie leiden am Leben.
Oder:
Sie überfordern sich und
das Leben überfordert sie.

Bevor ich im Folgenden ein paar Äußerungen depressiver Menschen zitiere, um zu zeigen, wie depressive Menschen ihr Leben erleben und was das für sie heißt, sich entsprechend der depressiven Überforderungsstrategie zu bewegen, willkürlich ausgewählt ein paar Verhaltensweisen aus dieser depressiven Lebensstrategie:

- Sie wollen in zu kurzer Zeit zu viel;
- sie machen zu viel auch von dem, was sie gar nicht wollen;
- sind immer unter Druck, sofort handeln und sofort reagieren zu müssen;
- sie messen sich immer an dem, was sie glauben, was sie hätten und in welcher Weise sie es hätten tun müssen und was die anderen von ihnen erwarten. Und weil die Erwartungen der anderen in den seltensten Fällen formuliert daliegen, können die depressiven Menschen immer davon ausgehen, dass die Erwartungen sicher höher waren als das, was sie erfüllen konnten;
- alles ist zu viel und doch müssen sie weitergehen;
- sie empfinden alles, was von den anderen kommt, als Forderung, als Müssen;
- die Angst ist ihr ständiger Begleiter;
- sie können nicht genießen, nicht abschalten, nicht zur Ruhe kommen, nicht verweilen, nicht loslassen – obwohl sie äußerlich so ruhig, überlegen und vernünftig erscheinen.

Eine einst depressive Frau schildert den Zustand während des Ausstieges im Vergleich zu früher und den Zusammenhang mit ihrer Kindheit folgendermaßen:

»Heute merke ich besser und schneller, was bei mir abläuft, was mich stört, was nicht stimmt. Ich kann besser reagieren, weiß besser, was ich will, und nehme mich ernster, verbindlicher, ohne mich jedes Mal zu hinterfragen, und stelle auf dieses Spüren und Erfahren ab. Ich schaue auch besser, dass ich mich nicht überfordere und nicht überfordert werde. Ich fühle mich und bin auch stärker in der Beziehung zu meinem Mann. Kritik, die mich früher verunsicherte und klein machte, nervt mich heute und ich wehre mich. Schuldgefühle habe ich keine mehr und lasse mir auch keine mehr machen: ›Das muss ich nicht mehr haben.‹ Ich erkenne jetzt auch, wie einsam ich als Kind und später in der Ehe war. Und ich sehe auch, dass diese Gefühle, die ich immer schon hatte, stimmen. Ich war allein und mein Mann war auch allein und er sagte, was läuft, was richtig ist, welche Gefühle bei mir stimmen und welche nicht und dass ich doch glücklich zu sein habe, einen Mann zu haben, der mich liebt. Natürlich habe ich immer wieder gespürt, dass er mich liebt. Aber geholfen hat mir das nicht. Ich sehe heute, wie ich mich nicht geborgen fühlte in der Beziehung, wie ich mich zwar wehrte, aber das griff nicht. Ich redete immer wieder, wurde aber nicht gehört.

Ich habe mich immer mehr oder weniger gut gespürt, den Gefühlen aber nicht getraut. Ich habe mich zurückgezogen, geschwiegen. Heute passiert mir das nicht mehr. Ich äußere mich, wenn ich mit meinem Mann nicht einverstanden bin, wenn mich etwas ärgert. Ich rede und ich rede heute klarer, eindeutiger, bestimmter und überzeugter. Dadurch bin ich für meinen Mann glaubwürdiger geworden und er kann mich nicht mehr so leicht auf die Seite schieben, wenn ihm etwas nicht passt. Ich lasse mich nicht mehr einschüchtern und verunsichern, lasse nicht mehr zu, dass ich jeden Fehler immer bei mir suche. Ich will, dass sich mein Mann mit mir auseinandersetzt, und ich weiß heute, dass er das auch tut, wenn ich so auftrete, wie ich es heute tue. Aber das habe ich all die Jahre nicht gekonnt. Ich wollte zwar, aber das gelang mir nie. Ich verstehe heute auch, dass ich das nie gelernt habe und etwas wollte, was ich gar nicht konnte. Meine Mutter meinte es gut mit uns Kindern. Aber sie war nicht wirklich hilfreich, sie stand nie zu mir, wenn ich sie gebraucht hätte. Sie hat sich nie für uns eingesetzt und ich wusste, die Eltern sind nicht wirklich für mich da. Das Gefühl von Geborgenheit habe ich nicht gekannt, ich fühlte mich nicht getragen, ich durfte nie ausgelassen sein, alles war kindisch für meine Eltern. Ich hätte immer alles besser machen müssen, nichts war gut genug, nichts genügte. Ich fühlte mich immer sehr allein und einsam, obwohl meine Mutter von mir als einem lebendigen und fröhlichen Kind spricht. Ich aber fühlte es anders. Als Kind sehnte ich mich immer danach, schon erwachsen zu sein. Als Erwachsene wird man ernst genommen, aber dieses Gefühl habe ich erst seit letzter Zeit bei meinem Mann. All die Ehejahre war das nicht so. Heute aber will ich gehört und verstanden werden und will ich, dass mein Mann sich mit mir auseinandersetzt, will ich, dass er mich ernst nimmt, und nicht nur dann, wenn er mit mir ins Bett will.«

Eine andere Frau schildert ihre Erfahrungen folgendermaßen:

»Erwartungen erfüllen ist wie ein Zwang. Mache ich nicht mit, will ich mich verweigern, bezahle ich es mit Angst und einem endlosen Gedankenkreisen: Ich male mir dann alle möglichen Schreckensszenarien aus, spiele dutzende Male durch, was der andere jetzt über mich denken muss, was er damit macht, dass ich ihn enttäuscht habe, und am Schluss bin ich ganz klein, komme mir schlecht und verwerflich vor. Zwang ist das eine, das andere ist das Gefühl und das Bewusstsein einer Pflicht. Es ist gar keine Frage des eigenen Willens oder eines möglichen Entscheides. Es ist so und ich habe so zu handeln. Etwas anderes ist gar nicht möglich. Als Kind hatte ich schon immer das Gefühl, dass von mir erwartet wird, dass ich nach meinen Geschwistern schaue, ihre Hausaufgaben überwache, dafür sorge, dass sie rechtzeitig ins Bett gehen.

Meine Mutter hatte es mit dem Rücken und musste schauen, dass sie nicht zu viel tat, weil sie sonst wieder tagelang im Bett bleiben musste. Ich hörte sie immer stöhnen. Dann war wieder Ruhe und ich wusste, dass sie schlief. Dann war ich zufrieden. Ich war eigentlich die Mutter meiner Geschwister und verantwortlich für den Haushalt. Mein Vater hielt es nie lange zu Hause aus, immer war er fort, bei der Arbeit oder bei Kollegen. Man schätzte ihn sehr, das habe ich bei seiner Beerdigung gesehen. Um mich ging es nie. Das habe ich auch nicht vermisst. Ich musste ja immer arbeiten. Meine Brüder machten nichts. Die fühlten sich auch nicht verantwortlich. Ich war ja schließlich die Älteste. Jetzt will ich aber auch leben. Jetzt geht es mir um mich. Immer nur für die anderen da sein stimmt so nicht mehr, ich will etwas verändern. Heute ist es nicht mehr mein Ziel, die Ansprüche anderer zu erfüllen. Ich will größere Zufriedenheit und mehr Lebensqualität. Manchmal schaffe ich es, manchmal nicht. Aber ich habe für mich Wege gefunden, etwas zu verändern. Heute weiß ich, dass ich die Ansprüche an mich verändern kann, und ich merke, welche mir wichtig sind, welche mir nur Druck bringen, aber keine Befriedigung, an welchen ich festhalten will, solche, die mit meinem Wertesystem übereinstimmen, und welche nur ein Korsett sind und mich unfrei machen und zur Erschöpfung bringen. Ich habe heute die Möglichkeit, die verschiedenen Ansprüche zu erkennen, und weiß von ganz tief innen, nicht nur, dass ich sie verändern will, sondern auch kann. An mir liegt es, etwas mit den Ansprüchen zu tun. Dass meine Ansprüche auch durch mich sich verändern lassen, habe ich jetzt schon einige Male erfahren.

Ich lerne einen neuen Umgang mit mir und meinen Ansprüchen: Ich will nicht mehr alles auf einmal erreichen, ich will Zwischenschritte einlegen, mir Zeit geben, gelassener den Weg gehen. Ich betrachte meine Ansprüche an mich mehr als Ziel, und nicht mehr als etwas, was ich jederzeit und immer erfüllen muss. Ich habe gemerkt, dass ich anders mit meinen Kräften umgehen muss: dass ich dort meine Kräfte einsetze, wo es mir auch wichtig ist, dass ich Ansprüche, die ins Leere laufen, eliminiere. Ich bin dann weniger müde und vermeide so Erschöpfungen und spare Kräfte. Ich sage bei Einladungen vermehrt auch Nein und mache nur noch dort mit, wo es mir auch etwas bringt.«

»Sie haben es doch gut gemeint«

Was bringt es überhaupt, wenn man in der Vergangenheit herumstochert? Oft ist zu hören, dass man die Vergangenheit doch ruhen lassen und man aufhören soll, den Eltern Schuld zuzuweisen und sie verantwortlich zu machen für alles, was die Kinder später aus ihrem Leben gemacht haben. Sich aus der Vergangenheit her zu verstehen versuchen heißt nicht Verantwortung abschieben oder Schuld zuweisen, sondern heißt verstehen, wie man die Person geworden ist, die man heute ist, heißt sich ganzheitlicher und tiefer verstehen. Dazu ist das verstehende Zurückgehen in die Vergangenheit ein wichtiger Schlüssel.

»Bei uns zu Hause gab es wegen jeder Kleinigkeit Schläge. Heute sehe ich, wie die Mutter keine Nerven hatte und sofort gewalttätig wurde, auch wenn es ihr dann nachher jedes Mal leidtat. Sie schlug uns, sperrte uns ins Zimmer, gab uns nichts zu essen. Und wir waren all diesen Demütigungen ausgeliefert, ohnmächtig und hilflos. Der Vater war gar nie da, was sicher auch die Mutter überforderte. An ihr lag alles, der Vater hatte immer nur Sitzungen und die waren ihm wichtiger als wir. Wir wussten nie, wann die Mutter wieder ausrastete, es war alles so unberechenbar. Heute verstehe ich, weshalb ich mich sofort zurücknehme, ich mir keinen Wert gebe. Wer als Kind für die Stabilität und Sicherheit der Familie schauen musste, der hat diese Muster internalisiert: sich zurücknehmen und Verantwortung für den anderen übernehmen. Und wenn es jemandem schlecht geht, spüren sie sofort den Impuls, für den anderen da zu sein und sich zurückzunehmen. Und wenn so jemand dann eine Führungsaufgabe übernimmt, dann

macht er das sicher hervorragend. Aber es besteht die große Gefahr, dass er dann noch mehr Verantwortung übernimmt, noch mehr macht für die anderen, alles gibt und alles an Kräften und Kreativität mobilisiert und sich ganz und gar bis zur totalen Selbstverleugnung der Verantwortung und seinem Beruf hingibt. Das habe ich schmerzlich erfahren müssen. Um ja alles zu geben, habe ich meine Familie vernachlässigt und bin jetzt allein. Auch Freunde habe ich keine mehr.«

Wenn der depressive Mensch sich besser zu verstehen versucht und in diesem Bemühen auch wissen will, wie gewisse Verhaltensweisen oder Muster entstanden sind, dann heißt das überhaupt nicht, dass er die Eltern jetzt hassen muss. Es heißt auch nicht, dass Hass oder Aggression auftauchen müssen oder dass diese Gefühle nötig sind, dass er sie hervorholen oder nochmals durchleben muss. Es geht um ihn selbst, um das Verstehen des eigenen Verhaltens und nicht um die eigene Entlastung, wenn man Vater oder Mutter verantwortlich macht. Es geht auch nicht darum, sie zu verstehen und sie damit zu entschuldigen. Wenn dabei herauskommt, auch zu verstehen, weshalb die Eltern so reagierten, dann ist es schön, dann hat es auch etwas Versöhnliches und Beruhigendes. Für den depressiven Menschen geht es zuerst darum, einfach hinzuschauen, sich zu sehen, in welcher Umgebung er sich bewegte und welche Gefühle ihn begleiteten. Es geht darum, zu sehen und zu verstehen, wie er mit diesen Gefühlen umging, wie sehr er Stimmungen aufnahm, darauf reagierte und davon betroffen war. Beim Verstehen der Kindheit steht der depressive Mensch im Zentrum und nicht die Eltern. Es geht nicht um eine Auseinandersetzung und Abrechnung mit den Eltern, sondern um ein Verstehen und Aussöhnen mit sich und seinem Leben und mit all dem, was er bisher nicht verstand. Es geht um sein eigenes Leben und nicht um das der Eltern.

Sich aus der Vergangenheit her verstehen heißt sich näher kommen, auch sich begreifen und ergreifen. Und sich begreifen und verstehen ermöglicht eine neue, direkte, weniger belastete und weniger verzerrte Einstellung zu sich. Und sich auch von dieser Seite her zu verstehen heißt sehen, wie man als Kind ausgesetzt war, wie man kämpfte und litt, wie man aber auch unbekümmert und ausgelassen herumtollen konnte. Sich näher kommen durch dieses Zurückschauen heißt noch mehr sich in Besitz nehmen, heißt Nähe zu sich gewinnen und die Entfremdung auflösen. Es heißt auch die weißen Flecken auf seiner Persönlichkeitskarte ausfüllen und ganz werden. Denn sich verstehen, sein Denken und Fühlen nachvollziehen zu können hat etwas Erleichterndes. Sich kein Rätsel mehr sein heißt auch sich verändern können, wissen, wo man anpacken muss. Sich verstehen in seiner Kindheit entlastet, macht frei von Schuld, befreit von quälendem Nichtwissen und Nichtverstehen, das einen schon das ganze Leben begleitete. Es befreit auch vor Selbstvorwürfen und ermöglicht ein besseres Verstehen und Annehmen dessen, was einem Mühe macht, wie zum Beispiel: ständig das Gefühl haben, nicht zu genügen, alles allein machen wollen, immer Angst haben, sich nicht wirklich in eine Beziehung eingeben zu können …

Und es gibt ein Verstehen ohne Bewerten, ein Sichanschauen ohne Scham und ein Zurückschauen ohne Groll.

Grundsätzlich gilt: Die depressiven Muster haben sich in der Kindheit geformt, wie wir gehört haben. Sie haben sich im Laufe der Zeit inhaltlich nicht verändert, sondern nur verfeinert, ausgeweitet und automatisiert. Das heißt, die Gefühle der Vergangenheit sind auch jetzt noch vollumfänglich da. Die aktuellen Gefühle aus der Vergangenheit her verstehen kann ein hilfreicher Weg sein. Es ist nicht das Ziel, frühe Erfahrungen aufzuarbeiten. Grundsätzlich wäre es auch nicht zwingend, auf früher zurückzugreifen. Der Ausstieg aus der Depression geschieht im Hier und Jetzt, im Verändern dessen, was jetzt an

Denk- und Verhaltensweisen wirksam ist. Es würde genügen, die heutigen Muster zu verändern, und das geht auch ohne Rückgriff auf früher. Zurückschauen auf früher ermöglicht aber ein tieferes, umfassenderes Verstehen und ermöglicht, die Vergangenheit ruhen zu lassen, sie verstehend stehen zu lassen und sich wieder der Gegenwart zu widmen. Das Drängende und Bohrende, das häufig die Vergangenheit haben kann, zieht automatisch den Blick auf die Vergangenheit zurück, ohne dass man das willentlich anstrebt. Häufig sind es auch Gedanken, die die depressiven Menschen immer wieder beschäftigen: »Was ist dort geschehen, müsste ich dorthin zurück, wäre es wichtig, genauer hinzusehen und vielleicht etwas zu finden, das ein Schlüssel sein könnte? Ist es nicht ein Verdrängen, wenn ich nicht …«, und die zur Ruhe kommen, wenn sie sich verstehend der Vergangenheit zuwenden. Das Erleben ist *jetzt* bedrückend und belastend, die Gegenwart ist *jetzt* wichtig und fordernd und der Wunsch, besser und anders zu leben, bezieht sich auf die Gegenwart. Und die Gegenwart kann man verändern und mit dem Verstehen des eigenen Verhaltens beginnt schon die Veränderung.

Wenn depressive Menschen sich mit ihrer Vergangenheit befassen, erfahren sie häufig, wie Wut und Verzweiflung aufkommen und mit diesen Gefühlen der sofortige Wunsch, die Eltern zu verstehen und in Schutz zu nehmen, wie sie es früher immer getan haben. Nur merken sie jetzt noch einen anderen Wunsch und ein anderes Bedürfnis: sich zu verstehen und nicht sofort die Eltern verstehen zu wollen. Sie merken, dass andere und vor allem die Eltern verstehen bis jetzt wichtiger war, als sich selbst zu verstehen. Sie erfahren, wie schwierig es für sie ist, negative Gefühle, wenn sie sich aufdrängen, stehen zu lassen. Es passiert sofort der Sprung weg von den negativen Gefühlen hin zum Verstehen der anderen. Das ist der Umgang, den depressive Menschen mit ihren negativen Gefühlen wie Wut, Hass, Aggressionen eingeübt haben. Sie wenden sich ab, versuchen noch verstärkter die anderen zu verstehen, in Schutz zu nehmen und zu verteidigen. Nicht zuletzt auch deshalb, um sich damit zu beweisen, wie unnötig und sinnlos diese Gefühle sind. Wenn sie auf dem Weg aus der Depression sind, wollen sie das bewusst nicht mehr. Sie wollen ohne Abwertung und schlechtes Gewissen die Gefühle stehen lassen, sich nicht zurücknehmen und nicht sofort die Eltern in Schutz nehmen. Die negativen Gefühle sind da, und die wollen sie spüren, ohne sie ausleben oder etwas damit machen zu müssen. Es sind ihre Gefühle, und diese haben das Recht, da zu sein, wie auch die depressiven Menschen sich das Recht geben wollen, einen neuen Umgang mit diesen Gefühlen zu finden. Und dieser neue Umgang bedeutet auch, sich nicht gleich abzuwerten und zu beschimpfen, was für ein schlechter Mensch sie sind und wie unberechtigt und falsch solche negativen und abscheulichen Gefühle sind. Wenn diese Gefühle falsch sind, dann heißt das auch, dass die depressiven Menschen sich nicht auf ihre Gefühle verlassen können und dürfen, sondern nur auf die erlaubten und legitimierten und nicht auf all die, die sie bei sich spüren.

Der Ausstieg aus den depressiven Mustern bedeutet sich mit all seinen Gefühlen ernst nehmen und verstehen wollen. Anders damit umzugehen und alle Gefühle als ehrlich und als Teil der Person annehmen ist der Weg. Verstehen und Annehmen stehen im Vordergrund und Verstehen hat immer etwas Versöhnliches. Versöhnlich heißt auch, sich Aufmerksamkeit und Bedeutung und sich das Recht geben dürfen, sich zu verstehen und sich mit sich auseinanderzusetzen. Versöhnlich auch, weil es nicht um Schuld geht, sondern um Verständnis; dabei geht es um die Gegenwart und nicht um die Vergangenheit, und um die Vergangenheit nur, um sich in der Gegenwart besser zu verstehen und sich damit besser annehmen zu können, wie man geworden ist.

4. Kapitel
Depression und heutige Zeit

Was sehr viele Menschen bewegt, ist die Frage, ob man heute einfach nur sehr viel mehr über die Depression spricht oder sie tatsächlich zunimmt? »Gibt es immer mehr depressive Menschen oder ist es nicht ein Phänomen der Medien, die diesem krankhaften Zustand so viel Platz einräumen?« Hinter dieser Fragestellung steckt meist eine weitere und wichtigere Frage: »Muss ich auch damit rechnen, depressiv zu werden, oder darf ich mich darüber freuen, noch einmal davongekommen zu sein?« Denn wäre es tatsächlich so, dass immer mehr Menschen depressiv werden, dann würde sich die Wahrscheinlichkeit erhöhen, selber depressiv zu werden oder dass ein Glied der Familie erkranken könnte. Besonders schlimm wäre es, wenn es die Kinder treffen würde. So ganz kann niemand diese Fragen wegstecken. Jeder von uns kennt Menschen, die man als depressiv bezeichnet. Und bei anderen weiß man es nicht so genau und das allein ist schon mehr als verunsichernd. So ist die Frage nach der Häufigkeit von Depressionen etwas, was jeden persönlich beschäftigt. Aber wie sieht es nun tatsächlich aus mit der heutigen Gefährdung, depressiv zu werden?

Ich bin überzeugt, dass heute ein riesiges Gefahrenpotenzial besteht, depressiv zu werden, und dass es zudem noch massiv zunehmen wird. Ich gehe davon aus, dass es in näherer und weiterer Zukunft sehr, sehr viele Menschen geben wird, die depressiv werden, und dass wir den Höchststand noch lange nicht erreicht haben. Vor allem wird das Heer all derjenigen, die latent depressiv versuchen, über die Runden zu kommen, noch mehr zunehmen. Damit wird aber die Wahrscheinlichkeit auch größer, dass noch mehr Menschen unter dem Leiden, das ihnen das Erfüllen der depressiven Muster auferlegt, zusammenbrechen werden. Es wird nicht mehr nur ein individuelles Problem bleiben, was es auch schon heute nicht mehr ist, sondern ein gesamtgesellschaftliches und eminent politisches werden, mit riesigen Folgen für das Gesundheitswesen, mit Kosten für die Krankenkassen und das öffentliche Gemeinwesen.

Die wirtschaftliche Situation und der Druck am Arbeitsmarkt werden immer extremer. Wer direkt betroffen ist, und das ist heute die überwiegende Mehrzahl der Arbeitnehmer, kann gar nicht anders als sich fügen und anpassen. Wer aufbegehrt, kann gehen, wer seiner Unzufriedenheit Ausdruck gibt, dem wird gedroht oder die Kündigung nahegelegt. Es gibt heute null Toleranz auf dem Arbeitsmarkt. Tausende warten und sind bereit, auch zu schlechteren Bedingungen den Job anzunehmen. Das weiß heute jeder Arbeitnehmer. Kuscht er nicht, kann er gehen, Fehler werden keine verziehen und Nachlässigkeiten keine geduldet. Wer krank ist oder aus anderen Gründen seine Leistung nicht erbringt, steht schnell auf der Abschussliste. Schweigen ist angesagt. Ein Mehr an Arbeit zu erbringen ist selbstverständlich. Wie der Einzelne sich fühlt, zählt nicht mehr. Solidarität und Zusammenhalten sind keine Werte mehr. Ob jemand ein oder zwanzig Jahre im Betrieb arbeitet, spielt heute höchstens noch bei der Abfindung eine Rolle, ist auch keine Lebensversicherung mehr. Die Überforderung ist programmiert, die Sicherheit ist dahin, Freude an der Arbeit ist der Unsicherheit gewichen: »Wie lange geht es noch, wann bin ich an der Reihe, wann kommt die nächste Umstrukturierung, verbunden mit Arbeitsplatzabbau? Wie lange geht es noch so weiter, bis es heißt, wir müssen sparen, Sie verstehen, die Rohstoffpreise, die Konkurrenz, der Umsatz, die schlechte Wirtschaftslage? Wir müssen, um überleben zu können, sparen, die Lohnkosten senken …«

Es gibt keine Stabilität und keine Sicherheit mehr, das Berufsleben und die Arbeitswelt sind kurzlebig geworden. Und so wie das Gesamtberufsfeld brüchig geworden ist, so brüchig ist das Arbeiten in den einzelnen Betrieben und so brüchig ist das Leben jedes einzelnen Arbeitnehmers geworden. Diese Brüchigkeit hält Einzug in jede Familie und prägt deren Existenzgrundlage und bestimmt das Leben der Eheleute, der Familie und der Kinder.

Die Anforderungen der heutigen Zeit werden immer größer, die Wirtschaftslage verändert sich, der gesellschaftliche und wirtschaftliche Wandel beschleunigt sich – alles wird komplizierter und komplexer. Die Arbeitsplatzsicherheit gibt es nicht mehr. Es gelten nicht mehr der Grundsatz und die Sicherheit, dass einem nicht so viel passieren kann, wenn man die Arbeit pflichtbewusst macht und sich für den Betrieb einsetzt. Heute macht jeder im Berufsleben die Erfahrung, dass man einem möglichen Jobverlust ohnmächtig ausgeliefert ist. Man hat es nicht mehr in der Hand, mit guten Leistungen und Einsatz den Arbeitsplatz mehr oder weniger gut zu sichern. Man ist abhängig von Entscheidungen der Vorgesetzten und die wiederum sind abhängig von der Wirtschaftlichkeit des Unternehmens. Ist die nicht mehr optimal, dann ist auch kein Arbeitsplatz mehr garantiert, egal, auf welcher Stufe der Hierarchie man sich befindet, unabhängig davon, wie gut qualifiziert man ist. Das alles spielt keine Rolle mehr. Bringt eine Abteilung oder ein Teil des Betriebes den Umsatz nicht, werden sie geschlossen. Und die Rentabilität des Betriebes wiederum ist abhängig von der Weltwirtwirtschaft und diese steht ihrerseits in Wechselwirkung mit der politischen Situation, die anderen Gesetzmäßigkeiten gehorcht und von anderen nationalen und internationalen Gegebenheiten beeinflusst ist. Was für den Betrieb gut oder nützlich ist, hat nicht nur mit dem zu tun, was ein Betrieb leistet, ob er Rendite abwirft oder nicht. Es sind weitere Faktoren maßgebend, die entscheiden, ob ein Betrieb weiterexistieren kann oder nicht: die Konkurrenzsituation, die Preispolitik, die nationalen Protektionismen, die Nachfrage, der Entwicklungsstand eines Unternehmens, die Bedeutung einer Produktionspalette, was als erhaltens- oder beschützenswert gilt, was für eine Volkswirtschaft von Nutzen ist oder nicht. Was oder wo gespart werden muss an Personen, an Investitionen, was als Zukunft sichernd oder auf die Länge als rentabel betrachtet wird, wird heute so und morgen anders entschieden. Ein Produktionsstandort, der heute als sicher angesehen wird, ist morgen aus den verschiedensten Gründen, sei es aus steuerlichen oder logistischen Überlegungen oder aus Sicht der Personalkosten oder der nationalen Konkurrenz nicht mehr rentabel.

Die heutige Zeit ist eine Zeit der Verunsicherung, der Unsicherheit und der Brüchigkeit. Eine solche Zeit fordert und überfordert.

Es gibt für den Einzelnen keine Sicherheit mehr, Entscheidungen sind nicht mehr transparent und meist für den Einzelnen auch nicht mehr nachvollziehbar. Beständigkeit, Kontinuität, Alter, Ausbildung oder Erfahrung als Wert oder als Pfand der Sicherheit zählen nicht, Verbundenheit mit dem Betrieb wird nicht honoriert. Es sind immer übergeordnete Gründe oder Argumente, die maßgebend sind, ob ein Arbeitsplatz aufrechterhalten wird oder nicht. Im Moment eine Arbeit zu haben gibt auch keine Sicherheit, morgen ist vielleicht alles anders. Man ist ausgeliefert, ohnmächtig, die Vergangenheit hilft auch nicht, um sich etwas wie eine Sicherheit aufzubauen, Erfolg zählt auch nicht, man muss noch mehr arbeiten als früher, mit noch weniger Lohn zufrieden sein. Man darf sich noch weniger leisten an Krankheiten oder Unregelmäßigkeiten oder sich wehren, weil sonst die Gefahr noch größer ist, als Nächster den Sessel räumen zu müssen. Jeder macht die Erfahrung, dass er mehr leisten muss, dass es nie genügt und dass man als Mensch immer weniger zählt und wert ist.

Die Erfahrung fehlender Sicherheit, fehlender Konstanz und Transparenz und steigender Wertlosigkeit wird noch verstärkt, weil Hunderte und Tausende warten und sofort bereit sind, den Platz zu übernehmen, zu noch weniger Lohn, zu noch schlechteren Bedingungen, nur um einen Job zu haben und nicht mehr arbeitslos zu sein. Und auch die interne Konkurrenz ist gnadenlos. Kein Fehler wird verziehen, sonst wird man abgestraft, kein Nachlassen der Leistung wird geduldet, keine Nachlässigkeit toleriert. Und ein Aussteigen gibt es nicht, zu hoch ist der Preis: Prestigeverlust, private und familiäre Probleme handelt man sich damit ein – zu groß die Unsicherheit, die mit einem Wechsel verbunden ist. Es bleibt nichts anderes übrig, als noch mehr zu arbeiten, um nicht von den Kollegen überrundet zu werden, um nicht zurückgestuft zu werden. Andere, konstruktivere und gesündere Formen des Umganges mit diesen belasteten Stresssituationen sehe ich keine: Soll sich jemand auflehnen, wenn er ständig die Angst im Nacken hat, die Stelle zu verlieren? Soll jemand Nein sagen, wenn er genau weiß, dass dann ein Kollege die Arbeit macht und er schlechter dasteht angesichts drohender Einsparungen und Kündigungen im Betrieb? Soll jemand sich wehren, wenn man von Kollegen weiß, denen gekündigt wurde, als sie sich zu Recht wehrten? Wer dankt einem, wenn man für die anderen den Kopf hinhält? Wie kann man sich für seine Rechte einsetzen, wenn man genau weiß, wie viel man Ende des Monats an Rechnungen bezahlen muss, wenn man genau weiß, dass eine ganze Familie von diesem Gehalt leben muss, und man alles tun will, um nicht abhängig zu werden vom Sozialamt? Den Helden spielen bezahlt man heute teuer.

Der Druck in den Betrieben ist immens und man kann sich ihm nicht entziehen, sonst ist man weg vom Fenster. Rücksicht auf den Einzelnen nimmt man nicht. Bringt er die Leistung nicht, dann tut es einem leid, das geht nicht mehr, das hat keinen Platz, dann muss er gehen oder es gibt weniger Lohn. Motivation und Freude an der Arbeit vergehen, Fehler und Unerledigtes und noch zu machende Arbeiten verfolgen, lassen sich nicht abschütteln, vermiesen die Freizeit und verunmöglichen ein Abschalten, Auftanken und wieder zur Ruhe zu kommen. Aber man darf sich nichts anmerken lassen, muss sich überlegen zeigen. Niemand soll merken, wie das alles Kräfte kostet, an den Nerven reißt und auslaugt. Nur die Familie realisiert, dass die Haut dünner und die Nerven strapazierter werden. Dass mit so einem Rucksack das Eheleben tangiert und beeinflusst werden muss, liegt auf der Hand. Was nichts anderes bedeutet, als dass die Schwierigkeiten zu Hause weitergehen, das Leben immer komplexer und belasteter wird und immer weniger Freude, Lust und Energie getankt werden können. Die Überforderung im Betrieb wird zur Überforderung zu Hause, betriebliche Probleme schaffen in den meisten Fällen auch Beziehungsprobleme – die Überforderung ist perfekt. Wohl versucht man immer wieder, Inseln zu schaffen, sich abzulenken und an anderes zu denken, aber es ist nicht mehr als der Versuch, über die Runden zu kommen und die Überforderung abzuschwächen. Diese aber bleibt und bestimmt immer mehr den Lebensrhythmus, die Lebensfreude und die Lebensgestaltung. Auf diese Weise lassen sich die Brüchigkeit der Lebensumstände und die permanente Überforderung nicht aus der Welt schaffen. Die Menschen tragen sie mit sich herum und sie lassen sich nicht wegscheuchen wie eine lästige Fliege. Sie etablieren sich in ihrem Leben und in ihrer Persönlichkeit – fliehen, aussteigen, auch wenn das noch so sehr ein immer wieder auftauchender Wunsch ist, lässt sich nicht realisieren, man ist Gefangener seines Lebens und Gefangener seiner selbst. Am Ende des Monats weniger Geld auf dem Konto zu haben ist verheerend, wenn man jetzt schon fast nicht mehr durchkommt, wenn man froh sein muss, überhaupt alle Rechnungen bezahlen und allen Forderungen nachkommen zu können. Denn alles wird teurer, Freiraum gibt es keinen und man muss froh sein, wenn es Ende des Monats aufgeht. Der finanzielle Druck ist immens und belastet den Einzelnen und damit die ganze Familie:

»Wie bezahlen wir den Zahnarzt, wie lösen wir das, wenn plötzlich unerwartet etwas kommt? Können wir uns überhaupt Ferien leisten, hat es noch Raum für dieses oder jenes? Wenn die Krankenversicherung teuer wird, die Mieten steigen, was machen wir dann? Jetzt läuft das Auto noch, was aber, wenn es nicht mehr fährt? Wie lange hält es meine Frau mit mir noch aus, wenn sie jeden Cent umdrehen muss, sich selbst nichts mehr leisten kann, Ausgehen nicht mehr drinliegt – und wir zu allem immer mehr Spannungen haben? Hält sie es mit mir noch aus, wenn ich immer weniger verdiene und immer mehr arbeite, am Abend nur noch gereizt und müde bin? Wie geht es weiter, wenn meine Frau meine Sorgen und mein Jammern nicht mehr erträgt?«

Wirkung auf die Eltern und die Familie

Der finanzielle Druck gibt dem Geld einen dominierenden Platz in der Beziehung, schürt Ängste, lässt nicht mehr schlafen und beherrscht die Gespräche. Es wird eine Atmosphäre geschaffen von Unsicherheit, Unberechenbarkeit und Ausgeliefertsein. Ruhe, Sicherheit, Zuversicht, Gelassenheit und Selbstverständlichkeit bleiben auf der Strecke. Die Eltern sind gestresst, unfrei, ewig mit materiellen Dingen und Existenzängsten belastet und geplagt. Es schweben Horrorszenarien im Raum, die zwar nicht wirklich fassbar, aber deswegen nicht weniger existent und bedrohlich sind. Auch so wird eine Brüchigkeit und Unberechenbarkeit, eine dauernde Spannung und Gereiztheit geschaffen, die nicht nur die eheliche Beziehung mit Missverständnissen und Schuldzuweisungen belasten, sondern von den Kindern gespürt und aufgenommen werden als Bedrohung, als Gefährdung der familiären Sicherheit und Geborgenheit.

Die Kinder spüren die Belastung der Eltern. Sie machen immer wieder die Erfahrung, wie schnell eine Stimmung der Ruhe und Ausgelassenheit umkippen kann in Gereiztheit und Angst. Probleme in der Beziehung der Eltern nehmen die Kinder mit allen Poren auf. Sie spüren, dass die Atmosphäre aufgeladen ist und der Vulkan schnell ausbrechen kann. Solche »Vulkanzeiten« sind keine einmaligen Ereignisse, sondern als solche immer latent vorhanden, immer so, dass sie jeden Augenblick ausbrechen können. Die Kinder können auch nie wirklich entspannt sein, sind ständig auf der Hut und immer wachsam, auch wenn sie scheinbar ausgelassen und zufrieden sind. Sie tun ihren Teil: Sie sind und wirken zufrieden und tun alles, damit die Eltern nicht noch mehr gestresst sind und ausrasten.

Alle sind angespannt, sind dünnhäutig, immer in der Nähe des Kollapses. Der Abgrund ist immer präsent, das Ende der Familie als Thema immer in der Luft, das Scheitern immer in Reichweite. Und in einer solchen Situation, wo es tatsächlich immer um alles oder nichts geht, wachsen die Kinder auf, nehmen diese Schicksalhaftigkeit in sich auf, und das in ihrer ganzen Ohnmacht und Machtlosigkeit. Meist können die Kinder nicht wirklich verstehen oder abschätzen, wie gefährlich die Situation ist. Sie merken nur, wie die Eltern sich verändern, weniger vertragen und schneller ausrasten. Sie nehmen in sich auf, wie die Eltern anders miteinander umgehen, lauter reden, mehr streiten oder stiller werden, weniger sprechen, sich häufiger zurückziehen. Sensible Kinder nehmen das wahr und beziehen es auf sich. Sie machen sich dünn, sind besonders lieb, tun alles, damit die Situation nicht noch gefährlicher wird, geben sich lustig, um die Eltern aufzuheitern, machen Späße, um sie abzulenken.

Natürlich geht es nicht in allen Familien so zu, gelingt es Einzelnen, besser mit den eigenen Sorgen und Nöten umzugehen und sie von den Kindern fernzuhalten. Genauso gibt es sehr viele Kinder, die sich tatsächlich wenig betreffen lassen von den belastenden Stimmungen, häufig sind auch noch Großeltern und andere Verwandte da oder auch Nachbarn, die vieles, was in den Familien abläuft, ausgleichen und dämpfen. Und natürlich gibt es auch sehr viele Familien, denen es finanziell an nichts mangelt.

Die wirtschaftliche Großwetterlage dringt in jede Familie ein und verändert deren Selbstverständnis, verschiebt die Prioritäten, bestimmt Gesprächsthemen und verändert den Umgang der Eltern untereinander und den mit den Kindern. Die Eltern vertragen nicht mehr gleich viel von den Kindern, sind schneller am Limit, sind weniger ausgelassen und mehr mit sich selbst beschäftigt. Sie sind ernster, machen ein sorgenvolleres Gesicht, hören weniger zu und lassen die Kinder mehr alleine machen, auch wenn sie das selbst gar nicht so wahrnehmen. Die Brüchigkeit der Beziehung der Eltern zueinander, die Überforderung der Eltern durch materielle Probleme schaffen eine Brüchigkeit im Umfeld und im Fundament der Familie und eine Brüchigkeit in den Beziehungen. Die zunehmende Zahl an Scheidungen spricht eine eindeutige Sprache. Das Leben der Kinder ist nicht mehr ungetrübt und unbelastet, auch wenn sie sich nichts anmerken lassen. Der Boden hat Risse, die Selbstverständlichkeit ist gewichen und eine Unberechenbarkeit hat Einzug gehalten. Die Kinder schaffen es nicht, den Eltern wieder die gleiche Unbeschwertheit zu geben, sie zufrieden und unbelastet zu machen. Sie schaffen es nicht, Frieden zwischen den Eltern und für die Eltern herbeizuführen. Was immer sie tun, es genügt nicht, den alten Zustand herbeizuführen. Und dieses Nichtgenügen, Nichtschaffen tragen die Kinder in sich und es wird ein Teil ihres Selbstbildes: »Ich schaffe es nicht, es genügt nicht, was ich tue, damit die Eltern wieder zufrieden sind, glücklich und unbeschwert.« Dieses Gefühl wird Teil ihrer Persönlichkeit und Fundament ihres späteren Lebens. Was immer sie tun, und wenn es noch so viel und noch so wertvoll ist, genügt nicht. Sie genügen nie. Und damit sind wir bei ganz wesentlichen Aspekten, die zu einer depressiven Entwicklung führen können.

Ein solches Leben in der heutigen Zeit, das ich wahrscheinlich für viele zu schwarz gemalt habe, ist nicht menschen- und familienfreundlich. Wer selbst nicht betroffen ist, hört von Betriebsschließungen, hört von Kündigungen, liest, wie es mit der

Wirtschaft nicht aufwärtsgeht, liest von Verbrechen, Krankheiten und Unfällen, sieht im Fernsehen Bilder von Elend und Not, und so viele merken, wenn sie Ende des Monats Kassensturz machen, dass immer weniger Geld da ist, sehen an all den Rechnungen und Briefen, wie alles reglementierter, komplizierter und mühsamer wird.

Ein solches Leben schafft nicht die Bedingungen für ein Klima der Sicherheit, hilft sicher nicht, dass Eltern sich offen und frei den Kindern widmen, auf sie eingehen und ihnen Zuwendung und Stabilität geben können. Sie sind froh, überhaupt über die Runden zu kommen, aber eine Selbstverständlichkeit und Gelassenheit, Ruhe und Harmonie bringt man in der Familie so nicht hin.

Das heißt nicht, dass ein Chaos herrscht, heißt nicht, dass Mord und Totschlag das Leben bestimmen. Intern wird alles abgehandelt: Innerfamiliär herrschen Spannungen, werden Überlastungen und Überforderungen wirksam, passieren Stimmungsschwankungen und Ausbrüche, Verletzungen und Lieblosigkeiten. Und diese Umstände sind der Nährboden für Kinder, die mehr Sicherheiten und Halt bräuchten und die auf mehr Stabilität und Fundament angewiesen wären, depressive Muster zu entwickeln. Den Kindern entgeht nichts, hellhörig und sensibel nehmen sie alle Veränderungen auf und versuchen auf eine verhängnisvolle Art alles, um Sicherheit und Ruhe in die Familie zu bringen.

Die materielle Situation der Eltern in der heutigen Zeit ist nur eine Seite der Medaille: Die Menschen sind überfordert vom ständigen gesellschaftlichen Wandel und davon, sich immer wieder einstellen zu müssen auf Neues. Es wird ein Maß an Flexibilität und Mobilität verlangt, das viele gar nicht zu leisten imstande sind. Nichts hat mehr Bestand, weder Werte noch Normen, und Traditionen und Autoritäten, die Sicherheit geben könnten, haben ausgedient. Gegenseitiger Respekt und Anstand sind Fremdwörter geworden. Es hat eine Verrohung der Sitten und des mitmenschlichen Umganges stattgefunden.

Die Partnerschaft zu leben wird auch nicht einfacher. All das zu verwirklichen, was eine Partnerschaft lebenswert macht, was man sich vorgenommen und gegenseitig versprochen hat, sind Anforderungen, die kaum zu realisieren sind. Es ist kaum zu schaffen, dass es für beide immer stimmt, beide jederzeit auf ihre Kosten kommen, dass sich die Beziehung weiterentwickelt, dass sie lebt und sich verändert, wächst und gedeiht. Zu den hohen Ansprüchen, an denen man scheitert, gehört, dass man auf eine konstruktive Weise miteinander umgehen und streiten kann, dass man sich gegenseitig mit Respekt, Achtung und Wohlwollen begegnet, dass beide sich weiterentwickeln können, man sich gegenseitig hilft und unterstützt und sich gegenseitig Geborgenheit und Anerkennung und Bestätigung gibt. Dass man so die Beziehung lebt, wird nicht nur immer schwieriger, sondern grenzt an einen Kraftakt, den man sogar mit besten Absichten kaum bewältigen kann. So eine Beziehung möchten Eltern leben, obwohl beide Elternteile häufig arbeiten und es kaum mehr gemeinsame und unbeschwerte Zeiten gibt. Wenn sie einmal Zeit haben, sind sie zu müde, ist kein Interesse und keine Lust mehr da, sich mit dem Partner zu beschäftigen, miteinander zu sprechen oder gemeinsam etwas zu unternehmen.

Die Männer sind mit ihren Rollen auch nicht mehr im Reinen, wissen nicht mehr, wie sie zu sein haben, männlich-weich oder männlich-hart. Sie erfahren ihre Frauen häufig eindeutiger als sich selbst, klarer, kompromissloser, mit mehr Selbstvertrauen und ohne Bereitschaft, sich zu fügen oder gar unterzuordnen. Sie haben klare Vorstellungen von ihrem Leben, wollen nicht alles aufschieben auf eine spätere Zeit und nehmen auch auf sich, mit ihren Kindern allein zu leben. Sie trauen es sich zu und kuschen nicht aus Angst vor dem Alleinsein. Lieber allein allein sein, wissen, dass die Verantwortung bei ihnen liegt, als allein in der Beziehung leben zu müssen und zudem noch schuld zu sein an der Stimmung und der schlechten Laune des Partners und schuld an den Problemen der Kinder.

Die Auseinandersetzungen in den Familien werden offener, Probleme werden angesprochen, Entscheidungen werden gesucht. Die Gespräche werden vor allem für die Männer schwieriger: Sie müssen sprechen, Farbe bekennen, klare Positionen beziehen, sagen, was sie wollen, sagen, was sie genau meinen. Mit Schweigen, einseitigem Verständnis und Rücksichtnahme, mit Sex als Problemlöser geben sich immer mehr Frauen immer weniger zufrieden. Sie wollen eine Partnerschaft leben, die Platz für beide hat, in der Probleme diskutiert und gelöst werden, wo Partnerschaft auch im Alltag gelebt wird und wo Kneifen, Ausweichen, Verschleiern keinen Platz haben. Für viele Männer ist so eine Partnerschaft schwierig, anforderungsreich und in den meisten Fällen fast nicht zu bewältigen. Sie fühlen sich noch mehr überfordert, nicht verstanden, herausgefordert und machtlos. Sie ziehen sich auf ihre alten Problemlösungsmuster zurück: Sie schweigen, befehlen, schreien, trotzen und verweigern sich. Dass damit die Probleme nicht gelöst werden, sondern sich ins Unlösbare steigern, nehmen sie vielleicht wahr, dagegen aber tun sie häufig nichts. Nicht selten ist daher die Scheidung, und zwar immer häufiger von Frauen initiiert, die logische Folge.

Die Menschen heute sind gestresst und überlastet, die Lebensfreude nimmt ab und die Zeit für Erholung, für Freizeit und für die Familie wird immer weniger. Und diese immer weniger werdende freie Zeit wird belastet und überschattet von Sorgen und Zukunftsängsten. Man ist nicht mehr so, wie man sein könnte. Man spielt nach außen Theater, gibt sich stark und optimistisch, wie wenn man sorgenfrei und unbelastet wäre. Dieses ständige Überfordertsein, ständig in seiner Existenz, beruflich, materiell und familiär bedroht zu sein, im Bewusstsein des Ausgeliefertseins zu leben und die Brüchigkeit immer und überall zu erleben, wirkt sich auf die Familie und die Kinder aus. Und dort sind es die Sensiblen, die alle Antennen ausgefahren haben und die in dieser Situation eine Richtung der Entwicklung nehmen, die sie in späteren Jahren in die Depression führen wird. Es sind diese Kinder, die unter dieser Situation leiden, nicht offensichtlich, aber still und leise. Sie nehmen die Erfahrung der Brüchigkeit in sich auf, was einen Boden schafft, der sie auch später ihr Leben als brüchig und bodenlos erleben lässt.

Die heutige Zeit ist somit der ideale Nährboden für eine depressive Entwicklung vieler junger Menschen. Wie viele von ihnen latent depressiv bleiben und wie viele manifest depressiv werden, ist eine andere Frage.

Die heutige Zeit ist vor allem eine Überforderung für alle diejenigen, die schon mit depressiven Mustern leben und sich mit ihrer depressiven Lebensstrategie den Anforderungen des Alltags stellen müssen.

Wer schon eine depressive Entwicklung mitbringt, wird in der heutigen Zeit mit Sicherheit Opfer seines depressiven Überforderungsstils.

Für sie ist das Leben an sich schon schwierig genug und kaum zu bewältigen. Mit den gesteigerten Anforderungen der Arbeitswelt und des modernen Lebens sind sie maßlos überfordert. Diese Welt verstärkt so sehr ihre Muster, bestätigt täglich, wie sehr sie nicht genügen und ohnmächtig dem Alltagsleben mit all den Widerwärtigkeiten ausgeliefert sind, dass sie in noch stärkerem Maße alles versuchen müssen, um ja jede Erwartung, die an sie gestellt werden könnte, zu erfüllen. Sie setzen sich noch mehr ein und tun noch mehr, als notwendig wäre. Es gibt für sie ja keine verbindlichen Kriterien, die für sie plausibel und verpflichtend wären. Also steigern sie ihren Einsatz ins Maßlose, gehen noch mehr über ihre Grenzen, gönnen sich noch weniger Ruhe, wagen noch weniger und peitschen sich noch mehr an. Die Familie muss noch mehr hinten anstehen, noch mehr schlucken und alles mitmachen. Tagtäglich holen sie sich ihre Rechtfertigung für ihr Mehr an Einsatz und für ihre trostlose und pessimistische Lebenseinstellung.

Wenn wir davon ausgehen, dass die Menschen mit einem latent depressiven Lebensstil in der Falle hocken und verstärkt nach ihren Mustern leben müssen, ist in der heutigen Zeit mit all den Forderungen und komplexen Strukturen, wo nichts beständiger ist als die Verunsicherung, das Leiden riesig und verbreitet. Noch einmal eine kurze Auflistung, die aufzeigt, wie schwer das Leben depressiver Menschen mit ihren übersteigerten Erwartungen ist und was sich ihnen in den Weg stellt: Bedrohung des Arbeitsplatzes, Belastung in der Familie, Gefährdung des Umfeldes der Kinder, gesteigerte Anforderungen an die Kinder in der Schule und am Arbeitsplatz. Die Kinder und Jugendlichen entgleiten, man hat nicht mehr die nötigen Kapazitäten, sich mit ihnen auseinanderzusetzen und hinzuhören. Sie entfernen und entfremden sich, lassen sich weniger sagen und gehen ihre eigenen Wege. Strukturen und klare Leitplanken, die sie brauchen würden, kann man nicht geben, und es kommen Probleme und Schwierigkeiten auf die Kinder zu, ohne dass sie die nötige Hilfe und Unterstützung der Eltern haben, was sich in vermehrten Differenzen zwischen den Jugendlichen und den Eltern auswirkt. Die Kinder und Jugendlichen kommen zu kurz, sind zu sehr auf sich selbst gestellt, müssen Entscheidungen fällen in ihrem Leben, für die sie eine Führung und Unterstützung brauchen würden, fühlen sich nicht verstanden und sind allein für zu viel verantwortlich. Das lassen sie die Eltern auch spüren, machen diese verantwortlich für alles, was nicht geht und sie überfordert. Erzieherische Probleme und massive Spannungen in der Familie sind die Folge.

Die Medien suggerieren, wie man leben muss, wie man die Bedürfnisse der Partnerin und des Partners befriedigt, was man in der Sexualität erbringen muss, wie man sein Alter plant und vorbereitet, wie man ein gesundes Leben lebt, wie man sich spirituell zu beschäftigen hat und welche Fragen zu interessieren haben … Ganz unbeteiligt lässt das niemanden. Wer möchte nicht mehr Geld haben, sich alles leisten können, schöner wohnen, ein größeres Auto haben? Was aber bleibt, ist eine noch größere Unzufriedenheit mit seinem Leben und mit seiner Partnerschaft. Ein solches Leben, das sich überwiegend mit dem beschäftigt, was man vermisst und was man sich wünscht, lässt das eigentliche Leben mit all dem, was möglich ist, verblassen, klein und hässlich erscheinen. Das schafft eine permanente Negativhaltung und lässt eine Lebenseinstellung wachsen, die nur am Fehlen und Nichthaben orientiert ist. Alles wird negativ gesehen, alles ist zu wenig oder zu viel, alles ist Krampf und Überforderung: die Kinder, die eigenen Eltern, die Kollegen, das Leben überhaupt. All das bewirkt, dass die Überforderung immer mehr zunimmt. Wer in hohem Maß überfordert ist, bleibt noch stärker in seinen depressiven Mustern gefangen, und wenn diese Überforderung von außen ständig noch genährt wird, wird der depressive Lebensstil noch rigider, die Angst und die Lebensangst noch tiefer, die Ermüdung und Erschöpfung noch ausgeprägter und das Selbstwerterleben kann kleiner gar nicht mehr werden. Die Folge davon ist:

> Die heutige Zeit birgt ein riesiges Gefahrenpotenzial für die Entstehung und Verbreitung der Depression: Das Risiko für die Kinder, eine depressive Entwicklung einzuschlagen oder als erwachsener Mensch latent oder manifest depressiv zu werden, war noch nie größer als heute. Die Latenzzeit der Depression wird kürzer und die Manifestdepressionen werden häufiger.

Aber wie auch nicht jeder Biertrinker ein Alkoholiker wird, jeder Raucher an Lungenkrebs erkrankt oder jeder Übergewichtige Diabetiker wird, so steigt zwar die Wahrscheinlichkeit, depressiv zu werden, aber nicht jeder wird depressiv. Dazu braucht es die depressiven Muster, die man in früher Kindheit zugrunde gelegt hat, braucht es eine depressive Entwicklung, die den Nährboden darstellt und die solche Menschen anfälliger macht, an diesen Mustern zu zerbrechen.

Um es noch einmal ganz deutlich zu sagen: Die heutige Zeit macht nicht an sich depressiv, sie erhöht aber die Wahrscheinlichkeit bei Menschen mit depressiven Mustern, an der heutigen Zeit zu scheitern, sich zu überfordern und zu versagen. Wenn also in solchen Familien die Kinder vermehrt und gehäuft einen depressiven Lebensstil lernen, dann hat das auch nichts mit Vererbung zu tun, sondern mit den speziellen familiären Umständen, mit der Neigung, alles aufzunehmen und zu verantwortungsvoll und betroffen zu reagieren. Viele Kinder in solchen Familien nehmen die Bedrohung gar nicht wahr, reagieren auch nicht besonders rücksichtsvoll oder, wie es eine Klientin einmal formulierte:

»Ich ging fast kaputt, konnte fast nicht mehr schlafen, hatte ständig Angst und fühlte mich immer schuldig, während für meine Geschwister alles am Arsch vorbeiging.«

Die Folgen auch für die Gesamtwirtschaft und die Gesellschaft sind verheerend. Die Arbeitsmoral sinkt, die Arbeitsleistung wird unter Druck und mit Mitarbeitern, die nicht im Vollbesitz ihrer Kräfte sind, schlechter und kurze, krankheitsbedingte Arbeitsausfälle werden häufiger. Familiär belastete Mitarbeiter sind schlechte Mitarbeiter und die Identifikation mit Betrieben geht verloren. Defensiv und reaktiv geleitete Bürger sind desinteressierte Bürger: Sie haben die Kraft und die Freiheit nicht, sich über ihre individuelle Situation hinaus Gedanken zu machen. Der Staat wird ein Staat von Einzelgängern, übergeordnete Interessen treten auf Kosten des nackten Überlebens in den Hintergrund. Der Medikamentenverbrauch nimmt zu, die Kosten für die Krankenkassen steigen, Klinikaufenthalte nehmen zu und Drehtürpatienten werden die Regel. Körperliche Erkrankungen häufen sich. Für sich und seine Gesundheit Sorge tragen ist ein Luxus, den sich viele nicht mehr leisten können.

Die heutige Zeit schafft ein Heer von depressiven Menschen. Depressionen werden also nicht ab-, sondern im Gegenteil zunehmen, und zwar sowohl in der latenten wie in der manifesten Form.

Es gibt gar kein Entrinnen, gar keinen Ausgang aus diesem Dilemma. Die Depression wird auch weiterhin ein zentrales Thema bleiben.

Ich bin überzeugt, dass bei den meisten Menschen, die heute scheinbar an einem Burn-out erkranken, es sich nicht um ein Burn-out, sondern um eine Depression handelt, dass die latente Depression bei diesen Menschen sich in eine manifeste Form gewandelt hat.

Die Diagnose Burn-out ist weniger beschämend und leichter zu ertragen als die der Depression. Mit Burn-out wird heute verbunden, dass es sich um dynamische, aktive und engagierte Menschen handelt, die daran erkranken, – im Gegensatz zu den depressiven Menschen, die halt nicht so stark und belastbar sind.

Menschen ohne eine depressive Persönlichkeitsstruktur können am Arbeitsplatz überfordert werden, wenn die Bedingungen schlecht und die eigenen Ansprüche zu hoch sind. Dann besteht die Gefahr, dass sie sich überfordern und an einem Burn-out erkranken.

Verändert sich ihre Arbeitssituation und finden sie zu einer neuen Einstellung ihrer Tätigkeit gegenüber, erholen sie sich und das Burn-out verschwindet. Anders bei den depressiven Menschen: Ihre psychische Situation wird auch nach einem Arbeitsplatzwechsel oder einer Neustrukturierung ihrer Arbeit nicht anders. Sie bleiben in ihren depressiven Mustern gefangen. Sie erkranken nicht an einem Burn-out, sondern werden manifest depressiv.

Überforderung und Scheidung

Die Zahl der Scheidungen nimmt immer mehr zu. Es gibt wohl kein westliches Land mehr, das nicht eine übergroße Zahl an Scheidungen aufweist. Ob die heutige Form der Ehe überhaupt zeitgemäß ist, ob sie in unserer heutigen Zeit noch lebensfähig ist, wie weit sie den Menschen der heutigen Zeit überhaupt entspricht oder ob sie ein Auslaufmodell ist, möchte ich an dieser Stelle nicht erörtern. Tatsache ist, dass sehr viele Menschen eine Ehe oder eine eheähnliche Beziehung eingehen und die Mehrzahl der Kinder in dieser Lebensform aufwächst. Scheidungen sind ein Zeichen unserer Zeit und das heißt, dass Tausende von Kindern diesen Prozess durchmachen müssen. Sie werden nicht gefragt, sie haben nichts dazu zu sagen. Sie sind die Leidtragenden, die Opfer, über deren Köpfe hinweg Trennungsprozesse ausgetragen werden. Aus dem bisher Gesagten lässt sich unschwer schließen, dass in Zukunft noch mehr Kinder dieses Los werden teilen müssen. Wohl möchten die meisten Eltern eine Trennung oder eine Scheidung sich selbst und den Kindern zuliebe auf eine faire und konstruktive Weise regeln. Nur läuft dieser Prozess meist nicht so ab und sieht die Wirklichkeit anders aus. Aber was bedeutet das nun für die Kinder selbst?

Wichtig zu sehen ist, dass eine Scheidung nicht etwas ist, was aus heiterem Himmel passiert, nicht etwas, das irgendwann einmal kommt und dann vorbei ist. Die Scheidungssituation beginnt schon sehr früh. Anfänglich ist es ein leiser, von keiner Seite bemerkter Prozess der Entfremdung, Distanzierung, Abkapselung und Vereinzelung. Die Partner bemühen sich um die Partnerschaft, wollen nichts weiter als das Fortbestehen der Familie, finden sich wieder, entzweien sich, Probleme werden gelöst, man begibt sich wieder auf einen gemeinsamen Weg und besinnt sich auf das Gemeinsame. Man will weiter zusammen das Leben bewältigen, Freud und Leid miteinander teilen, sich beistehen und füreinander da sein. Mit der Zeit wird das Trennende dominanter, nehmen die Einflüsse von außen zu, überwiegen die Sorgen und Nöte und die Erfahrung wird prägender, dass man immer weniger gemeinsam lösen kann und immer weniger aufeinander zugeht. Es gibt immer mehr Sieger und Verlierer, das Maß an Unerledigtem nimmt stetig zu und die Bereitschaft, reinen Tisch zu machen, Problematisches zu lösen und dem anderen entgegenzukommen, ihm mit Verständnis und Wohlwollen zu begegnen, nimmt ab. Die Auseinandersetzungen werden gereizter, das Wohlwollen nimmt ab und der Ton wird lauter. Verletzungen passieren immer häufiger, anfänglich tun sie leid, mit der Zeit gehören sie dazu, sind Verletzungen gar gewollt, werden Schwächen gnadenlos ausgenutzt und gegen den anderen verwendet. Es geht nicht mehr um die Lösung der Probleme, das schafft man nicht mehr. Es geht um Machtkämpfe, um Verletzungen, es geht darum, den anderen zu schlagen, zu besiegen, um nicht selbst verletzt zu werden. Das Gemeinsame geht verloren, ein Bemühen um Partnerschaft, um Problemlösung, um Wertschätzung des anderen gibt es nicht mehr. Der Kampf wird immer offener, brutaler, rücksichtsloser. Versuchte man anfänglich, die Kinder zu schonen, geht diese Rücksichtnahme zunehmend verloren und man streitet jetzt auch in Anwesenheit der Kinder. Und diese bekommen all das mit, lieben Vater wie Mutter, sind zwischen den Fronten, solidarisieren sich mit dem Schwächeren, versuchen zu schlichten, zu trösten und sich so klein und unsichtbar zu machen wie möglich. Sie erleben, dass die Eltern, die für sie da waren, ihnen halfen, sie unterstützten, sich nun kaputtmachen in den Kämpfen, bösartig, gemein und bedrohlich werden. Sie erleben, wie die Eltern immer mehr mit sich zu tun haben, wie sie als Kinder immer weniger Argument und Thema der Auseinandersetzungen sind, wie sie immer unwichtiger werden, es überhaupt nicht mehr um sie geht oder sie dann höchstens noch als Waffe gegen den anderen eingesetzt und missbraucht werden.

Mit jedem Streit wird die Situation für die Kinder bedrohlicher, auswegsloser, schwieriger. Verstehen tun sie schon lange nichts mehr. Worum es in den Kämpfen der Eltern geht, wissen sie sowieso nicht. Sie verstehen nicht, weshalb denn die Vergangenheit so schlecht gewesen sein soll. Für sie als Kinder war es eine Zeit, in der noch alles stimmte, die Eltern friedlich waren und Zeit hatten für sie. Da war es den Eltern noch wichtig, dass es ihnen gut ging. Da konnten sie immer wieder die Erfahrung machen, geliebt zu werden, erwünscht zu sein von den Eltern. Und das soll jetzt alles falsch gewesen sein, das soll jetzt Grund sein, dass die Eltern sich nicht mehr verstehen?

Für die Kinder ist es schwierig, die Eltern leiden zu sehen, zu erfahren, wie sie traurig und unglücklich sind, aber auch zu erfahren, wie böse und lieblos sie miteinander umgehen. Das macht Angst, verspricht nichts Gutes, lässt Schlimmes erahnen, vor allem, weil sie spüren, dass nichts mehr die Eltern zusammenhält. Wo vorher Sicherheit war, ist nun seit langem Unsicherheit und Spannung. Was so fest und sicher erschien, ist jetzt brüchig und unberechenbar – und all dem sind die Kinder ausgeliefert. Sie können nichts tun, müssen aber alles miterleben, mitleiden, voller Angst, was morgen ist, ob beide Eltern noch da sind, ob es die Familie weiter geben wird. Wohl versuchen sie alles zu tun, was in ihrer Macht liegt: Sie ziehen sich zurück, versuchen, nicht zu belasten, machen alles, damit die Eltern wieder lachen, sich wieder gernhaben. Sie sind besonders lieb und dankbar, versuchen zu vermitteln, versuchen zu unterstützen, Mut zu machen und zu helfen. Sie bieten sich als Puffer an und versuchen alles, auch wenn es die Eltern nicht erkennen können, nicht erkennen wollen. Die Eltern unterschätzen, wie sehr die Kinder auf jede Veränderung der Lebenssituation reagieren, wie sie jede Abkühlung der Atmosphäre registrieren, jede kleinste Nuance im Gespräch und im Miteinander der Eltern erfassen. Kinder nehmen sehr viel mehr wahr, als Eltern das glauben oder glauben wollen. Kinder spüren Veränderungen, wenn die Eltern immer noch glauben, dass es gut wird. Sie machen jede Veränderung mit und speichern alles und sind direkt emotional betroffen. In ihrer Bedürftigkeit und Abhängigkeit nehmen sie jede Schwankung der Beziehung der Eltern zu ihnen auf und spüren sie die emotionale oder geistige Abwesenheit. Sie spüren, dass sie nicht traurig oder aggressiv sein dürfen, dass sie so zu sein haben, dass die Eltern sich nicht Sorgen oder Gedanken machen müssen.

Wenn wir uns vorstellen, was eine Beziehungsabkühlung, was eine Beziehungsverschlechterung bis hin zu einer erst gedanklichen und dann formulierten und umgesetzten Trennung für die einzelnen Partner bedeutet, wie viel an Enttäuschungen, Ängsten, Verunsicherungen und Desorientierung es kostet, sie bis in die Existenz verunsichert, erschüttert, dann ist klar, dass nicht mehr gleich viel Energie, Sorgfalt und Liebe für die Kinder da sein kann. Es reicht nicht, sich noch intensiv Gedanken zu machen, was die Kinder im Moment empfinden, was sie fühlen und was sie bewegt. Ich bin überzeugt, dass die meisten Eltern besorgt sind um das Wohl ihrer Kinder, dass sie alles machen, damit diese nicht leiden müssen. Aber zu viel ist zu viel und die Eltern sind auch nur Menschen und bei Menschen gibt es Grenzen und nur ein bestimmtes Maß an Belastung. Deshalb ist auch das Vermögen, wirklich aufzunehmen, was den Kindern zugemutet wird, beschränkt, auch deshalb, weil aus Selbstschutz die Eltern auch nicht alles aufnehmen können. So nehmen sie nur bruchstückhaft wahr, was an Brüchigkeit von den Kindern erlitten wird, wie sehr sich diese in ihre Seelen einprägt, wie sie die fehlende Sicherheit und die Wechselhaftigkeit und Haltlosigkeit verdauen, wie sie damit umgehen, wenn ein rauer Wind in ihr bisheriges Nest von Wärme und Geborgenheit dringt. Davon merken die Eltern wenig, dürfen sie auch nicht merken, weil sonst alles für sie noch schwieriger und noch mehr mit Schuldgefühlen belastet würde. Die Eltern müssen selber schauen, über die Runden zu kommen, mit sich und ihrem Leben fertig zu werden. Und nicht zuletzt auch im Interesse der Kinder. Und wenn wir uns vorstellen, wie lange solche Trennungsprozesse dauern, wie viel Kraft sie verbrauchen, dann ist es nicht verwunderlich, das die Kinder zu kurz kommen müssen. Auch hier gilt, dass nicht alle Kinder in gleichem Maße darunter leiden, nicht alle gleich in ihren Grundfesten erschüttert werden.

> Für die Kinder fängt eine Scheidung an, wenn die Eltern noch gar nicht an eine solche denken. Die Scheidungszeit ist für die Kinder eine Zeit der Brüchigkeit und der Bedrohung.
> Die Nachscheidungszeit bis zur Klärung und Beruhigung ist ebenso eine Zeit der Instabilität, Unsicherheit und Brüchigkeit.

Kinder spüren sehr schnell, wenn es nicht um sie geht, und sie spüren in sich den Drang und den Wunsch, alles zu tun, damit die Eltern sich wieder gernhaben. Sie sorgen sich um die Familie, um das Weiterbestehen der Familie, weil sie spüren, dass die Eltern das nicht mehr tun oder immer weniger dazu in der Lage und willens sind. Diese Zeit dauert in der Regel viel zu lange und ist schon belastend für die Kinder, wenn Anzeichen einer Entfremdung und späteren Trennung noch gar nicht sichtbar sind. Für die Kinder ist diese scheinbar nie aufhörende Zeit schrecklich und verbunden mit dem Verlust eines tragenden Bodens und des Vertrauens in die Familie, die Beziehungen und das Leben. Sie verlieren ihren gewohnten Halt, sie verlieren ihre kindliche Unschuld und werden mit einem Leben konfrontiert, das anders ist als vorher, voller Ungewissheit, voller Unberechenbarkeit und voller Schwere und Trauer. Sie spüren, dass alles verlorengehen kann, dass alles auseinanderbrechen kann, ohne zu wissen, was das bedeutet, was dann sein wird. Die Zukunft ist unklar, aber sie sind voller Hoffnung, dass alles so bleibt, wie es war. Etwas anderes können sie sich nicht vorstellen, wissen auch nicht, was mit ihnen dann geschehen würde. Aber diese Hoffnung wird immer wieder erschüttert, mal sieht es nach Morgenröte aus, ein andermal wie das nahende Ende. Alles ist in Fluss und alles entzieht sich ihrer Kontrolle und ihrem Einfluss. Einmal sind die Kinder voller Zuversicht, eine Minute später wieder völlig mutlos, es ist eine emotionale Achterbahn, auf der sie sich befinden. Sie übernehmen Verantwortung, fühlen sich schuldig, wenn die Eltern sich entfremdet haben und sich nicht mehr lieben: Wären sie anders gewesen, hätten sie sich anders verhalten, dann wäre es nie zu diesem Zerwürfnis gekommen. Sie müssen allein mit sich und dem veränderten Leben fertig werden und sich gleichzeitig nichts anmerken lassen, ihre Gefühle und Ängste für sich behalten, nur um die Eltern nicht noch mehr zu belasten.

Nach der Trennung dauert es für die Kinder, aber auch für die Eltern lange, bis wieder Ruhe und Sicherheit einkehren und sich alles normalisiert. Da sind einmal der Verlust des Bisherigen, der Abschied von einem Elternteil, das Herausgerissenwerden aus dem Vertrauten, das Sichfinden und -orientieren im neuen Leben, Sichzurechtfinden mit der Besuchsregelung, Umgehenkönnen mit den neuen Elternbeziehungen, gern beim Vater zu sein und die Mutter doch nicht zu enttäuschen, immer wieder Abschied zu nehmen und nach außen dazu zu stehen, dass man nicht mehr in einer »normalen« Familie lebt. Es wird also auch nach der Scheidung viel verlangt von den Kindern, aber die Situation ist klarer und die Zeit kann Beruhigung und neue Gewohnheiten und Sicherheiten bringen. Deshalb ist der Vollzug der Trennung in den meisten Fällen eine Erleichterung. Er bringt eine Klärung und eine Eindeutigkeit mit sich und die Kinder wissen wieder, woran sie sind. Die Streitereien und das ewige Dazwischensein hören auf, die Bedrohung weicht einer Klarheit. Die Kinder müssen nicht mehr ausgleichen und die Eltern sind wieder freier, offener, bemühen sich mehr um die Kinder, fragen wieder mehr, wie es ihnen geht. Meist ist der Gewinn an Klarheit und Ruhe entscheidender für die Kinder als der Verlust der Familie. Sie haben die Eltern ja noch und das zählt, auch wenn das gemeinsame Leben schöner wäre.

Eine Scheidung ist immer schwierig für die Betroffenen, ist

nie eine gute Lösung. Aber sie ist um einiges besser als ein Leben, das sich ohne Sicherheit, Halt und Geborgenheit endlos dahinzieht. Darum stimmt auch hier das Sprichwort: Lieber ein Ende mit Schrecken als ein Schrecken ohne Ende. Ein Leben in Unsicherheit und Angst, in einer Familie voller Spannung und Lieblosigkeit ist schlimmer als die Scheidung und schlimmer als alles, was nachher kommt.

Teil 2
Der Weg des Ausstiegs

Einleitung

Ein Ausstieg aus der Depression ist möglich und es gibt Schritte daraus, die jeder machen kann und die, wenn sie auch noch so schwierig erscheinen, sehr schnell zu einer inneren Befriedigung führen. Mit jedem Schritt wächst die innere Überzeugung, dass dieser Weg stimmt und guttut. Wer mit einer Diät anfängt, sieht anfänglich auch nur den weiten und beschwerlichen Weg vor sich, bis er bei der ersten Gewichtsabnahme merkt, dass er auf dem richtigen Weg ist. Diese Erfahrung macht Mut, weiterzumachen, und gibt Zuversicht und Vertrauen in den eingeschlagenen Weg. Mit jedem Gramm weniger wird der Weg leichter. So ist es auch beim Verändern der depressiven Muster. Nur wer läuft, bewegt sich und kommt weiter und das Ziel heißt leben, sein eigenes Leben frei und selbstbewusst leben.

Sie werden in diesem zweiten Teil keine Therapieverläufe und keine Rezepte lesen können, was man machen muss, damit man nicht mehr depressiv ist oder auch gar nie depressiv wird. Es wird Hinweise geben und Schlussfolgerungen, die man ziehen und ableiten kann.

Beim Ausstieg aus den depressiven Mustern gibt es sehr viele Abläufe, die immer wiederkehren, und es gibt gewisse entscheidende Verhaltensmuster, die wichtig sind. Aber es gibt nicht einen richtigen, einen idealtypischen Ablauf, keinen Weg, den man gehen kann und der zwangsläufig zum Ziel führt. »Viele Wege führen nach Rom«, gilt auch hier. Und so wäre denn die Schilderung einzelner ganzer Abläufe irreführend und würde genau das suggerieren, was nicht stimmt, dass man diesen einen bestimmten Weg gehen muss. Es würde zudem unfrei machen und bei vielen einen Druck erzeugen, genau den Weg zu wählen und das nicht mehr zu machen, was entscheidend ist:
auf sich hören;
sich ernst nehmen;
von sich ausgehen.

Der Ausstieg würde erschwert statt erleichtert, die alten depressiven Muster verstärkt statt aufgebrochen und verändert: sich messen, sich vergleichen, sich abwerten, nur das sehen, was nicht geht und nicht so ist, wie man glaubt, dass es sein müsste und wie man es sich vorgenommen hat.

Wichtig beim Ausstieg ist, dass die depressiven Menschen einen Weg gehen, der sie nicht überfordert, sondern wieder näher zu sich führt und damit Boden, Sicherheit und Vertrauen vermittelt.

Um das geht es, das ist wichtig. Natürlich habe ich meine Vorstellungen und meine Erfahrungen, aber die decken nicht das ganze Spektrum an Möglichkeiten ab. Ich weiß, dass es entscheidende Punkte gibt, in welcher Form und zu welchem Zeitpunkt diese aber realisiert werden, ist ganz individuell. Entscheidend ist, dass die depressiven Menschen sich Zeit nehmen und auf sich hören. Dazu gehört, dass sie lernen, mit ihrer Ungeduld umzugehen. Bei jedem Schritt aus der Depression besteht die Gefahr, dass sie sich überfordern, weil sie es zu gut und zu schnell machen wollen und die Schwierigkeit und Anforderung der einzelnen Schritte unterschätzen. Wichtig ist auch, dass die depressiven Menschen sich das Recht geben, für sich zu schauen, zu entscheiden, was sie machen wollen und was nicht, was für sie gut ist, und dass sie, was immer sie tun, es nicht gegen sich machen. Um diese Punkte wird es in diesem zweiten Teil immer wieder gehen. Es sind sowohl Inhalte einzelner Lernschritte wie auch die Art und Weise, mit der die depressiven Menschen an neue Schritte herangehen und diese lernen und realisieren. Deshalb werden sie diese Begriffe immer und immer wieder zu lesen bekommen. Alle Lernprozesse kreisen darum und deshalb werde ich auch mit der nötigen Penetranz darauf hinweisen. Genauso werden andere Begriffe, wie ernst nehmen, annehmen und verstehen immer wieder zur

Sprache kommen. Fallgeschichten sind sehr persönlich und würden genauso wie Programme und Gebrauchsanleitungen zu etwas Verpflichtendem und Absolutem, an denen sich depressive Menschen messen und sich klein und unfähig machen.

Jeder geht seinen eigenen Weg und jeder Weg ist richtig, wenn er zu mehr Verständnis und Akzeptanz der eigenen Person gegenüber führt und die Muster der Überforderung verändert.

Von welcher Seite wir auch die Depression betrachten, ob wir vom Verstehen der depressiven Muster oder von grundsätzlichen Überlegungen ausgehen, ob wir die Entstehung der Depression und das Bild des depressiven Menschen, sein Verhalten und Erleben ins Auge fassen, wir kommen immer mehr oder weniger direkt auf die gleichen Aspekte und Kriterien, die für einen Ausstieg maßgebend sind: verstehen, annehmen und verstehend verändern.

Ob ein Ausstieg gelingt oder nicht, hängt ganz wesentlich mit dem Verstehen und dem Verändern der depressiven Überforderungsmuster zusammen. Ohne das Verstehen, Annehmen und Verändern dieser Muster geht nichts, gibt es kein anderes Selbstgefühl und damit keine Änderung der Grundbefindlichkeit der depressiven Menschen. Und darum geht es letztlich und nicht um ein besseres oder anderes Funktionieren in dieser Welt. Das Verstehen und Verändern der Muster ist ein Ausbrechen und Aufbrechen der Hilflosigkeit, in der die depressiven Menschen gefangen sind.

Depressive Muster sind Einbahnstraßen, sind Zwangsjacken, die kaum eine Veränderung zulassen und den Weg zu alternativen Verhaltensweisen verbauen. In depressiven Mustern gefangen sein bedeutet sich dauernd überfordern und diese Überforderung nicht auflösen können. Depressive Menschen kennen ihre Muster nicht und wissen auch nicht um den Zusammenhang zwischen ihnen und der dauernden Überforderung. Was man nicht kennt, kann man nicht verstehen und nicht verändern. Deshalb ist depressives Leben auch ein Gefangensein in der Hilflosigkeit und ein Ausgeliefertsein den Gefühlen des Versagens, der Leere und der nagenden, immer und immer wiederkehrenden Fragen nach dem Sinn eines solchen Lebens. Ein Leben zu leben, das kein Wohlbefinden und keine Zufriedenheit vermittelt, ist eines. Sich aber zu erfahren als jemanden, der nicht in der Lage ist, sein Verhalten zu verändern, um sich Zufriedenheit und Wohlbefinden zu verschaffen, und der sich ohnmächtig und ausgeliefert erlebt, das schafft Gefühle der Schwere und nimmt jede Zuversicht und jede Hoffnung auf ein besseres Leben. Es zementiert das Bild von sich, ein Versager und eine Null zu sein. Ein solches Leben kann nicht als beglückend und lebenswert gesehen werden.

> Wenn die depressiven Menschen aber, aus Einsicht und Notwendigkeit heraus, den Weg beginnen, ihre Muster zu verändern, dann verändert sich auch ihr Lebensgefühl. Momente der Zufriedenheit und sogar des Glücks können ganz langsam Einzug halten in ihr Leben.

Sich ernst nehmen, sich konzentrieren auf sich und auf seine Bedürfnisse sind einerseits Bedingung für das Verändern und anderseits Folge des Veränderns der Muster, Folge einer anderen Einstellung sich und dem Leben gegenüber. Verändern der Muster, sich ins Zentrum setzen und von sich ausgehen bedingen sich gegenseitig. Das eine ist ohne das andere nicht denkbar und auch wirkungslos. Und Verändern der Muster geht nur, wenn die depressiven Menschen sich Zeit geben zum Reflektieren und In-sich-Hineinhören.

Nur wenn sie sich auf sich konzentrieren, bevor sie handeln, ist eine Veränderung möglich. Sonst handeln sie spontan und spontan bedeutet, dass sie so handeln, wie sie es gewohnt sind. Das heißt nichts anderes, als dass sie sich weiter auf dem Gleis der eingefahrenen Muster bewegen. Denn nur im Innehalten können sie sich dem Sog der Muster entziehen. Ohne sich zu befragen, was sie wollen, gibt es keine Veränderung und es gibt noch weniger eine Veränderung, wenn sie auf diesem Weg sich nicht die Zeit geben, neue Muster zu erproben und über Versuch und Irrtum einzuüben. Sich Zeit zu geben ist für die depressiven Menschen auch der Weg, mit ihrer Ungeduld und mit ihren Abwertungen anders umzugehen. Wenn sie diesen Weg gehen, kommt es zu anderen Selbstwahrnehmungen und dieses Sich-anders-Wahrnehmen und -Erfahren verändert grundsätzlich das Selbst- und Lebensgefühl: Sie erfahren, dass sie unabhängiger von den depressiven Mustern und unabhängiger von den anderen agieren können. Sie realisieren aber auch, dass sie anders wahrgenommen werden, dass die anderen anders auf sie reagieren. Mit dem Verändern der depressiven Muster erfahren sie sich und das Leben nicht mehr so starr und unveränderbar. Sie machen zum ersten Mal in ihrem Leben die Erfahrung, dass sie etwas verändern können, dass Veränderungen möglich und erfolgreich sein können und dass sie es in der Hand haben, ihr Leben zu gestalten. Auch für sie ist ein anderes Leben möglich. Sie sind nicht dazu verdammt, ihr unglückliches Leben weiterführen zu müssen.

Depressive Menschen müssen über sehr viel Kraft verfügen, um das schreckliche Leiden so lange zu erdulden und auszuhalten, dass sie auch die nötige Kraft und innere Stärke besitzen, dieses depressive Leiden beenden zu können.

5. Kapitel
Der Weg aus der Depression

Der Weg aus den depressiven Mustern – und das ist der Weg aus der Depression – ist ein Weg der kleinen Schritte und ein Prozess der Veränderung. Langsamkeit und beharrliches Vorwärtsgehen sind angesagt.

Die depressiven Menschen haben nie wirklich zu sich finden können. Weil sie als Kinder alles taten zur Stabilisierung des Umfeldes mit dem Preis des Ich-Verlustes, ist der Weg aus der Depression ein Weg hin zum Ich. Es geht beim Ausstieg aus der Depression um ein Neu- oder Wiederfinden der eigenen Person, der eigenen Identität und der eigenen Persönlichkeit. Das ist nur möglich, wenn sie sich neu entdecken, sich kennen lernen, sich spüren und begreifen. Der Prozess bedeutet auch, Sicherheit und Vertrauen in sich finden, sich als selbstständige Person erfahren, Boden bekommen und Stärke und Frieden finden. Er beinhaltet ebenso,
Gelassenheit und Ruhe finden,
Macht und Einfluss über sich gewinnen,
unabhängig werden von anderen,
Mittelpunkt des Handelns werden,
wertvoll, liebenswert und wichtig werden für sich.

Um sich wiederzufinden, ist es für die depressiven Menschen wichtig, die Muster zu verändern, die ausgerichtet sind auf die anderen, die die anderen wichtiger nehmen als sich selbst, die die eigenen Bedürfnisse nicht beachten und von ihnen wegführen. Es geht auch darum, die innere Kommunikation zu verändern, die Haltung und das Verhalten sich selbst gegenüber zu modifizieren, die Erwartungen an sich zu hinterfragen und sich zu sensibilisieren auf die eigenen Gefühle hin statt auf die Erwartungen anderer. Der Weg der depressiven Menschen hat zum Ziel, auf sich zuzugehen und sich zu lösen und zu emanzipieren von den anderen, Perspektive und Wahrnehmung zu verändern, die Werthierarchie zu hinterfragen und neue Bilder von sich zu schaffen. Das alles ist Weg und Ziel. Darum geht es beim Verändern der depressiven Muster.

Das ist der Weg aus der Depression und auf diesem Weg gibt es eine Vielzahl von neuen Aufgaben, neuen Herausforderungen, aber noch viel mehr Momente der Befriedigung. Die depressive Lebensstrategie verändern und diesen neuen Weg gehen bedeutet und erfordert von den depressiven Menschen:

- sich Zeit nehmen für den Weg, der nicht mehr ein Gehen auf den vertrauten und abgelaufenen Pfaden bedeutet;
- einen Weg gehen, der genauso wichtig ist wie das Erreichen der Ziele;
- einen Weg gehen, den sie nicht genau kennen, von dem sie nicht im Voraus wissen können, was er ihnen bringen wird und ob sie dafür auch genügend gerüstet sind;
- sich wirklich auf diesen Weg konzentrieren und sich einlassen, ihn wichtig nehmen und als ihre momentane Aufgabe oder Lebensaufgabe sehen;
- jeden Moment wichtig nehmen, weil jeder einzelne Moment zählt.

Diesen Weg gehen bedeutet für die depressiven Menschen in erster Linie:
sich Zeit nehmen zum Ausruhen,
das Tempo den eigenen Möglichkeiten anpassen und
den Weg als persönliche Herausforderung betrachten, den sie selber gehen wollen und nicht gehen müssen.

Es ist ein Weg, der von den anderen Menschen gar nicht richtig gesehen und deshalb auch nicht wirklich geschätzt und gewürdigt werden kann. Lob und Unterstützung wären wichtig, aber die kommen nicht, weil niemand absehen kann, wie schwierig die einzelnen Schritte sind. Es passiert so viel im Kopf der depressiven Menschen, ohne dass nur ein Zeichen davon nach außen dringt. Wertschätzung und Bewunderung wären so hilfreich. Sie müssen aber ohne sie auskommen, den Weg allein gehen. Sonst würden sie sich auch abhängig machen und wären zufrieden, wenn die anderen zufrieden sind. Damit aber wären sie wieder beim Muster »die Erwartungen der anderen erfüllen«, das machen, was die anderen von ihnen erwarten, das machen, was die anderen gut finden, die Bewertung von den anderen ableiten und damit sich ausliefern. Die anderen würden wieder zu wichtig. Von außen gesehen sind es kleine Schritte und erst nur ganz winzige, die sie machen. Wer nicht selber erfahren hat, wie schwierig ein solcher Weg ist, kann es auch nicht wirklich ermessen. Weitergehen und nicht verzagen, trotz Mutlosigkeit weitergehen sieht man nicht. Etwas nicht machen, was sie bisher gemacht haben, ausruhen statt weitergehen sieht nicht nach einem großen Wurf aus und ist doch so viel für die depressiven Menschen. Die Ermüdung akzeptieren und nicht weiterlaufen, sich Schlaf gönnen und nicht immer reagieren, sich nicht überfordern und nur so viel tun, wie es für sie im Moment stimmt: Alle diese Schritte, wie auch ausruhen und sich nicht als Versager fühlen, sieht man von außen nicht und sind doch Riesenschritte für die depressiven Menschen.

Auf diesem Weg gibt es immer wieder kürzere oder längere Einbrüche, wo das frühere Leiden mit aller Härte durchschlägt und das Leben für die depressiven Menschen noch schwieriger macht, als es sonst schon ist: Gefühle der Leere, der Hilflosigkeit und der Hoffnungslosigkeit bestimmen dann das Erleben und legen sich wie ein Nebel auf ihr Gemüt. Gedanken, die lange Zeit im Hintergrund waren, drängen sich nach vorn, bedrängen und nehmen die depressiven Menschen gefangen. Diese Phasen gehen vorbei, so schwierig sie im Moment auch zu ertragen sind. Jedes Mal, wenn sie wieder auftauchen – und das tun sie etliche Male –, wird es noch schwieriger, sie auszuhalten. Je weniger die depressiven Menschen sie bekämpfen und je mehr es ihnen gelingt, sie als Teil des Prozesses anzusehen und anzunehmen, umso kürzer werden sie. Nicht, dass sie deswegen weniger vorkommen, aber sie verlieren zunehmend an Bedrohung, weil sie sie kennen, sich darauf einstellen und sie wie einen ungeliebten Besuch ansehen, der kommt, aber auch wieder geht.

Unverhofft, während einer alltäglichen Beschäftigung, können Gefühle wie Traurigkeit und Angst die depressiven Menschen überschwemmen, sie in Besitz nehmen, ihr ganzes aktuelles Erleben bestimmen und sie gedanklich wegnehmen von dem, was sie gerade machen. Ängste können plötzlich auftauchen, Befürchtungen sich immer mehr verdichten, sie immer mehr in ihren Sog hineinziehen, bis alles nur noch bedrohlich und Angst erregend erscheint. Das Gefühl greift immer mehr Platz, dass alles nicht mehr zu schaffen, nicht mehr auf die Reihe zu kriegen ist. Häufig fängt alles ganz harmlos an und zieht immer mehr Bereiche in den Strudel des Bedrohlichen, nicht zu Bewältigenden und von dem, was nur schlecht ausgehen kann und dem man nicht gewachsen ist. Die Sicht wird immer verdunkelter, die Wahrnehmung immer negativer, das Lebensgefühl immer brüchiger. Sie fühlen sich immer ausgelieferter und ohnmächtiger, das Selbstbewusstsein wird immer kleiner und die Versagensängste werden immer übermächtiger. Alles wird zu viel und mit diesem Gefühl, keine Kraft mehr zu haben, wird alles noch schwärzer und scheint auch die Zukunft noch weniger zu bewältigen. Der Druck wird immer größer und mit jedem Gedanken setzen sie sich noch mehr unter Druck. Die Angst, das Leben nicht mehr in den Griff zu bekommen, und die Angst, sich zu verlieren und diesen Ängsten ausgeliefert zu sein, werden übermächtig. Die Gefühle der Ohnmacht und des Ausgeliefertseins und damit die Kontrolle über sich zu verlieren, nimmt sie immer mehr gefangen. Und diese Angst, sich und die Kontrolle zu verlieren, steigert wiederum die Angst. Es ist ein Angstprozess, der sich immer höher schaukelt und Minuten, Stunden oder gar Tage dauern kann.

Wenn die depressiven Menschen sich gegen diese vereinnahmenden Gefühle zu wehren versuchen, verstricken sie sich noch mehr, blasen sie diese Gefühle erst recht auf und machen sie noch mächtiger. Auch Argumentieren, Versachlichen und Sichberuhigenwollen kommen nicht an, greifen nicht mehr. Es gibt nur einen Weg aus dieser Stimmungslawine und diesem Gefühlshurrikan: Sich auf den Moment, auf das zu konzentrieren, was sie im Moment machen. Mit dem Zurückkommen auf das Hier und Jetzt spüren sie sich wieder besser, sind sie wieder bei sich. Mit dieser willentlichen und gedanklichen Hinwendung zur momentanen Beschäftigung machen sie etwas und werden sie aktiv. Sie kommen weg vom Ausgeliefertsein und von der Ohnmacht. In diesem Tun stärken sie sich selbst, können sich wieder kontrollieren, selber entscheiden und über sich bestimmen. Mit dem Aktivwerden nehmen sie ihr Leben in die Hände und werden so stärker als die sie überschwemmenden Gefühle. Wer weiß, wie mit diesen Gefühlswellen umzugehen ist, mindert die Angst vor kommenden emotionalen Einbrüchen.

Wenn ich immer wieder auf Schwierigkeiten und Mühseligkeiten hinweise, dann tue ich das nicht, um Angst zu machen oder schwarzzumalen. Je mehr depressive Menschen sich auf solche Erschwernisse einstellen, umso weniger werden sie überrascht. Sie sind gewappnet, auch wenn so eine Einstellung in den einzelnen Situationen die Ungeduld und die Belastung nicht wegnehmen kann. Wer mit Schwierigkeiten rechnet, ist weniger geneigt, solche Tiefschläge als persönliches Versagen anzusehen. Es geht darum, solche Einbrüche nicht als Rückschritt, nicht als Ergebnisse eines Fehlers zu interpretieren im Sinne von »wenn ich es richtig machen würde, würden solche Einbrüche nicht passieren«. Sie gehen vorbei. Es sind letzte Zuckungen, es ist ein letztes Aufbäumen früherer Zustände. Mit jedem Schritt nehmen die Unsicherheiten und Ängste ab und das Wissen und die Überzeugung zu, dass es ihr ureigenster Weg ist und dass er für sie stimmt. Das Vertrauen wächst, und wenn die Kraft zunimmt, wird der Zwang der Muster schwächer und es wird leichter, den eingeschlagenen Weg weiterzugehen.

»Die Aussicht auf eine Zukunft, in der ich wieder vieles tun kann und vieles nie wieder tun muss, erhellt meine Gegenwart entscheidend und lässt mich Dinge noch ertragen, die im Moment noch nicht zu ändern sind.«

Auf diesem Weg werden die depressiven Menschen immer und immer wieder mit dem Muster »Erwartungen anderer erfüllen« konfrontiert. Die depressiven Menschen machen zwar den Weg allein, aber immer beobachtet von den anderen, die ihren Weg kommentieren, Ratschläge geben, was sie machen oder unterlassen müssten. Sie erfahren immer wieder, wie diese Erwartungen sie verunsichern und in Frage stellen. Können sie sie erfüllen, dann stimmt es für die anderen, dann haben sie sich in deren Augen richtig verhalten, dann ist das, was sie machen, richtig und gut. Das heißt aber auch, dass sie sich wieder im alten Fahrwasser bewegen. Wenn sie nicht mehr von sich aus handeln, sich nicht mehr fragen:
»Was stimmt für mich jetzt, in diesem Moment?
Was will ich jetzt und was will ich wirklich?
Mache ich jetzt das, was ich auch machen will?
Gehe ich sorgfältig und achtsam genug mit mir um?«,
dann machen sie, was die anderen als gut betrachten und sie handeln entsprechend ihrer alten Muster. Dann gehen sie nicht mehr ihren eigenen Weg des Ausstiegs, sondern den, den die anderen für richtig befinden – und die wollen ja nur das Beste für sie. Dann haben sie wieder, wie bisher immer, ihre Aufgabe und ihre Pflicht erfüllt. Machen sie aber das, was *sie* für gut befinden, dann plagen sie Verunsicherungen und Ängste und die

auszuhalten ist nicht immer einfach. Es kommen Zweifel, die sie nicht mehr in Ruhe lassen, bis sie wieder all das machen, was die anderen von ihnen wollen. Dem ausgesetzt sein und widerstehen und unbeirrt den einmal eingeschlagenen Weg weitergehen erfordert viel Kraft. Aber er bringt die depressiven Menschen weiter und mit jeder Herausforderung wieder einen Schritt näher zu sich. Mit diesen und trotz dieser Schwierigkeiten und Hindernisse den eigenen Weg zu gehen bedeutet, auch wenn die depressiven Menschen dies immer wieder aus den Augen verlieren:

das zu machen, was sie spüren, dass es für sie richtig ist,
so viel zu tun, wie sie merken, dass es für sie stimmt und ihnen entspricht, und
das zu machen, was sie wollen, und Akzente so zu setzen, wie sie es im Moment für richtig erachten.

Das alles gehört zu ihren wichtigsten Aufgaben und das macht den Weg zu einem beglückenden, aber auch zu einem einsamen Weg.

Sie sind nicht gewohnt, das zu machen, was sie wollen, anstatt dessen, was die anderen glauben, was sie tun müssen. Es ist ihnen fremd, auf sich zuhören, sich zu vertrauen und ihre Meinung und ihre Bedürfnisse über das Erfüllen der Erwartungen anderer zu stellen. Es geht ihnen gegen den Strich, bei sich zu bleiben gegen den Widerstand der anderen und auch mit dem Wissen, dass die anderen das nicht gut finden.

Depressive Menschen spüren ja sehr genau, was die Mitmenschen von ihnen erwarten, dass sie schneller und anders vorgehen müssten, um wieder zu gesund zu werden. Ihr eigener Weg ist ein hartes Stück Arbeit, aber das ist der neue Weg und nur der führt sie weiter. Sie spüren und wissen das auch sehr genau. Aber das jeden Moment so durchzusetzen und dabeizubleiben verlangt ihnen alles ab. Das Muster »Erwartungen erfüllen« macht ihnen das Leben schwer und anfänglich noch schwerer, wenn sie darangehen, es zu verändern, ihm Einfluss und Bedeutung zu entziehen.

»Es war für mich nie schwierig, mich anzupassen, Rücksicht zu nehmen, auf die Wünsche und Bedürfnisse der anderen einzugehen. Schwieriger wäre es gewesen, wenn ich mich übel gelaunt, nervig hätte zeigen müssen. Ich habe mir auch vorgenommen, bei der Arbeit alles zu tun und noch mehr als das, um ja die Stelle nicht zu verlieren. In den Beziehungen gab ich mir alle Mühe, damit der jeweilige Freund mich lieb, nicht zickig fand und voller Bewunderung sagen musste, ›so eine Freundin habe er noch nie gehabt‹. Aber dieses Anpassen und Mühegeben hat ein Ausmaß angenommen, das ich nicht mehr ertragen habe. Ich merkte, dass ich mich selbst schädigte. Ich konnte nie Nein sagen, musste zu allem Ja sagen, durfte nie eine eigene Meinung haben und habe mich immer mit meinen Bedürfnissen in den Hintergrund gestellt. Bis ich merkte, das geht nicht mehr, das schaffe ich nicht mehr. Entweder kann ich das ändern oder ich gehe drauf. Es wurde für mein Umfeld alles so selbstverständlich. Machte ich einmal etwas anders, musste ich mich entschuldigen und rechtfertigen. Ich habe keinen Respekt mehr von den anderen gespürt. Mein Verhalten wurde von den anderen eingefordert, sie fanden es eine Zumutung, eine Anmaßung, wenn ich mich anders verhielt. Es war überhaupt keine Wertschätzung mehr spürbar. Das mache ich nicht mehr mit. Ich will nicht mehr, ich kann nicht mehr und ich mag nicht mehr. Jetzt will ich bei mir bleiben, auf das hören, was für mich richtig ist, aushalten, wenn die anderen unzufrieden sind. Die sollen auch umlernen. Ich habe sie verwöhnt. Unzufriedenheit der anderen habe ich nicht ausgehalten. Ich musste schlichten, weil ich das doch mit ausgelöst habe. Ob ich schlichten wollte oder nicht, war nie eine Frage, ich musste einfach. Jetzt möchte ich anders sein. Das wollte ich schon lange, aber es gelang mir nie. Jetzt aber will ich Misstöne aushalten und mir mehr Freiheit nehmen und mich auch fragen: »Will ich schlichten, will ich etwas machen, weil es für mich stimmt, oder einfach, weil ich muss?« Ich finde diesen

Weg spannend, wenn er auch schwieriger ist, als ich gemeint habe. Ich bin immer davon ausgegangen, dass, wenn man etwas will, dass es dann auch geht. Aber es scheint schon etwas komplizierter zu sein. Ich habe mich aber trotz allem noch nie so gut gefühlt wie jetzt.«

Um es auch an dieser Stelle noch einmal zu sagen: Die eigenen Erwartungen und die der anderen erfüllen zu müssen ist wie ein Zwang. Es ist ein eingeschliffenes Muster und nicht primär ein Sichkaufen von Zuwendung. Es ist losgelöst von irgendwelchen Erwartungen und Hoffnungen. Die depressiven Menschen müssen so handeln, sie können gar nicht anders. Es geht dabei auch nicht um ein Harmoniestreben, obwohl sie Disharmonien und Spannungen kaum ertragen. Sie ertragen sie nicht, weil sie Zeichen dafür sind, dass sie etwas, was sie hätten machen oder merken müssen, nicht erfüllt haben. Es geht um das Erfüllen von Erwartungen, um nicht mehr und nicht weniger. Sie brauchen eine Rückmeldung oder Quittung der anderen, sonst ist für sie eine Handlung nicht abgeschlossen und das lässt sie nicht zur Ruhe kommen. Sie können nicht zu etwas anderem weitergehen, sondern bleiben davon verhaftet und gefangen, das nicht richtig erfüllt zu haben und sich zu fragen, was die anderen jetzt über sie denken. Und so geht es weiter im Kreisen, was und wo sie Erwartungen nicht erfüllt haben. Dieses Kreisen und Haftenbleiben entzieht ihrem Weg Kraft und Energie, nimmt sie immer wieder weg vom Überlegen und Spüren, was *sie* wollen, was *ihnen* guttut, was *sie* jetzt brauchen. Es nimmt sie immer wieder weg von ihrem eigenen Weg. Es endet meist damit, dass sie sich bestätigt fühlen in ihrem eigenen Versagen. Ihr Gedankenkreisen macht auch nicht davor Halt, dass sie auch auf diesem Weg versagen und es nie schaffen, sie eigentlich gar nicht mehr die Kraft haben und auch nicht mehr wissen, weshalb sie überhaupt diesen Weg gehen. Sie können eh nichts, ihren Weg gehen geht nicht, was sie sich vornehmen, können sie nicht umsetzen, die anderen enttäuschen sie, machen ihnen das

Leben schwer und so hat das Leben auch keinen Sinn. So unvermittelt solche Phasen kommen, so schnell gehen sie auch wieder vorbei.

Den Weg gehen heißt ständig mit den eigenen Mustern konfrontiert werden. Das heißt, dass die depressiven Menschen anfänglich eine Veränderung der Muster genau mit den Mitteln der Muster versuchen. Versuchen die depressiven Menschen, nicht mehr ausschließlich die Erwartungen der anderen zu erfüllen, dann machen sie es mit dem Muster der hohen Erwartung an sich. Sie wollen zwar eine Veränderung und eine, die sie mehr zu sich bringt. Sie versuchen diese Veränderung aber auf eine Weise, die sie überfordert und sehr schnell zum Aufgeben bringt und ihnen die Bestätigung gibt, erfolglos, ohnmächtig und unfähig zu sein. Sie versuchen es nach dem Motto: alles oder nichts, alles auf einmal, jetzt oder nie, entweder oder: »Wenn es jetzt nicht geht, schaffe ich es nie, nicht einmal das kann ich, nichts gelingt mir. Ich bin zu nichts fähig, ich habe immer gewusst, dass ich zu nichts zu gebrauchen bin, es hat ja alles keinen Sinn …« Und die Latte ist so hoch, dass sie es gar nicht schaffen: Es gibt kein Üben, es muss sofort gelingen und zwar auf eine perfekte und souveräne Art. Nicht nur einmal müssen sie etwas können, sondern jederzeit, unter welchen Umständen auch immer. Ob die Erwartungen an sich realistisch sind oder nicht, spielt keine Rolle, ob sie schwierig oder einfach zu erfüllen sind, ist nicht von Belang. Ihre Ansprüche an sich sind immer zu hoch, immer so, dass sie scheitern und versagen müssen.

Wenn die depressiven Menschen etwas wollen, müssen sie es können, und zwar sofort, immer, überall und perfekt. Es sind die eigenen Erwartungen, die sie erfüllen müssen, die sie fordern und bewirken, dass sie sich selbst gegenüber ungeduldig und verständnislos sind.

Wer sich selbst nicht spürt, nur auf die anderen ausgerichtet ist und alles in einer Art und Weise machen muss, die gar nicht realistisch und adäquat ist, merkt nicht, wenn er ständig übers Limit geht. Wer alles ohne Sicherheit und Selbstvertrauen macht, nur, weil er es so machen muss, realisiert nicht, wie er sich ständig überfordert. Das ist die Art, wie die depressiven Menschen handeln, wie sie sich überfordern und wie sie in den Zustand der Erschöpfung und des Zusammenbruchs gekommen sind.

Und wenn sie genau auf diese Weise versuchen, ihre Muster zu verändern, wenn sie auf dieselbe Weise versuchen, neue Wege zu gehen, dann müssen sie scheitern. Dann erschöpfen sie sich weiter und erschöpfen sie sich im Versuch, ihre Erschöpfung zu vermeiden. Dann müssen sie die Erfahrung des Versagens immer wieder neu machen und verstricken sich noch mehr in ihrer depressiven Lebensstrategie.

Ihre depressiven Muster machen ihnen den Ausstieg vor allem in der Latenzzeit der Depression schwer und schaffen ihnen immer wieder neue Misserfolgserlebnisse. Sie wollen mit dem Kopf durch die Wand oder, um einen anderen Vergleich heranzuziehen, sie versuchen es mit der Brechstange. Kleine Schritte liegen ihnen nicht, Geduld mit sich kennen sie ebenso wenig. Wohl merken sie immer wieder, dass es auf diese Weise nicht geht, aber ihr Gefangensein in den depressiven Mustern stellt ihnen immer wieder das Bein. Und auch der Drang, möglichst schnell wieder zu funktionieren und den Zustand der Ohnmacht und Schwäche hinter sich zu bringen, macht, dass sie ungeduldig vorwärtsstürmen wollen. Nicht handeln zu können, wie sie es gewohnt sind, macht sie unzufrieden und gleichzeitig ratlos.

Sie möchten wieder so leben wie vorher, obwohl genau dieses Leben sie in diese Situation gebracht hat. Sie möchten sich wieder so erfahren wie früher, nicht mehr hilflos, schwach, müde und schwächlich.

Mit dem Manifestwerden der Depression sind die Bilder, wie sie vorher ihre Tage gestaltet und ihre Aufgaben erfüllt haben, noch so nahe und lebendig, dass sie so schnell wie möglich wieder in ihr früheres Leben zurückmöchten. Nur die Kraft ist nicht mehr da. Was immer sie sich vornehmen, gelingt nicht. Sie scheitern an ihrer Müdigkeit, ihren Ängsten und das macht sie noch unglücklicher, noch unzufriedener mit sich und ihrer Lebenssituation, noch verzweifelter und ruheloser. Weil die Kraft für das Kleinste nicht mehr ausreicht, spielt sich die Ruhelosigkeit als Nervosität und Unruhe vor allem im Kopf und im Körper ab. Und die ständigen Vorwürfe, schuld zu sein an der eingetretenen Situation, ohne klar zu wissen, was denn eigentlich ihre Schuld ist, machen sie fast verrückt. Es hämmert im Kopf: »Warum, hätte ich doch, warum habe ich nicht, hätte ich doch nur …«

Sie haben keine Ruhe und keine Muße, ihre Situation zu überdenken, sich zu fragen: »Wie bin ich da hineingekommen?« Sie nehmen sich nicht die Zeit, sich mit ihrer jetzigen Situation, mit dem, was möglich und unmöglich ist, auseinanderzusetzen. Nur weg, zurück zum vertrauten Leben, etwas anderes beschäftigt sie nicht. Wie es ihnen geht, nehmen sie gar nicht zur Kenntnis. Es ist ihnen nicht wohl, es passt ihnen nicht, wie es jetzt ist. Der Wunsch und das Verlangen wieder zurück ins alte Leben ist riesengroß und beherrscht ihr ganzes Denken.

Der Sohn von Frau X ist durch eine Prüfung gefallen. Er selbst nimmt es gelassen und bereitet sich auf die nächste Runde vor. Anders seine Mutter. Sie bricht völlig zusammen. Steht nicht mehr auf, weint nur noch, kann sich zu nichts aufraffen, ist todmüde und könnte immer nur schlafen. In der Nacht wird sie von Albträumen geplagt: Sie wird verfolgt, müsste die ganze Familie retten und es gelingt ihr nicht. Zu akzeptieren, dass sie nur noch ganz wenig machen kann, gelingt ihr nicht. Sie müsste doch noch das und jenes erledigen, die warten noch auf Antworten, jene wollen etwas von ihr. Sie sieht, was sie alles machen müsste, möchte das auch alles erledigen und merkt selbst, dass es nicht geht. Nicht einmal mehr das Mittagessen mag sie zubereiten. Sie versteht die Welt nicht mehr, findet, dass sie sich danebenbenimmt, unverhältnismäßig reagiert, ist verzweifelt und kann doch nichts ändern.

In den ersten Gesprächen zeigt sich sehr schnell, dass es eigentlich nicht um die Prüfung geht, sondern sie sich all die vergangenen Jahre viel zu viel aufgebürdet hat: Sie war für die Familie da, unterstützte und managte den Mann, der seine Stelle zu verlieren drohte, sorgte sich um die Schwiegereltern und war immer zur Stelle, wenn jemand aus der Verwandtschaft oder der Nachbarschaft sie brauchte. »Ich machte das doch alles gern. Ich konnte viel geben, habe aber noch mehr bekommen.« Erst allmählich ging ihr auf, wie sie sich stets überforderte, Verantwortung übernahm für alles, für alle Ansprechpartnerin war und voller Energie vom Morgen bis zum Abend ausgebucht war. »Rücksicht habe ich auf mich nie genommen. Es ging ja immer. Manchmal dachte ich mir schon, ob das alles nötig war. Aber die Zufriedenheit der Menschen hat diese Gedanken sehr schnell wieder in den Hintergrund gedrängt. Ich habe mich immer stark und voller Energie gefühlt und konnte mich noch aufraffen, wenn andere schon lange nicht mehr zu gebrauchen waren. Ja, ich habe immer über meine Verhältnisse gelebt, ja, ich habe immer Raubbau an mir getrieben, wie wenn meine Kraftreserven unendlich wären.« Und jetzt das. Sie, die immer konnte und immer wollte, die keine Grenzen kannte, immer alles im Griff hatte, die immer stark und souverän war, entscheidungsfreudig, zugreifen konnte und nie lange zögerte, lag plötzlich im Bett wegen etwas, was sie doch selbst gar nicht so sehr betraf. Und ein Gedanke kam immer und immer wieder: »Ich muss doch wieder.« Nur wieder funktionieren, um diesen unerträglichen Zustand hinter sich lassen zu können. Sie konnte sich in ihrer Schwachheit und Müdigkeit, ihrem Ausgeliefertsein kaum ertragen.

Sie begann zuerst zu erahnen, anfangs widerstrebend und widerwillig, dass sich etwas verändert hat, dass jetzt nichts mehr ging, dass nur noch kleine Schritte möglich waren und dass es die kleinen Schritte sind, die zählen, und dass sie mit diesen Schritten zufrieden sein musste. Sie begann zu verstehen, dass sie sich mit ihrem ständigen Überfordern so weit gebracht hat, weil sie nie auf sich hörte, Grenzen der Kraft nicht wahrnahm, über sich hinwegging und stets über ihre Verhältnisse lebte. Etwas anderes war nun angesagt: Wieder merken, was sie will, kleine Schritte machen, weil das jetzt ihre Situation ist, Müdigkeit und Erschöpfung ernst nehmen, sich Zeit nehmen, sich befragen, was im Moment möglich ist und was nicht, und so Schritt für Schritt weitergehen. Langsam konnte sie sich eingestehen, dass etwas anderes im Moment gar nicht möglich war, dass es nur so ging, wenn sie sich bescheidet und nur das macht, was im Moment geht, ohne sich gleich aufzuregen, wenn sie sieht, wie klein die Schritte sind. Sie schämte sich einzugestehen, wie viel sie sich ausruhen musste, wie wenig sie sich allein zutraute, wie sie ihr Umfeld belastete und sie Hilfe annehmen musste, weil es gar nicht anders ging.

Geduld haben mit sich, beginnen mit dem, was im Moment möglich ist, zu spüren, was sie will und real auch kann, nur das zu machen, was sie sich im Moment zutraut, und die Angst und Befürchtungen ernst nehmen und etwas abbrechen, wenn es zu viel wird: Das waren die Schritte, die diese Frau mehr als nur widerwillig lernen musste. Obwohl sie immer wieder selbst merkte, dass es nicht anders ging, regte sie sich jedes Mal auf und beschwor alle Heiligen. Es sind diese langsamen Schritte, die aus der Erschöpfung führen, und das sind die Schritte, die das Fundament und die Wegrichtung des weiteren Lebens bilden.

Es gibt kein schnelles Gesunden, um dann nachher an der Depression zu arbeiten. Der langsame Weg des Auftauchens aus der Erschöpfung ist gleichzeitig der Stil des weiteren Lebens. Im Umgang mit der Müdigkeit entscheidet sich der weitere Weg: Geht es nach den alten Mustern, mit der alten Ungeduld und mit der alten Überforderung, indem die depressiven Menschen mit Medikamenten wieder in den alten Zustand zurückkehren, oder wird ein neuer Weg etabliert, der auch langfristig einen anderen, weniger überfordernden Umgang mit sich garantiert?

Es gibt die anderen depressiven Menschen, die, wenn sie manifest depressiv werden, sich gehen lassen, nicht mehr wollen, nichts mehr können und nichts mehr denken oder planen wollen. Nur in Ruhe gelassen werden, nichts mehr müssen und vor allem nichts mehr wollen. Sie werden, um die Sprache des Boxens zu benützen, stehend ausgezählt.

Nichts interessiert sie mehr. Es gibt kein Vorher und kein Nachher und kein Jetzt. Sie sind in einer eigenen Welt, die alles, was von außen kommt, nicht in sich reinlässt. Die Erwartungen, die vorher ihr Leben bestimmten, haben keine Stimme mehr, melden sich nicht oder werden erfahren als laues Lüftchen, das nichts bewegen, nichts verändern kann. Sie entziehen sich, nicht bewusst und nicht gewollt, jeglicher Verantwortung. »Macht, was ihr wollt, aber lasst mich in Ruhe.« Die Kraft ist nicht mehr da, die alten Muster haben ausgedient, sind außer Betrieb. So ist auch ein Regenerieren schneller möglich, stehen doch die alten Verhaltensmuster nicht im Weg. Es geht einfach nichts mehr und so können sich die Batterien wieder füllen. Sie übergeben die Verantwortung für ihr Leben in andere Hände. Andere müssen sich Gedanken machen und überlegen, andere müssen für sie handeln. Und damit setzen sie sich der Sorge, der Fürsorge und dem Agieren anderer aus.

Jetzt werden die anderen noch mächtiger, bestimmen noch mehr über ihr Leben und bestimmen über das Wie weiter. Das geht so lange gut, als die Lebensenergie noch fehlt. Kommen die Kräfte wieder zurück, tauchen auch die alten Muster wieder auf mit ihrem Charakter vom Zwang und Müssen. Das Denken fängt wieder an zu funktionieren und sie erfassen ihre Lage und ihr Versagen. Damit melden sich auch alle die Gefühle wieder zurück, die früher schon wirksam waren: Verzweiflung, Angst und Ungeduld. Sie fühlen sich als Versager, als Ausgestoßene, unfähig, ihr eigenes Leben zu gestalten. Sie erfassen, dass sie sich ausgeliefert haben, die Perspektiven sind noch unklarer und das Sichschämen ist noch größer.

Sie, die niemanden belasten wollten, haben alle um sich herum belastet.
Sie, die sich niemandem zumuten wollten, haben sich in ihrer ganzen Schwäche und Hilflosigkeit den anderen zugemutet.
Sie, die immer alles allein machen mussten, haben alles aus den Händen gegeben.
Sie, die immer das Gesicht wahrten, haben Gesicht, Ehre, Stolz und Respekt verloren.
Sie, die immer alles unter Kontrolle haben mussten, haben die Kontrolle über sich und ihr Leben abgegeben.
Sie, die immer handeln mussten, haben passiv und willenlos sich der Situation hingegeben. Sie, die immer alles taten, damit die anderen so über sie denken, wie sie das wollten, haben sich den Meinungen der anderen ausgeliefert.

Das so zu erfassen macht jeden Anfang, jedes Aufraffen und jeden Neubeginn noch schwerer: Das Ruder wieder in die Hand zu nehmen, nachdem sie es aus den Händen gegeben haben, wieder Vertrauen in sich zu gewinnen, nachdem sie jedes Vertrauen in sich verloren haben, wieder selber zu bestimmen, nachdem die anderen über ihr Leben bestimmt haben. Diese Situation gleicht einem Trümmerfeld, wo kein Stein mehr auf dem anderen liegt und man mit bloßen Händen, ohne Werkzeug und ohne genaue Vorstellungen, ohne Plan, wie denn das neue Haus aussehen soll, an den Wiederaufbau gehen soll. Vorher waren sie schlecht unterwegs, aber sie hatten ein Gleis, auf dem sie fahren konnten. Jetzt aber ist alles anders. Nichts ist mehr wie vorher und doch sollten, müssen sie wieder aufstehen, von vorne beginnen und sich den Menschen wieder zeigen, die sie so enttäuscht und denen sie ihr wahres Gesicht gezeigt haben, vor denen sie nackt und schutzlos dastanden.

Den Weg gehen heißt auch …

Den Weg gehen heißt auch immer kämpfen müssen, um nicht in die alten und gewohnten Muster zurückzufallen. Es heißt auch, Enttäuschungen verkraften und bedrängt werden vom ewigen Müssen. Die Kraft zum Weitermachen nicht haben, Zweifel aushalten und doch weitergehen fordert so viel. Die Angst einmal aufzugeben und gleichzeitig zu spüren und sich einzugestehen, dass sie auf die alte Art auch nicht mehr leben können und wollen, macht noch einsamer und alles noch schwieriger.

Etwas zu verändern, was man jahrelang falsch eingeübt hat, ist um vieles schwieriger, als etwas neu und von Anfang an richtig zu lernen. Eine falsche Spieltechnik, eine falsche Fingerstellung beim Klavierspielen zu korrigieren oder eine falsche Körperhaltung neu zu lernen ist immer langwierig, schwierig und häufig auch frustrierend. Die depressiven Menschen haben sich über Jahre hinweg immer auf den gleichen, überfordernden Gleisen bewegt, und die Weichen jetzt neu zu stellen fordert ihnen alles ab, wobei das nichts mit ihrer Depression zu tun hat. Eingeschliffene Verhaltensweisen verändern ist in jedem Fall und für alle Menschen schwierig.

Den Weg gehen heißt ihn auch gehen im Dschungel aller gut gemeinten Ratschläge, die auf sie niederprasseln wie ein Sommergewitter. Auch wenn sie noch so sehr ihren Weg gehen wollen, auch wenn sie überzeugt sind, ihn so zu gehen, wie sie spüren, dass sie ihn gehen wollen, können sie sich all den Ratschlägen kaum entziehen. Gerade wenn sie von nahestehenden Personen kommen, gerade wenn sie sehen, wie gut sie es meinen, wie sehr sie mitleiden und nur das Beste wollen, wird es für die depressiven Menschen schwierig. Vielfach versuchen sie den anderen klarzumachen, um was es ihnen geht. Gelingt das nicht auf Anhieb, versuchen sie noch mehr und mit allen Mitteln, den anderen zu überzeugen und sich zu erklären, sich zu rechtfertigen und zu argumentieren. Meist gelingt das nicht und sie sind dann traurig und enttäuscht und von der Spannung und vom Reden erschöpft und aufgewühlt.

Warum wollen, ja müssen sie alles versuchen, um von den anderen verstanden zu werden? Sie haben immer alles gemacht, damit sie eins waren mit den Erwartungen der anderen und keine Fragen oder Unstimmigkeiten übrig blieben. Wenn sie sich jetzt nicht so erklären können, dass sie von den anderen verstanden werden und ihr Weg gutgeheißen wird, dann erfüllen sie die eigenen Erwartungen und die der anderen nicht. Dazu kommt, was sie sehr belastet, nämlich, dass sie innerlich spüren, dass sie die Erwartungen der anderen gar nicht erfüllen wollen, weil es für sie nicht stimmt. Etwas für sich wollen und nicht die Erwartungen anderer zu erfüllen, sondern im Gegenteil Erwartungen an sie zu haben und diese zu formulieren oder gar einzufordern ist so neu und so schwer, dass es sie ungeheuer Kraft kostet. Aber es gibt auch Kraft und Gefühle der Befreiung und der tiefen Zufriedenheit, wenn sie trotz aller Schwierigkeiten ihrem Weg treu bleiben und das machen, was sie spüren, machen zu wollen. Die innere Befriedigung tröstet sie über manchen Frust und viele Enttäuschungen hinweg.

Sie erwarten nichts weniger, als dass die anderen die Erwartungen an sie zurücknehmen und auf ihre Wünsche und Bedürfnisse eingehen. Sie können nicht sagen: »Das will ich« oder »Das erwarte ich«. Sondern sie versuchen so zu argumentieren, dass die anderen verstehen und einsehen und von sich aus auf die Erwartung an sie verzichten. Etwas fordern und erwarten, dass die anderen das übernehmen, weil sie das so wollen und weil sie wollen, dass die anderen dieses Wollen und damit sie respektieren, ist fast schon zu viel des Guten. Aber übers Argumentieren geht es leichter. Und wenn die anderen das einsehen, dann machen die depressiven Menschen nicht etwas gegen deren Erwartungen, dann sind sie nicht unfolgsam und belasten sie nicht. Dann ist das, was sie machen, auch im Sinne der anderen, dann sind sie angepasst und sie haben ihre Ruhe. Und wenn sie keine Ratschläge mehr geben, dann ist es gut, dann müssen sie keine Erwartungen mehr erfüllen, dann können sie auch nicht mehr versagen und stehen nicht mehr in der Schuld der anderen.

Zu Beginn des Ausstieges allerdings lassen die manifest depressiven Menschen all die gut gemeinten Ratschläge über sich ergehen, weil sie die Kraft nicht mehr haben, sie zu erfüllen. Sie machen einfach nichts, hören sich die Ratschläge wohl an, ohne sich groß zu verteidigen. Versuchen sie etwas anderes zu machen, als die anderen sich vorstellen, dann bezahlen sie das mit einem schlechten Gewissen und Selbstvorwürfen.

Mit der Zeit lernen und wollen die depressiven Menschen sich bewusster und eindeutiger für sich entscheiden, beginnen, offener zu werden und mehr zu ihrem Weg zu stehen. Sie lernen zu ertragen, wenn die anderen unzufrieden sind, und bewusst den Preis in Kauf zu nehmen, wenn sie sagen: »Ich habe es dir ja gesagt. Wer nicht hören will, muss fühlen. Du bist selber schuld, wenn es dir noch immer nicht besser geht.« Sich für sich entscheiden heißt auch lernen, auf einen scheinbaren oder tatsächlichen Konflikt einzugehen und Konflikte ertragen zu lernen. Und am Schluss steht dann, sich offen dafür einzusetzen, dass sie ihren eigenen Weg gehen wollen, dass sie akzeptiert werden wollen auf ihrem Weg, auch wenn er nicht den Vorstellungen der anderen entspricht. Sie werden immer sicherer und erwarten von den anderen, dass sie sie so akzeptieren, weil sie es so wollen und weil sie wollen, dass die anderen ihnen vertrauen. Sie wollen, dass die anderen die Entscheidung für ihren Weg akzeptieren, nicht erst dann, wenn sie ihn verstehen, sondern weil sie sie ernst nehmen. Die depressiven Menschen wollen als Person ernst genommen werden und nicht ihrer Argumente wegen. Mit jedem Schritt werden sie selbstbewusster und stärker und damit immer weniger bereit, den anderen vorbehaltlos entgegenzukommen und sich deren Erwartungen zu fügen:

»Ich will, dass ihr mich mit meinem Weg akzeptiert, auch wenn ihr nicht damit einverstanden seid.«

Beim Ausstieg aus der Depression den eigenen Weg gehen heißt:
Auf *sich* hören,
sich ernst nehmen,
sich wichtig nehmen und
von seinen *eigenen* Bedürfnissen ausgehen.

Anders ausgedrückt heißt das: Die depressiven Menschen können und müssen sich selber Maßstäbe setzen, sich selber zum Maßstab machen, sich ernst nehmen und ausgehen von dem, was *ihnen* wichtig ist. Was *sie* spüren ist entscheidend, *ihre* Gefühle werden zum Kriterium ihres Handelns und ihre Gefühle sind genau so wichtig wie ihr Verstand. *Sie* entscheiden auf ihrem Weg über das Tempo ihres Vorwärtsgehens und über die Art und den Inhalt der Veränderung. *Sie* entscheiden über richtig oder falsch, zufrieden oder unzufrieden. Auf ihrem Weg geht es um sie, um ihre Art zu leben und Beziehungen zu pflegen, um ihre Lebensqualität, um ihre Zufriedenheit, um sie selbst und ihre Person.

Auf ihrem Weg können und dürfen sie lernen, sich wichtiger zu nehmen als ihre Muster, können und dürfen sie diese verändern und einen Weg gehen, der nicht mehr die Erwartungen und die Zufriedenheit der anderen an erste Stelle setzt. Sie dürfen, können und müssen nach ihren Vorstellungen unfolgsam und unbequem werden, etwas machen, was die anderen enttäuschen kann und was sie nicht verstehen. Für sie heißt es dann:

»Ich bin mehr und anders als meine Muster.
Ich bin wichtiger als die Erwartungen der anderen.
Ich will machen, was für mich stimmt, und ich will, dass ihr das respektiert.
Ich will meine Muster verändern und frei und unabhängig werden.«

Und das sind enorme Schritte, die die depressiven Menschen auf ihrem Weg des Veränderns der depressiven Muster lernen und gehen. Viele gehen diesen Weg allein und sehr erfolgreich, in Begleitung eines professionellen Helfers ist er aber um einiges einfacher. Wer sich verstanden fühlt, wer den Weg gehen kann im Wissen, dass ein anderer Mensch ihn versteht, fühlt sich getragen und damit stärker und gewappneter. In jedem Fall ist eine Begleitung hilfreich, *»die meine Fortschritte sieht und mitfühlt, sich über Positives freut, mir Kraft gibt durch Verständnis, Anerkennung und Lob und mir bei Rückschlägen Trost und Zuversicht spendet«.*

Die Versuchung, aufzugeben, den Bettel hinzuschmeißen, ist groß. Dass sie es nur in den allerwenigsten Fällen machen, hat mit ihrer Angst zu tun, wieder in die alte Gefangenschaft und Unfreiheit zurückzukehren, in ein Leben, das für sie eine endlose Hölle und Quälerei bedeutete. Es war ein Leben, wo die Rechnung von Aufwand und Ertrag nie aufging, wo sie sich abquälten bis zur Erschöpfung und ohne erlösende Ergebnisse. Diese Erinnerungen an die endlosen Tage voller Angst und Selbstzweifel und die dabei auftretenden Gefühle helfen ihnen, indem sie ihnen die notwendige Kraft und Entschlossenheit geben, weiterzugehen:

»Es ist ›the way of no return‹, auf dem ich anfänglich gehen musste und den ich jetzt weitergehen will. Ich habe mich heute gefragt, was mir eigentlich wichtig ist. Ich habe gar nicht mehr gewusst, um was es mir eigentlich geht. Schnell habe ich dann gemerkt, dass es verschiedene Punkte sind, die mir wichtig sind und nach denen ich in nächster Zeit leben will:

1. *Ich will mir auf dem Weg zur Gesundung mein eigenes Tempo zugestehen, und zwar ohne Schuldgefühle, ohne mich drängen zu lassen oder mich unter Druck zu setzen, aber auch ohne mich fertig zu machen oder bei jedem Versagen zu resignieren.*
2. *Ich will gut auf mich hören und genau hinschauen, was jetzt geht und was nicht, was ich mir zutraue und was nicht.*

3. *Ich möchte für mich leben und Kraft haben. Das will ich können, und zwar für mich und nicht, um Kraft zu haben, für die anderen da zu sein und denen alles recht zu machen.*
4. *Ich möchte auf mich achten, wegen mir und für mich und nicht, um zu funktionieren.*
5. *Ich will nicht mehr verzweifeln und resignieren, immer nur über die Runden kommen. Ich will leben und überleben. Und das versaue ich mir, wenn ich immer Lösungen suche für die anderen, dass es für die stimmt. Für mich muss es stimmen.*
6. *Ich betrachte nur eine Sache, will immer nur eine Aufgabe angehen und nicht all das, was ansteht.«*

Ich habe gesagt, dass am Anfang des Ausstieges aus der Depression die physische und psychische Erschöpfung am ausgeprägtesten ist. Am deutlichsten kommt das zum Ausdruck bei **der manifesten Depression**. Sind die depressiven Menschen an dem Punkt angelangt, wo die Erschöpfung so groß ist, dass sie gar nicht mehr richtig funktionieren können, dann besteht der Weg nicht im aktiven Verändern der Muster. Wenn die Ermüdung so groß und der Lebenswille so klein ist, dass sie nur noch schlafen und in Ruhe gelassen werden möchten, dann beginnt der Ausstieg im passiven Aussteigen aus den Zwangsmustern. Dann ist es ein passives Umorientieren, das innerlich nicht vollzogen und bewusst nicht entschieden ist. Dann aber kommen andere als die üblichen Verhaltensweisen zum Tragen, die aber genau so entscheidend werden für das Verändern der Muster:

Nicht mehr handeln,
sich nicht mehr aufraffen und zusammennehmen,
sich nichts mehr vormachen,
keine Fassade mehr aufrechterhalten,
keine Erwartungen mehr erfüllen und
sich nicht mehr überfordern.

Gegen außen sieht das aus wie eine Verweigerung. Die depressiven Menschen können nicht mehr, haben die physischen und psychischen Ressourcen nicht mehr, um entsprechend der Muster zu agieren. Man könnte auch von einer Negativ-Symptomatik sprechen. Alles, was sie vorher machten, geht nicht mehr, alles, was ihnen wichtig war, was sie zum Handeln zwang, ist nicht mehr wirksam.

Und in diesem »Nicht mehr« steckt das erste Mal, wenn auch nicht gewollt und beabsichtigt, das Ernstnehmen ihres Zustandes:
Sie müssen bei sich bleiben, sich ernst nehmen, von sich ausgehen, mit ihren physischen und psychischen Möglichkeiten auskommen, weil sie nicht mehr anders können.
Sie können nicht mehr und machen auch nichts mehr.
Sie können nicht mehr wollen und wollen auch nicht mehr.
Sie können nicht mehr und können auch nicht mehr müssen.
Sie lassen sich gehen, weil sie nicht mehr gehen können und die Kraft dazu nicht mehr haben.
Sie sind bei sich, bei ihrer Müdigkeit und bei ihren Grenzen.

Und wenn es ihnen gelingt, diesen Zustand auch anzunehmen und zu akzeptieren, passiert ein wichtiger Schritt in der Veränderung der depressiven Muster, dann haben sie die Weichen in die richtige Richtung gestellt.

Bei der latenten Depression sieht es anders aus. Die depressiven Menschen funktionieren noch, haben noch die Kraft, den Mustern entsprechend zu handeln, aber die Angst wächst, dass irgendwann einmal die Kraft, so zu leben, nicht mehr reicht. Die Erschöpfung wird immer größer und der Energieaufwand, um den Mustern zu entsprechen, nimmt zu. Die Abneigung gegen diese Art Leben wird immer stärker und der Wunsch nach einem anderen Leben, nach dem »So nicht mehr« immer lauter und nachhaltiger. Die Einsicht wächst, dass etwas geschehen muss. Wenn sie den Weg aus der Depression einschlagen, müssen sie beim Verändern der Muster nicht nur neue Verhaltensweisen und Haltungen einüben, sondern sich auch noch gegen den Zwang der alten wehren und die aufsteigenden Gefühle von Angst und Spannung aushalten. Das »ich müsste« und »ich sollte« sind übermächtig und lösen im Kopf einen Kampf aus, wobei jedes Mal nicht sicher ist, wer ihn gewinnt: »Ich muss« oder »ich will nicht« – der Kopf, der argumentiert oder das Gefühl, das sich dagegen wehrt.

Sowohl bei der latenten wie bei der manifesten Depression liegt ein besonderer Schwerpunkt der Aufmerksamkeit bei der Ermüdung, die für beide sehr vorherrschend ist und die Stimmung und die psychische Verfassung maßgebend prägt. Die Überforderungsmuster verhindern und verunmöglichen eine Erholung. Und Erholung gibt es nur mit einem Umgang mit sich, der nicht überfordert und deshalb auch nicht zu erneuten Ermüdungen führt. Deshalb geht der Weg aus der Überforderung einerseits über eine direkte Erholung mit viel Ruhe, Schlaf, mit Spaziergängen im Freien, einer bewussten Planung und Gestaltung der Freizeit, gesunder Ernährung, Massage, Vermeiden von Überlastungen und Hektik und anderseits über die Eliminierung der depressiven Muster, um zukünftige und gegenwärtige Überforderungen abzubauen.

Die Müdigkeit erkennen und zulassen, das Ausmaß und die Bedeutung der Müdigkeit erfassen und einen Umgang mit sich lernen, der die Müdigkeit anerkennt, sie in die Überlegungen einbezieht und sie zum wesentlichen Kriterium des Handelns macht, das ist der Weg, der zum Ausstieg führt.

A.) *Der Weg dazu führt darüber, sich immer wieder zu sagen:*

○ »Langsam,

○ eines nach dem anderen,

- Schritt für Schritt,
- du musst nichts,
- mach mal eine Pause!«

B.) *Sich immer und immer wieder befragen und rückversichern:*
- »Muss und möchte ich das leisten?
- Stimmt das für mich?
- Ist es nicht zu viel, was ich mir da vornehme?
- Wäre weniger nicht besser?
- Muss das jetzt sein oder kann es auch warten?
- Muss *ich* das machen oder können andere das *für mich* machen?
- Will *ich* das oder meine ich nur, dass ich das muss?«

Die depressiven Menschen gehen ihren Weg

Man könnte auch sagen, dass die depressiven Menschen einen Weg gehen, bei dem ihnen der Umgang mit ihrer Müdigkeit und damit auch mit ihren Grenzen hilft, achtsamer, sorgfältiger und verantwortungsbewusster mit sich umzugehen. Die Erschöpfung hilft auch, nicht nur die Erwartungen, die anderen, die Aufgabe oder die Verantwortung zu sehen, sondern ebenso ihre eigene Person mit ihren aktuellen physischen und psychischen Möglichkeiten und Grenzen. Das ist etwas, was sie bisher nie gemacht und sich dabei sträflich vernachlässigt und überfordert haben.

> Das Verändern der depressiven Muster ist ein Weg des Lernens:

Sich kennen lernen, bei sich bleiben, aber auch lernen, nur das zu tun, was möglich ist.
Sich nicht bewerten oder messen an dem, was man soll.

Formen der Entspannung und der Erholung finden und lernen, sich Zeit zu geben für die Erholung, und lernen, abzuschalten und sich abzugrenzen.
Dinge tun, die man gern macht, die lustvoll sind, die man machen will.
Spüren lernen, was Freude bereitet und in der gegebenen Zeit machbar ist.
Lernen, sich zu vertrauen, auf innere Warnlampen, Haltesignale nicht nur zu hören, sondern sie auch ernst zu nehmen und auf sie zu bauen.
Die Ermüdung als Zeichen erkennen und ernst nehmen: etwas liegen lassen und nicht fertig machen oder nicht etwas weiterführen, nur weil man es sich vorgenommen hat.
Den aktuellen Zustand ernster nehmen als das, was man glaubt, tun zu müssen, d. h., zu einer realistischeren Selbsteinschätzung kommen. Das heißt auch spüren, was körperlich geht, was möglich ist und wann etwas zu viel wird. Sich nicht erst die Erlaubnis zur Entspannung geben, wenn das ganze Programm abgespult ist und man alles erledigt hat.

Wie bei allen Lernschritten ist auch hier wichtig,
Geduld zu üben,
sich Zeit zu nehmen,
innezuhalten und
nicht immer gleich zu handeln.

Wenn die Erschöpfung sehr groß ist wie am Ende der latenten Depression oder gar keine Kraft mehr da ist wie bei der manifesten Depression kann man den Weg der depressiven Menschen grob in zwei Phasen einteilen:

Erste Phase:
Die Kräfte sind nicht mehr da, sodass die depressiven Menschen auch nicht entsprechend der Muster handeln können.

Dann geht es darum, anzunehmen und auszuhalten, dass die Kraft fehlt.

Zweite Phase:
Die Kräfte kommen langsam wieder zurück und der Drang zum Handeln wird stärker. Dann geht es darum, sich zu bremsen und sorgfältig und vorsichtig mit sich umzugehen. Auch die Muster melden sich wieder lauter und fordernder und die depressiven Menschen müssen auf der Hut sein, nicht wieder in die alten Überforderungsmuster zurückzufallen.

Je nach Phase sind auch die Schwierigkeiten und Anforderungen unterschiedlich:

Die erste Phase ist schwierig für die depressiven Menschen, weil sie sich in ihrer Müdigkeit und Energielosigkeit schlecht annehmen können. Es ist für sie auch schwierig, anzunehmen, dass nichts geht. Es fällt ihnen schwer, sich nicht als Versager zu sehen. Sich in diesem Zustand anzunehmen und dahinterzustehen ist nicht so einfach und doch ist es wichtig und entscheidend.

Die zweite Phase ist schwierig, weil sie wieder mehr tun könnten und doch nicht dürfen. Jetzt müssen sie selber entscheiden, ob sie etwas machen oder unterlassen, die Kraftlosigkeit können sie nicht mehr als Argument heranziehen. Die Verantwortung liegt jetzt bei ihnen, wohingegen in der ersten Phase die Müdigkeit gar keine Entscheidung und keine Alternative zulässt. Sie haben keine Kräfte und sind schon deswegen entschuldigt, auch wenn sie es fast nicht ertragen, das »Es geht einfach nicht« als Rechtfertigung und Erklärung gebrauchen zu müssen.

Schwierig in der zweiten Phase ist das Aushalten: Sie könnten wieder mehr, dürfen aber noch nicht. Das ist umso schwerer, weil mit den Kräften auch die alten Muster wieder stärker werden und der Drang zurück ins Leben fast nicht zu bremsen ist. Mit dem Wiedererlangen der Kräfte sollte der Bewegungsspielraum zuerst in der Phantasie und erst später in der Realität größer werden.

Gerade weil durch die erwachenden Kräfte die Stimmen, die Halt sagen, die sagen: »Ich mag nicht, ich habe Angst, es ist mir zu viel«, wieder leiser werden und durch zu schnelles Handeln übertönt werden, ist es notwendig, die Achtsamkeit und die Sorgfalt zu erhöhen. Wenn die depressiven Menschen sich besser und stärker fühlen, ist die Gefahr sehr groß, dass sie weniger behutsam mit sich umgehen. Sie fühlen sich besser und spüren weniger, wo die Grenzen sind, merken weniger, wenn sie sich überfordern. Sie sonnen sich im Missverständnis, dass alles ausgestanden ist und es wieder aufwärtsgeht, und sind dann überrascht und deprimiert, wenn ein erneuter Zusammenbruch kommt. Aber so ist der Absturz vorprogrammiert und die Schlüsse, die sie daraus ziehen, sind zwar verständlich, schießen aber am Ziel vorbei: »Ich bin depressiv, ich bleibe depressiv, mir ist nicht zu helfen.«

In der zweiten Phase geht es wesentlich darum, sich Zeit zu nehmen, achtsamer auf die inneren Stimmen zu hören, diese bewusster und klarer wahrzunehmen, um dann innerlich konsequent zu handeln und mit entschlossenem Handeln (z. B. etwas langsamer machen, stoppen, Alternativen ausprobieren ...) dem Sog der alten Spuren, des »es wird schon gehen, ich werde es schon überleben« zu widerstehen. Neue Gewohnheiten sollen gebildet und gefestigt und neue Sichtweisen eingeübt werden. Es geht weiter darum, sich auf den Moment, den jetzigen Tag zu konzentrieren und nicht auf die lange Straße, die noch vor ihnen liegt. Nur so ist es auch möglich, stolz und zufrieden auf das Stück Weg hinter sich zu schauen. Es sind kleine Brötchen, die die depressiven Menschen in dieser Phase backen, aber auch die schmecken und nähren.

»Vorsichtig anfangen, mit Steuer, Wind und Segel eine neue Richtung zu finden. Denn jetzt bestimme ich die Richtung und nehme den Erwartungen anderer das Steuer aus der Hand, lege es in meine eigenen. Ich segle nicht mit voll gesetzten Segeln im strammen Wind. Nein, in maßvoller Geschwindigkeit und mit neuem Navigationssystem: nicht wieder allen alles recht machen, sondern nur mich glücklich und zufrieden machen. Aber ich habe noch Probleme damit, muss vorsichtig und behutsam sein, mich kennen lernen und lernen, mir zu vertrauen, muss Übungsfahrten machen, vorsichtig, bevor ich aufs offene Meer segle. Hätte ich schon wieder volle Kraft, wäre die Gefahr groß, wieder in abgründige Gewässer zu steuern, vor allem, wenn Hindernisse umfahren werden müssen, kann ich den neuen Kurs noch nicht halten. Ein Fernrohr wäre wichtig, mit dem ich umfassender und weiter schauen kann, mehr Phantasie auch für neue Routen, wie zum Beispiel anderer Leute Hilfe in Anspruch nehmen, nicht alles auf eigene Schultern laden, in kleineren Portionen essen …«

Der Prozess des Ausstieges verläuft nie gradlinig

Ein Ausstieg aus den depressiven Mustern verläuft nie gradlinig und darf auch nicht gradlinig verlaufen. Gradlinigkeit würde bedeuten: alles richtig machen, alles auf Anhieb und mit geringem Aufwand, alles zur rechten Zeit und am rechten Ort. Den Weg gradlinig gehen würde auch heißen: alles richtig machen wollen und das auch erreichen. Wenn man alles perfekt, so wie man es sich vorstellt, unabhängig von Zustand und der aktuellen Situation umsetzen könnte wie in einem Labor, dann wäre so ein Prozess eine wahre Erfolgsgeschichte, ein wunderschönes Märchen.

Gradlinig würde auch bedeuten, dass die depressiven Menschen alles genau so machen, wie es die Muster verlangen: sofort, auf Anhieb, ohne Kraftanstrengung und ohne Rücksicht auf die eigene Person. Weil sie aber auch dann nicht zufrieden wären, würden sie es das nächste Mal noch besser machen wollen. Sie würden zwar nie einen Zustand ereichen, der sie ganz zufrieden stellen könnte, aber er käme dem immer näher. Denn wenn sie alles so perfekt machen würden, wie es die Muster verlangen, ohne Aussetzer und ohne Fehler, dann würden sie sich in einem Maß überfordern, dass es nur eine kurze Zeit gehen würde, bis sie zusammenbrechen. Sie würden nur Erschöpfung und bei allem Aufwand doch nur Unzufriedenheit ernten. Den Weg aus der Depression aber würden sie irgendwann einmal aufgeben, weil sie bei allem Rechtmachen, mit höchstem Einsatz und Bemühen und mit größter Konzentration, statt sich immer näherzukommen, sich noch mehr von sich entfernen würden. Sie würden, statt Überforderung abzubauen, die Überforderung ins Unerträgliche steigern, statt Selbstvertrauen und Selbstwert aufzubauen, die Gefühle des Versagens, der Wertlosigkeit noch zementieren. So wäre denn ein solch gradliniger Verlauf ein Weg in die Sackgasse.

Der Weg aus den depressiven Mustern ist ein Weg mit Einbrüchen, Umwegen und Rückschritten. Gerade die aber sind wichtig, weil sie neue Lernprozesse und Auseinandersetzungen ermöglichen, mit den Mustern besser umzugehen, dem Nichtgelingen, mit dem Nichtentsprechen der Erwartungen, mit Erfolg und Misserfolg, mit Zufriedenheit und Enttäuschung. Einbrüche sind kein Versagen, sondern Chancen und Möglichkeiten, sich zu sensibilisieren, genauer zu spüren, was möglich ist, wo Grenzen liegen, sehen, was falsch läuft, wo sie sich überfordern und zu viel von sich wollen. Einbrüche lassen die depressiven Menschen erfahren, wie sie Überforderungen zu büßen haben und wie sie müde werden, wenn sie sich zu viel zumuten. Mit ihnen merken sie, wie die Veränderung der Muster Energie und Kraft fordert, wie sie sich sofort in Frage stellen und an sich zweifeln. Einbrüche ermöglichen das Lernen eines neuen Umganges mit sich, das Einüben eines verständnisvolleren Umganges mit sich. Und auch hier gilt: Lernen und Einüben brauchen Zeit, Geduld und Verständnis und genau das müssen die depressiven Menschen immer wieder lernen. Natürlich sagt man ganz selbstverständlich und leichthin: »Es ist noch kein Meister vom Himmel gefallen.«

Das zu sagen und danach zu leben sind zwei verschiedene Dinge. Genau wie es verschieden ist, ob es einen selbst betrifft oder jemand anders.

Einbrüche sind normale Ereignisse im Prozess des Ausstieges aus der Depression. Sie gehören dazu wie das Amen in der Kirche. Sie sind kein Versagen der Person, sondern Teil des Weges. Das einzusehen und diese Unterscheidung zu lernen, ohne sofort auf die Person zu zielen und mit Abwertung und Entwertung zu reagieren, ist ein wesentlicher Teil des Gesundungsprozesses. Erschwert wird dieser an sich schon anspruchsvolle Lernprozess noch dadurch, und auch das gehört leider dazu, dass die depressiven Menschen mit jedem Einbruch noch enttäuschter und verzweifelter sind und nicht dickhäutiger und robuster werden, sondern im Gegenteil mit jedem Mal dünnhäutiger und verletzlicher. Depressive Menschen können mit der Zeit besser mit depressiven Einbrüchen umgehen, daran gewöhnen aber werden sie sich nie. Auch das Umfeld reagiert mit jedem Mal ratloser und skeptischer. Für Kinder depressiver Menschen werden solche Einbrüche zu einem großen Problem. Gibt es längere Phasen, bei denen der Vater oder die Mutter mehr oder weniger absehbar und »normal« reagiert, richten sich die Kinder darauf ein und beginnen langsam eine Sicherheit aufzubauen. Kommt dann aber der Absturz, ist die Verunsicherung noch größer und das Bewusstsein wächst, dass es eine Sicherheit gar nicht gibt, dass sie sich nicht auf bessere Zeiten einstellen dürfen, dass diese nur vorübergehend sind und eine Konstanz und Festigkeit vortäuschen, die gar nicht stimmt. Für sie nimmt die Überzeugung überhand, dass die Brüchigkeit zum Leben gehört und nicht die Sicherheit, dass es eine Verlässlichkeit auf gute Zeiten gar nicht gibt und ein Vertrauen auf eine Besserung noch weniger.

Das Verändern der Muster »sich sofort für alles und jedes verantwortlich fühlen« und »sofort alles bei sich sehen und sich abwerten« ist darum nicht so einfach, weil sie noch mehr als andere schlecht einzusehen sind.

Sich verantwortlich fühlen, sich selbstkritisch mit sich auseinanderzusetzen und zu Fehlern stehen sind doch Werte, die wichtig sind, gelebt zu werden. Dass es bei den depressiven Menschen aber nicht um diese frei gewählten Werte geht, sondern um automatische Muster, die ohne Bezug auf die aktuelle Situation zwanghaft ablaufen, ist sicher nicht einfach auseinanderzuhalten.

Seelische Einbrüche gehören zum Menschen, machen den Menschen erst zum Menschen. Ziel ist es, gelassener zu werden, sich an den Erfolgen zu freuen und nicht die Misserfolge zu fixieren, nachsichtiger und wohlwollender mit sich zu werden. Depressive Menschen sind Menschen und keine Roboter und entscheidend für sie ist, Misserfolge anzunehmen und den Weg nicht aus den Augen zu verlieren.

Wenn depressive Menschen Schritt für Schritt einen Weg aus den depressiven Mustern machen, sie sich immer stärker und sicherer fühlen, wächst auch die Gefahr, dass sie sich wieder zu viel zumuten und sich überfordern. Die Tendenz wird größer, dass sie etwas erzwingen wollen, mehr von dem ausgehen, was sie müssen, als von dem, was sie spüren würden, wenn sie auf sich hörten. Sie kommen langsam wieder auf die alten Geleise, ohne es zu merken, und wenn sie es merken, was eher der Fall ist, dann kommen auch die alten gedanklichen Muster wieder:

»Nur noch das,
das kann ich doch,
das geht schon,
du fühlst dich doch stärker und das schaffst du schon,
du hast in letzter Zeit schon Schwierigeres geleistet,
wenn es zu viel wird, werde ich schon aufhören …«

Kaum bemerkt schleicht sich eine Erschöpfung ein, die dann wie aus heiterem Himmel zum Zusammenbruch führen kann. Dann fällt alles wie ein Kartenhaus zusammen. Und dabei waren sie doch so überzeugt, dass so etwas gar nicht mehr passieren kann, und doch ist es passiert. Die Enttäuschung ist noch viel stärker als beim ersten Mal. Sie haben das Gefühl: »Jetzt ist alles fertig, jetzt habe ich die Kraft nicht mehr, aufzustehen und wieder von vorne zu beginnen.« Und vor allem die Selbstvorwürfe sind unerträglich: »Du hättest es wissen müssen, du bist schuld, warum hast du nicht auf dich gehört, warum hast du die Zeichen nicht ernst genommen, warum hast du dich so überfordert, wo du doch weißt, wohin das führt.«

Quälende und nagende Selbstvorwürfe plagen sie und lassen ihnen keine Ruhe. Das Gefühl, versagt zu haben, schuldig und verantwortlich zu sein für das Desaster, lässt sich kaum abschütteln. Und die Vorstellung, wie sie jetzt leben und was sie alles machen könnten, tötet sie fast. Sie wissen, was sie möchten, sie wissen, was sie alles unternehmen möchten, aber die Kraft, es zu wollen, reicht nicht mehr. Dieses »Nichtmehrkönnen« und den Umstand, dass sie sich selbst in diesen Zustand hineingeritten haben, sich einzugestehen und anzunehmen gelingt ihnen nicht auf Anhieb und ist sehr, sehr schmerzlich und bitter. Und es wird alles wieder zu viel und sie kennen das so gut, wissen, dass es wieder Kraft und Zeit kostet, da rauszukommen, und im Moment fehlt die Kraft dazu, auch die Kraft, sich das nur wieder vorzustellen. Denn das Selbstbewusstsein ist am Boden, und sie fühlen sich verloren und wieder so allein mit all den Gefühlen und all den Selbstvorwürfen.

Aber es dauert jetzt nicht mehr so lange, bis sie wieder gehen können. Alles, was sie gelernt haben, war nicht umsonst.

Es ist alles noch da, aber verschüttet von der Erschöpfung, zugedeckt von der Trauer, den Ängsten und den Schuldgefühlen. Sie müssen nicht wieder von vorne beginnen, sondern nur wieder all das tun, was ihnen vorher geholfen hat, zu Kräften zu kommen. Sie müssen nicht alles wieder neu lernen. Sie wissen, wie es geht, wissen, wie es sich anfühlt, wenn sie sich ernst nehmen, wenn sie sich spüren, wissen, wie ihnen zumute ist, wenn sie die neuen Wege gehen, und was mit ihnen passiert, wenn sie auf die alten Muster zurückgreifen. Nichts ist verloren, nichts ist gelöscht. Es ist der gleiche Weg, den sie gehen können, und sehr schnell werden sie merken, dass sie schon weiter sind, als sie befürchtet haben. Aber die Geduld wird ihnen anfänglich schwerer fallen, sich Zeit nehmen wird noch mühsamer werden, weil sie ständig vor Augen haben, wo sie jetzt sein könnten, wenn …

Im Hier und Jetzt bleiben, bei sich sein und sich spüren und nicht abgleiten auf das weite und unfassbare Feld der Selbstvorwürfe und der Gedanken, wie es wäre, wenn …, das war vorher wichtig und wird auch immer wichtig bleiben. Vor dem Einbruch sind sie ihren Weg gegangen und es wird auch weiterhin ihr Weg bleiben. Der Absturz war kein Zeichen, dass der Weg falsch war, dass sie sich wieder neu orientieren müssen. Der Absturz war ein Schuss vor den Bug, der ihnen sagte: »Bleib achtsam, geh behutsam mit dir um, höre noch besser auf dich, nimm dich noch ernster und dann kann das nicht mehr so schnell wieder passieren.«

6. Kapitel
Verändern der depressiven Muster

Der Weg aus der Depression hat mit Verändern zu tun

Verändern bedeutet einen neuen Weg gehen, eingefahrene Spuren verlassen und sich auf Neues einlassen, auf einen Weg, der nicht vertraut ist, den man nicht kennt, den man zwar gehen möchte, ohne aber die Richtung und das Ziel genau zu wissen. Das Ziel, so klar es anfänglich scheint, so unbestimmt und verschwommen wird es beim Gehen des Weges. Zu Beginn des Ausstieges geht es den depressiven Menschen nur ums Ziel und sie sind von dem einen Gedanken besessen, nicht mehr depressiv und nicht immer erschöpft zu sein, nicht mehr leiden zu müssen und anders zu leben als bisher. Etwas anderes wollen sie nicht. Dass es, um diese Ziele zu erreichen, um anderes gehen muss, um Verstehen und Verändern der depressiven Muster, kennen sie nicht und wollen sie nicht wissen. Was verändern, was ein Ziel erreichen genau heißt, davon haben sie keine Ahnung. Einfach nicht mehr so leben müssen wie bis jetzt, weil sie so nicht mehr können und auch nicht mehr wollen. Aber auch der Weg ist ihnen nicht klar: Wie lang er dauert, wie steinig und aufwändig er ist, wissen sie nicht. Sie wissen nur, sie müssen einen neuen Weg gehen, und bei aller Skepsis und bei allem Misstrauen, sie wollen diesen Weg wagen.

Einen bis dahin unbekannten und neuen Weg gehen kostet Kraft. Er strengt an, auch wenn sie ihn gehen möchten und ihn für sich selbst wählen. Den neuen Weg gehen bedeutet noch mehr Kräfte verbrauchen, noch mehr Einsatz leisten, obwohl sie am Ende sind. Schritt für Schritt vorwärtsgehen, jeden Moment wieder aufstehen, hundertmal sich anders als bisher entscheiden ist härter, anforderungsreicher, als sie glauben und selbst wahrnehmen. Immer auf unsicherem Boden gehen, nie wissen, wann sie abstürzen, sich immer wieder neu auffangen und bei allen Zweifeln weitergehen ermüdet. Wenn sie vorher schon nicht gemerkt haben, wie sehr sie sich überfordern, so werden sie auch auf dem neuen Weg lange Zeit nicht merken, wenn sie übers Limit gehen, wenn sie sich zu viel zumuten. Sie dürfen also nicht erstaunt sein, wenn sie noch müder, noch erschöpfter werden und noch mehr an Grenzen kommen.

Verändern, etwas Vertrautes verlassen bedeutet, eine ungeahnte Fülle von Gefühlen hochkommen zu lassen, die verunsichern, Angst machen und zweifeln lassen. Verändern lässt die verschiedensten Ängste wach werden, die sie nicht wollen zu allem, was schon zu viel ist. Ungefragt aber kommen sie, drängen sich auf, ebenso wie Fragen, die immer wieder ihren Weg bremsen und die Eindeutigkeit stören: »Kann ich das, will ich das, muss ich das, schaff ich das und ist es überhaupt der richtige Weg, den ich da gehe?«

»Ich merke, dass ich immer noch in den depressiven Mustern bin, und dann gehe ich hart mit mir um, weil ich immer noch in diesen Mustern bin. Manchmal ist es zum Schreien und Heulen, wenn ich sehe, wie ich mich immer wieder neu verstricke, und wenn ich versuchen will, diese Verstrickungen zu lösen, ertappe ich mich, wie ich das in einer Ungeduld und Strenge mache, dass ich wieder unerbittlich mit mir sein muss, weil ich das so mache.«

Und diese belastenden Gefühle aushalten, den Weg weitergehen, sich nicht beirren lassen und voller Ängste das Leben weiterleben macht es ihnen noch zusätzlich schwer. Sie spüren nicht, wie viel Substanz das Aushalten kostet, auch wenn das, was sie machen, noch so leicht und selbstverständlich daherkommt. Sie merken aber sehr wohl, dass sie sich auf einem schmalen Pfad bewegen.

Und alle diese Gefühle und die damit verbunden Gedanken haben nur ein Bestreben, zurückzugehen zum Vertrauten und Verlassen des Unvertrauten und Angstmachenden. Nur wieder zurück zu den gewohnten Gedanken und vertrauten Gefühlen, wieder zurück zum bisherigen Leben. Und dieser Kraft entgegenhalten, nicht nachgeben, beim neuen Weg bleiben, auch das kostet Kraft.

Ich führe das aus, weil depressive Menschen sich nicht einschätzen können, nicht spüren können und spüren wollen, was in ihnen vorgeht.

Sie können deshalb auch kaum verstehen, dass das Aushalten, einen eingeschlagenen Weg weitergehen sie fordert, und zwar viel mehr, als sie glauben. Zu sehr gehen die depressiven Menschen davon aus, dass etwas, was sie selbst wollen, keine Kraft kostet. Etwas, was sie selbst wollen, ist doch kein Müssen und geht doch einfach und locker.

Verändern der depressiven Überforderungsmuster bedeutet:
Einen neuen Weg gehen;
die verschiedensten Gefühle wie Angst, Verunsicherung und Unbehagen aushalten;
den begleitenden Gedanken, die alles dransetzen, wieder auf die alten Geleise zurückzukehren, standhalten;
den Weg weitergehen bei allen Zweifeln und Erschütterungen.

Nicht nur die Unsicherheit ist ihr ständiger Begleiter, auch das Umfeld macht in den wenigsten Fällen mit. Die, die sie umgeben, haben andere Vorstellungen, welchen Weg die depressiven Menschen einschlagen müssen, welcher der richtige ist und schon von vielen Bekannten erfolgreich begangen wurde. Sie machen es den depressiven Menschen schwer, den Weg, an dem sie selbst immer wieder zweifeln, weiterzugehen.

»Sie geben mir das Gefühl, nicht zurechnungsfähig zu sein, wollen über mich hinweg agieren zu meinem Besten, notfalls auch mit der Brechstange. Sie unterstellen mir, dass ich leiden will, mich in mein negatives Weltbild hineinsteigere und mir nicht helfen lasse, dass ich mich verweigere. Ich fühle mich seelisch alleingelassen. Ich muss mich ganz aus mir heraus motivieren, alle Kraft aus mir nehmen und kann nirgends andocken, bei niemandem anlehnen.«

Aber sie merken, wenn sie den Weg verlassen, dass sie sich gegen sich entscheiden, dass sie sich verraten und sich im Stich lassen. Auf all die gut gemeinten Ratschläge hören heißt vielfach den eigenen Boden verlassen, den anderen mehr vertrauen, die anderen wichtiger nehmen als sich selbst. Sich für sich entscheiden kann ebenfalls heißen aus Angst etwas nicht machen. Wenn die Angst zu groß ist und sie etwas nicht machen, heißt das nicht, dass sie jetzt auf die anderen hören, sondern es heißt, die eigene Angst ernst nehmen und in dieser Situation sich für sich entscheiden. Denn die Angst nicht ernst nehmen würde bedeuten, über sich hinwegzugehen, sich zu etwas zu zwingen, von dem sie spüren, dass es falsch ist. Das heißt dann auch nicht, dass sie auf die anderen mehr hören, sondern dass sie sich näher sind und sich zuliebe etwas nicht machen und nicht, weil die anderen es sagen. Diesen Unterschied zu spüren ist nicht immer sehr einfach.

»Wenn ich es nie schaffe, nie genüge, die anderen immer besser sind, dann fühle ich mich immer schuldig: Ich mache zu wenig, müsste mehr, aber ich schaffe es doch nie, also probier ich es gar nicht mehr und mache, was für mich möglich ist. Ich mache, was ich machen kann. Ich höre auf, mich ständig zu bemühen, und mache nur noch das und so viel, wie ich kann, dann bin ich wenigstens zufrieden. Sonst gehe ich immer davon aus, dass die anderen doch nicht zufrieden sind, weil ich ja eh nicht genüge. Ich bemühe mich gar nicht mehr, ich bin so, wie ich bin, alles andere hat doch keinen Sinn. Irgendwann einmal habe ich gemerkt, dass

ich auf dem falschen Dampfer bin. Es hat viel gebraucht, ich konnte nicht mehr. Ich bin an den Punkt gekommen, wo ich spürte, dass jetzt nichts mehr geht, habe mich aufgebäumt, zusammengenommen und genützt hat es doch nichts. Jetzt bleibe ich bei mir, mache, was ich kann, und nicht mehr. Die anderen sollen für sich selbst schauen. Was mir Angst macht, lasse ich sein, ich dränge mich nicht mehr, ich überrede mich nicht mehr, zwinge mich zu nichts mehr, ich will nicht mehr müssen, weil ich auch nicht mehr müssen muss. Ich will, was ich will.«

Um es noch einmal festzuhalten: Es geht beim Verändern der eingeschliffenen depressiven Überforderungsmuster ums Aushalten der unangenehmen Gefühle, darum, dem Sog zurück zu den vertrauten Mustern zu widerstehen, und den Weg zu gehen, den sie in sich als den richtigen erfahren und erkennen.

Auf sich bauen, und das bei allem Widerstand, wenn sie bisher alles gemacht haben, was die anderen von ihnen erwarteten, sie aber nie auf sich gebaut und gesetzt haben, und jetzt das unter diesen Umständen zu tun verlangt von ihnen alles ab. Für sie bedeutet diesen Weg gehen auf sich hören und bei sich bleiben – all das wären Voraussetzungen für diesen Weg. Sie müssen diese Bedingungen neu lernen und lernen, auf sie zu vertrauen, und gleichzeitig andere als die gewohnten Verhaltensweisen einüben. Ein nicht sehr einfaches Unterfangen, ein Trapezakt ohne Netz. Sie haben nichts, worauf sie bauen können, als auf: »Wie bisher kann und will ich nicht, es geht nicht mehr, es muss etwas Neues geben.« Ihr Weg ist und bleibt eine Gratwanderung. Es bleibt immer ein schmaler Pfad. Auf der einen Seite der Abgrund mit der Überforderung, mit all dem, was sie sich zu viel zumuten, und auf der anderen Seite das, was im Moment möglich und machbar ist. Es gibt nur einen Kompass. Der aber ist genau, verlässlich und hilfreich, wenn sie noch mehr auf seine

Zeichen achten, noch mehr auf sich hören, wenn sie spüren, dass etwas nicht stimmt, und die feinsten Zwischentöne ernst nehmen.

»Ein Jegliches hat seine Zeit – und ich darf die Traurigkeit, die Ängste und Enttäuschungen nicht unterdrücken, die ich in den letzten Tagen gefühlt habe. Früher habe ich solches immer verdrängt, war aller Leute ›Sonnenkind‹ und meinen Kollegen ein ›Sonnenstrahl‹. Nur selten, dann aber heftig und ungestüm, gab es Zornesblitze, von mir ausgehend. Ich möchte noch besser lernen, zumindest in mir selbst meine negativen Gefühle herauszuschreien. Damit ich weiß, woran ich bin. Und die anderen dann auch.«

Mit dem Verändern der depressiven Muster geht gleichzeitig ein Lernen und Erwerben von Verhaltensweisen einher, die an sich Bedingung für solche Veränderung wären, die von dem depressiven Menschen aber gleichzeitig gelernt werden müssen:

- Sich Zeit nehmen und sich Zeit geben. Das hat zu tun mit Geduld haben mit sich, Verständnis und Rücksichtnehmen auf sich und wohlwollend mit sich umgehen.
- Das, was beim Verändern und Verstehen an Gefühlen und Gedanken hochkommt, aushalten, im Hier und Jetzt bleiben, bei dem Schritt verweilen, den sie gerade machen.
- Sich entscheiden und ihren Entscheidungen vertrauen und nicht immer wieder neu und grundsätzlich hinterfragen.
- Auf sich hören, ihre Gefühle und ihr Wollen ernst nehmen und handlungsbestimmend werden lassen.
- Auf sich bauen und bei sich und dem bleiben, was sie innerlich wahrnehmen.

Den Weg gehen und gleichzeitig die Bedingungen lernen, die nötig sind für diesen Weg, führt zu Veränderungen der depressiven Muster und zu einem befreiten Leben.

Eine depressive Frau formulierte einmal ihre eigenen Ziele so:

»Ich möchte dorthin kommen, wo ich sagen kann: Ich verlasse mich auf mich, ich kann und ich will mich auf mich verlassen. Ich mute mich mir zu, weil ich ich bin und so bin, wie ich bin. Ich bin gerne mit mir zusammen, ich habe es schön mit mir.«

Es wird viel verlangt, was sie lernen müssen, und zwar kommt alles gleichzeitig. Es gibt kein systematisches, strukturiertes Lernen, eines mit einem schönen methodischen Aufbau: Zuerst das Einfache, das zugrunde gelegt wird, und dann mit zunehmendem Schwierigkeitsgrad die nächstfolgenden Lernschritte. Schön wäre es, wenn ein Gesundungsprozess so verlaufen würde. Die Wirklichkeit sieht anders aus. Es sind immer verschiedene Schritte, wobei die einen Bedingung der anderen und Folgen und Konsequenzen aus den anderen sind.

Es ist immer zu viel, es kommt alles zu früh und immer zum falschen Zeitpunkt. Und doch gibt es nur diesen einen Weg. Es ist so nicht voraussagbar, welche Schritte der Reihe nach kommen, weil sie die einzelnen Schritte selbst bestimmen müssen, respektive, weil die sich herauskristallisieren aus dem, was sie als ihr Lebensthema erkennen. Das heißt, es sind individuelle Ausprägungen der depressiven Muster erkennbar, die auch den jeweils individuellen Weg färben: Bei den einen geht es vor allem darum, sich wichtiger zu nehmen, das ist ihr neues Lebensthema, sich selbst mehr ins Zentrum zu stellen und sich spontaner und persönlicher eingeben zu können in eine Liebesbeziehung mit anderen. Die meistverbreiteten Themen und gleichzeitig die, die auch bei allen anderen immer zentral und grundlegend sind: Sich nicht nur um die anderen, um die Erwartungen der anderen zu kümmern und nicht sofort Ja zu sagen und sein Nein zu unterdrücken. Diese Themen kennen alle und betreffen alle, weil sie mit den depressiven Überforderungsmustern zu tun haben. Aber die individuellen Ausprägungen sind verschieden, das heißt auch, dass je nach persönlicher Konstellation gewisse Lernschritte schneller gehen und andere übersprungen werden können. Der individuelle Weg der Veränderung ergibt sich auch aus der Interaktion mit der Außenwelt. Diese stellt jeweils andere Probleme und macht anderes notwendig. Das Leben nimmt nicht Rücksicht auf den Lernprozess der depressiven Menschen. So geht es denn auch nicht so geregelt und schön geordnet vorwärts. Das zu betonen scheint mir äußerst wichtig: Es gibt nicht den einen Weg, nicht eine Abfolge von Lernschritten, die zwingend vorgegeben und in ihrer Reihenfolge bestimmt sind. Entscheidend ist, dass die depressiven Menschen auf sich hören und ihr Spüren zum Kriterium ihres Handelns machen:

- was sie im Moment wollen, worauf sie Lust haben,
- was möglich ist und was nicht,
- wozu die Kraft jetzt reicht und wofür nicht,
- was Angst macht, wovor sie sich fürchten,
- was sie sich zutrauen und was nicht,
- wie viel sie sich zutrauen an Misserfolgen oder negativen Reaktionen, was sie sich zutrauen, einstecken und ertragen zu können,
- wie belastbar sie sich im Moment fühlen, wie mutig auch.

Im Hier und Jetzt sein

Der Weg der kleinen Schritte entsteht immer aus dem Moment heraus. Jedes Aufsichhören und Sichernstnehmen konkretisiert sich im einzelnen Moment. Es geht immer darum, was im aktuellen Moment möglich ist, was die depressiven Menschen hier und jetzt spüren. Nicht im Erreichen der großen Ziele, im Spannen großer Bögen gibt es einen Fortschritt, sondern im Ernst- und Wichtignehmen des jeweiligen Schrittes passiert Veränderung. Am Anfang geht es bei den einzelnen Schritten um nicht so wichtige Dinge, um solche, die emotional nicht so belasten und die so klein sind, dass die anderen sie gar nicht zur Kenntnis nehmen. Für die depressiven Menschen aber sind es riesige Veränderungen, neue Schritte, die anders sind als die bisher von den Mustern bestimmten Verhaltensweisen. Jedes Verändern, jedes Ausbrechen aus den Zwängen der Muster ist, und mag es noch so unbedeutend und banal sein, für die depressiven Menschen ein Ereignis, das sie fordert und ganzheitlich herausfordert. Etwas Neues wagen, etwas tun, was *sie* wollen, sich bewusst für einen neuen Schritt entscheiden, etwas tun, was für sie selbst ist, sind ungeheure Schritte, die sie nur unter größtem Aufwand hinkriegen. Aber sie können ihnen ein gutes Gefühl vermitteln. Es bereitet eine große innere Befriedigung, auch wenn es ihnen Unbehagen bereitet, etwas gegen die Erwartungen der anderen, etwas außerhalb der depressiven Muster und nur für sich gemacht zu haben.

»Ich kümmere mich jetzt um mich und damit habe ich genug zu tun. Und mit dem nächsten Schritt, mich nicht mehr darum zu kümmern, was die anderen denken, beschäftige ich mich später. Jetzt bin ich dankbar, dass mir die kleinen Schritte gelingen, auch wenn die anderen meinen, dass ich nichts tue und dass sich bei mir nichts bewegt. Ich weiß selbst, meistens wenigstens, was für mich gut ist und welchen Schritt ich mir zutrauen darf. Auf die gut gemeinten Ratschläge der anderen pfeife ich, auch wenn es mich häufig innerlich fast verreißt. Aber das zeige ich nicht. Manchmal frage ich mich am Morgen: ›Was will ich heute nicht machen, was ich bisher immer gemacht habe?‹ ›Was will ich heute verschieben auf morgen, was ich sonst heute gemacht hätte?‹ Was ich mir aber immer vornehmen muss, sonst kommt es schief heraus, genau zu spüren, was ich will und wie es mir geht. Das ist anstrengend und macht mich manchmal auch ungeduldig und unzufrieden, dass es nicht automatisch passiert, dass ich mich immer so sehr darauf konzentrieren muss.«

Ernst nehmen dessen, was sie spüren und erfahren, geschieht im Moment. In jedem einzelnen Moment ist die Veränderung enthalten, ob es sich jetzt um Schritte zurück oder vorwärts oder um scheinbares Treten auf der Stelle handelt. *»Ich plane und organisiere nicht meine Zukunft, sondern ich gestalte die Gegenwart mit voller Konzentration und Hingabe.«*

Im Sichspürenwollen im Hier und Jetzt verändern sich die depressiven Muster. Und jede Veränderung, so schwierig sie im Moment auch erscheint, gibt eine innere Zufriedenheit und das Gefühl der Stimmigkeit.

Und nur um das geht es: hinhören und spüren, was im Moment möglich ist, was sie sich im Moment zutrauen. Nur das machen und sich so viel vornehmen, wie sie spüren, dass es im Moment richtig ist. Das, was im Moment möglich ist, sind kleine Schritte. Nicht, was andere sagen, nicht, was sie meinen, machen zu müssen, soll Maxime ihres Handelns werden. Wer sich an sich und den Moment hält, bekommt Boden unter die Füße und das lässt ihn einen kurzen Augenblick erfahren, dass es eine Sicherheit gibt. Sie können erfahren, dass es möglich ist, diesen festen Boden wieder zu spüren. Das macht zufrieden, ja sogar glücklich, wenn sie sich nicht überfordern und nicht zu einem Überflieger werden, der sie gerne wären, der sie im Moment aber noch nicht sind. So machen sie die Erfahrung, dass es gute und schlechte Gefühle gibt, und lernen, sie voneinander zu unterscheiden. Gute Gefühle gibt es, wenn sie sich nicht überfordert haben, wenn sie achtsam von sich und dem jeweiligen Moment ausgegangen sind. Schlechte und ungute Gefühle gibt es, wenn sie nicht auf sich gehört und aufgepasst haben, wenn sie müde und unzufrieden sind. Das sind Zeichen, nicht, um sich abzuwerten und zu verdammen, sondern um sich zu sagen: »Hoppla, da bin ich zu weit gegangen, da habe ich mich verleiten lassen. Schön, ich habe es gemerkt und das macht mich das nächste Mal vorsichtiger, hilft mir, mit mir behutsamer umzugehen.«

Hilfreich und sinnvoll ist auch, wenn sich die depressiven

Menschen Gedanken machen, wie und wo sie sich ein Bein stellen und überfordern und wo ihre Energiefresser sind. Es geht darum, sich das gedanklich vorzustellen und emotional nachzuvollziehen. Es ist zwar gut, wenn sie wissen, wo sie aufpassen müssen und in welche Fallen sie immer wieder tappen. Noch besser aber ist es, erfahren zu haben, wie es sich anfühlt, wenn sie in solche Gefahrensituationen kommen. Wenn sie sich das Gefühl eingeprägt haben, das in solchen kritischen Momenten auftaucht, können sie es auch sofort wiedererkennen und als Signal gebrauchen. Auch hier geht es darum, sich intensiv mit seinen Gefühlen zu beschäftigen und ihnen zu vertrauen.

Wichtig ist es also, vom jeweils aktuellen Moment auszugehen und dort zu bleiben und zu erfahren, was jetzt spürbar und fassbar wird. Darum geht es immer und immer wieder. Zu schnell sind die depressiven Menschen gedanklich in der Zukunft oder hängen der Vergangenheit nach: »Wenn ich jetzt das mache oder nicht mache, was heißt das für die anderen?« Es sind keine sachlichen Überlegungen, in denen die depressiven Menschen sich bewegen. Es sind immer die schlimmsten Befürchtungen, die sie sich vorstellen. Es geht immer um »Worst-Case-Szenarien«, die ihr Denken bestimmen. Es sind immer die katastrophalsten Folgen, die sich ihnen als Realität aufdrängen. Positive Gedanken haben wenig Platz. Die schlimmsten Varianten sehen sie auch, wenn sie sich vom Moment entfernen und ihren Gedanken freien Lauf lassen, wie es mit ihnen weitergeht: »Dann habe ich keine Kraft mehr, wenn ich mich jetzt nicht aufraffe, dann mache ich nichts mehr, getraue mich nicht mehr unter die Leute, dann geht überhaupt nichts mehr, dann verliere ich meine Stelle, verliere ich meine Familie und all die Menschen, die jetzt noch zu mir stehen. Dann bin ich allein, abhängig von der Sozialhilfe, dann verliere ich alles, dann kann ich jetzt schon gehen.«

Verlassen die depressiven Menschen den Moment, versuchen sie nicht im Hier und Jetzt zu bleiben, dann tragen sie ihre Ängste und Befürchtungen in alle möglichen Abgründe, in die

Zukunft, wo nichts mehr geht, oder in die Vergangenheit, wo auch nichts ging, nichts stimmte. Verlassen sie sich und den Moment, schweifen sie ab und lassen sich tragen ins Grundsätzliche und Philosophische, dann sind sie sehr schnell bei ihrem Versagen und der Hoffnungslosigkeit ihres Seins. Dann sind sie überall, aber nicht mehr bei sich. Genauso aber ist auch der umgekehrte Weg möglich. Wenn sie merken, dass sie sich im Grundsätzlichen bewegen, können sie sich im Konzentrieren auf den Moment aus dem düsteren und hoffnungslosen Kreisen befreien und wieder zu sich zurückkommen.

Wer nicht im Moment ist, ist nicht bei sich. Bei sich sein und sich erfahren geht nur im Moment, ist nur im Hier und Jetzt möglich. Nur im jeweiligen Augenblick können die depressiven Menschen sich finden.

Und es ist viel verlangt von Menschen, die jedes Zögern, jeden Fehler, jedes Stocken, jedes Nichtgelingen gleich als falsch bewerten und sich selbst als Versager betrachten. Sie müssen einen Weg gehen, für den sie nicht gerüstet sind. Ein Gehen im Nebel ist um vieles schwieriger, als wenn man den Weg vor sich sieht, gut vorbereitet und ausgerüstet ist. Die depressiven Menschen versuchen mit Turnschuhen und in schlechter physischer und psychischer Verfassung das Matterhorn zu besteigen. Es gelingt, es ist möglich, weil sie es wollen, einen inneren Führer haben und die dazu nötige Kraft.

Und neu ist auch, einen Weg zu gehen, der nicht so zielgerichtet und effizient ist, einen Weg zu gehen, bei dem das Immer-wieder-Stolpern genauso dazugehört wie das Gelingen, und neu ist auch, sich einzulassen auf einen Weg, der für sie bestimmt ist, bei dem es um sie geht. Und das gibt so ein gutes Gefühl und ist so wertvoll, dass es sie über alle Schwierigkeiten hinwegträgt und letztlich stärker ist als alle Zweifel und Misserfolge. Sie lernen, sich zu vertrauen und im Vertrauen auf sich zu leben. Vielen hilft auch der Glaube, dass es jemanden gibt, der sie beschützt und der will, dass es ihnen gut geht:

»Ich will meinen Weg gehen und die psychische Einsamkeit ertragen. Der Glaube hilft mir immer wieder, Phasen der Schwäche und des Zweifelns auszuhalten. Es ist der Glaube, dass Gott mich weiter führt und für mich sorgt. Er ist allmächtig und stärker als alle Menschen. Wenn er mich unterstützt, vor wem oder was soll ich mich dann noch fürchten? Vor niemandem und nichts. Manchmal ist mir das ganz gegenwärtig. Dann ist alles einfach. Dann kann ich alles lassen in meiner Schwäche und meiner Ohnmacht und bin doch behütet. Dieses Fühlen macht stark. Das Gebet und das Bewusstsein, von ihm behütet und geführt zu werden, ermöglichen mir, gelassen zu bleiben.«

Verändern heißt Lernen neuer Verhaltensweisen

Die eingeschliffenen depressiven Muster verändern umfasst eine Menge von neuen Erfahrungen, Einstellungen und Verhaltensweisen. Es sagt sich so leicht, die Muster zu verändern. Was es aber wirklich bedeutet und alles mit sich bringt, möchte ich an dieser Stelle kurz beleuchten. Es soll einsichtig werden, wie viel mit einer Veränderung verbunden ist, was alles mit eingeschlossen ist, um ermessen zu können, worauf sich depressive Menschen einlassen, womit sie konfrontiert werden, was sie alles zu bewältigen und zu verarbeiten haben, wenn sie ihre depressive Lebensstrategie verändern.

Verändern heißt für den depressiven Menschen:

- etwas für sich tun, etwas, was er ausschließlich für sich und nicht für die anderen macht;

- ○ etwas tun, was zu einem besseren Lebensgefühl führt, und etwas tun, um dem alten Lebensgefühl zu entrinnen;
- ○ sich selbst wichtig nehmen und dem eigenen Wohlbefinden einen Wert geben;
- ○ ein Risiko eingehen, Unsicherheiten auf sich nehmen, etwas wagen;
- ○ Ja sagen zu etwas, was er nicht kennt;
- ○ sich entscheiden für einen eigenen Weg und selbst aktiv werden, um sich zu befreien von den Fesseln der depressiven Muster und um dem Gefühl der Ohnmacht und dem Ausgeliefertsein zu entrinnen.

Weiter könnte man ausführen:

- ○ Mit dem Verändern der Muster können neue Gefühle erlebt werden. Es können Gefühle der Erleichterung, der Zufriedenheit und des Stolzes erfahren werden.
- ○ Ein Ziel zu haben, eine Aufgabe, nicht mehr nur einfach müssen, sondern jetzt selber wollen. Zu erfahren, dass sie wollen können, dass es ein eigenes Wollen gibt, das auch Energie freimacht, und erfahren, dass sie nicht einfach dem Leiden ausgeliefert sind. Veränderungen sind möglich und sie haben es selbst in der Hand, dass sie gelingen. Sie können etwas für sich tun und das in einem Zustand, in dem sie sich bisher als impotent, hilflos und schwach erlebt haben. Sie müssen nicht warten, bis sie wieder bei Kräften sind und wieder Mut und Energie in sich spüren.

Verändern hat ebenfalls zu tun mit:

- ○ Spüren, wie das Handeln nach den alten Mustern Kräfte raubt und Gefühle der Ohnmacht und Hilflosigkeit vermittelt.

- Erfahren, dass Kräfte frei werden, wenn sie für sich etwas tun.
- Allein das Bewusstsein, etwas verändern zu wollen und sogar auch etwas verändern zu können, verändert das Lebensgefühl.
- Etwas für sich selbst tun stärkt das Selbstbewusstsein, gibt ein neues Gefühl von Macht und Stärke und tut gut.
- Selber entscheiden können: »Will ich einen Schritt machen, welchen will ich machen, wo will ich etwas verändern, wo will ich warten, mich zurücknehmen?«, sich selbst befragen, sich selbst Antworten geben, auf sich hören, verändert das Leben.
- Lernen zu differenzieren und zu spüren, was sie wollen, welche Erwartungen und Wünsche sie haben, und zu erkennen, wo Ängste aufkommen. Aber auch lernen, dass sie diese ernst nehmen, ihr Verhalten den Ängsten anpassen können, dass sie nachgeben können, dass es Moment gibt, wo sie sich etwas zutrauen, und andere, wo sie zweifeln und die Ängste überwiegen.
- Lernen, dass nicht alles, was von den anderen kommt, Druck und Müssen bedeutet. Sie müssen lernen, die Stimme der Muster von den wirklichen Erwartungen der anderen zu unterscheiden und hinzuhören, was die anderen wirklich sagen und meinen.

Weg des Veränderns

Verändern hat zu tun mit etwas aktiv wollen, bewusst etwas anderes wollen und sich anders verhalten wollen. Es braucht diese Entschiedenheit und in dieser Entschlossenheit können die einzelnen Schritte entstehen. Nehmen wir ein Beispiel: Wie wird aus »Ich kann nicht mehr« ein »Ich will nicht« und schließlich ein »Ich will«?

Entscheidend ist hier wie bei allen anderen Veränderungsschritten: Beim einzelnen Schritt zu bleiben, diesen als den im Moment möglichen und damit richtigen anzunehmen, ihn zu akzeptieren und sich dahinterzustellen und nicht schon gedanklich vorauszustürmen. Darum geht es immer und immer wieder:
Beim momentanen Schritt zu bleiben und diesen so zu akzeptieren.

Wie so ein Weg weiter aussehen kann, möchte ich kurz exemplarisch ausführen.

Am Anfang steht das »Ich kann nicht mehr« und dann kommt häufig ein »Ich kann nicht«, und zwar mit einem Ton des Bedauerns, ohne wirklich dazu stehen zu können. Es bleibt, dass sie anders möchten, leider aber nicht anders können. Sie entschuldigen sich vor sich und den anderen: »Ich möchte schon, aber es geht nicht. Es tut mir leid, dass ich sie enttäuschen muss.«

Der zweite Schritt ist ein »Es wird mir zu viel«. Da klingt schon etwas anderes an. »Zu viel« heißt, sie spüren, dass nicht mehr drinliegt, dass sie sich an Grenzen bewegen und dass der nächste Schritt ein Schritt zu viel ist. Gefühle, die damit verbunden sind: Angst, dass etwas passiert, wenn sie weitergehen würden, dass dann der Zusammenbruch kommt. Gefühle der Panik machen sich bemerkbar.

Der nächste Schritt könnte sein: »Mir zuliebe mache ich den nächsten Schritt nicht, meiner Gesundheit zuliebe vermeide ich Überforderungen, gehe ich nicht über diese Grenze, wo der Zusammenbruch und die Erschöpfung warten.«

Dann erfolgt eine klare Entscheidung. Nicht aus Angst oder Bedauern machen sie den nächsten Schritt nicht oder weil sie die Folgen eines solches Schrittes nicht wollen, sondern weil es eine Entscheidung für sie und aus sich heraus ist. Nicht »*Ich* *kann diesen Schritt nicht machen«*, auch nicht *»Ich will ihn nicht machen«*, sondern *»Ich will dort bleiben, wo ich im Moment stehe«*.

Wie aber kommen die depressiven Menschen von einem Schritt zum nächsten?

Wichtig ist, bei dem Schritt zu bleiben, bei dem sie im Moment sind. Dort sein und dort bleiben, ohne weitergehen zu wollen, das ist der Weg. Die eindeutige Absicht und das klare und bestimmte Ausgerichtetsein auf ihr eigenes Wollen sind wie Leitplanken, die den Rahmen und die Ausrichtung vorgeben, um den momentanen Schritt als den je wichtigsten betrachten zu können. Es geht also auch hier wieder darum, den momentanen Zustand zu erkennen und anzunehmen, beim Hier und Jetzt zu bleiben und zu akzeptieren, dass sie jetzt dort stehen, wo sie stehen wollen, weil der nächste Schritt schon ein Schritt zu viel wäre.

Annehmen und anerkennen des jeweiligen Zustandes heißt auch erkennen und verstehen, dass etwas anderes im Moment nicht möglich ist. Also emotional und kognitiv den jeweiligen Stand akzeptieren. Das ist schwierig, weil die depressiven Menschen immer schon wieder weiterwollen und schwer annehmen können, dass der jeweilige Schritt der richtige und wichtigste ist, wenn es doch noch weitere gibt, die es zu machen gilt. Ihre Ungeduld, ihr »alles oder nichts, jetzt oder nie« machen es ihnen schwer, diesen Weg mit der nötigen Sorgfalt und der angemessenen Vorsicht und Langsamkeit zu gehen. Aber der momentane Schritt ist immer der einzige und richtige. Die anderen Schritte zählen und interessieren in diesem Moment nicht. Das Vorwärtsstürmen, mit dem Kopf durch die Wand und etwas erzwingen wollen, führt nicht weiter. So haben sie sich in der Vergangenheit vorwärtsgezwungen. Jetzt aber ist angesagt, etwas nicht zu machen oder nur einen kleinen Schritt weiterzugehen und wieder zu warten, sich Zeit zu lassen, bis sie spüren, dass der nächste Schritt möglich ist. Innezuhalten, auch wenn es sie vorwärtsdrängt und sie meinen, dass sie die anderen Schritte doch auch noch machen müssten, und zwar alle auf einmal und zusammen. Für die depressiven Menschen ist nicht das Mögliche im Kopf, sondern das Absolute, Größte, nicht der Zwischenschritt, sondern das Ziel.

Zufrieden und dankbar sein für das, was im Moment möglich ist, was im Moment geht, ist die Devise. Je klarer sie sich erfahren, je eindeutiger sie sich wahrnehmen, umso besser können sie erkennen, was für sie stimmt. Umso eher können sie auch erkennen, dass der kleine Schritt der richtige ist, und sie können das Gespürte unterscheiden von der Stimme, die sagt, was sie zu tun haben und was sie eigentlich tun müssten.

Je klarer die depressiven Menschen sich erfahren und erfassen, umso kräftiger sind das Wollen und später das Entscheiden und umso trittfester werden sie.

Jeder Schritt ist verbunden mit Gefühlen des Zweifelns und der Angst, etwas falsch zu machen. Je länger sie bei einem Schritt bleiben, umso mehr gehen die Gefühle der Unsicherheit zurück und sie gewinnen an Sicherheit und Überzeugung. Dazu gehört auch das Aushalten der unangenehmen Gefühle. Auch Gedanken kommen und gehen lassen, wie »Mache ich das richtig, müsste ich nicht, ich müsste doch, es kann doch nicht richtig sein, so wie ich es mache?«, nicht um jeden Preis etwas tun wollen, sondern im Innehalten einen Wert sehen. Jeder Schritt braucht Zeit, mit jedem Schritt kommen neue Erfahrungen, die sich setzen müssen. Der nächste kommt dann, wenn die depressiven Menschen so weit sind: nicht etwas erzwingen wollen, sondern vertrauensvoll zuwarten, bis sich der nächste Schritt ergibt.

Der Weg vom Müssen zum Wollen

Wenn die depressiven Menschen sich fragen: »Was will ich, wonach ist mir zumute?«, können sie es in den meisten Fällen nicht sagen. Sie sind es nicht gewohnt, sich um sich zu kümmern, daran zu denken, dass es überhaupt um sie geht. Vertraut ist ihnen nur, dass die anderen zu ihrer Sache kommen, dass für sie die Rechnung aufgeht und sie ihre Bedürfnisse durchsetzen. Jetzt aber geht es um sie selbst. Es geht darum, dass sie, wenn sie etwas machen, das auch wirklich für sich wollen und dafür geradestehen können.

Es leuchtet den depressiven Menschen ein, dass es wichtig ist, den Teufelskreis »Ich mache zwar, aber eigentlich möchte ich nicht, ich mache zwar, aber spüre sehr klar, dass es für mich nicht stimmt« zu durchbrechen. Sie möchten austreten aus dem Gefangensein und daraus, nie das machen zu können, was sie wollen. Sie sehen deutlich, dass sie immer nur reagieren, nie von sich aus etwas in Angriff nehmen, nie für sich etwas tun, was ihnen guttut, was sie freut, befriedigt und nur für sie selbst ist. Sie haben genug, mit dem zufrieden zu sein, was noch übrig bleibt, sich an der Freude der anderen mitzufreuen und für sich daraus Befriedigung zu ziehen. Sie haben es satt, dass ihre Freude bloß ein Abfallprodukt ihrer Bemühungen für andere ist. Und nur nebenbei bemerkt: Das andere sie nach ihren Wünschen fragen könnten, getrauen sie sich kaum zu denken, obwohl sie es sich manchmal wünschen. Ob sie es annehmen könnten, daran zweifeln sie. Sie hören sich sagen, bevor sie sich nur einen Gedanken haben machen können: »Es geht doch gar nicht um mich, sollen sie doch machen, was sie wollen, ich bin glücklich, wenn sie glücklich sind, wenn ich ihnen eine Freude machen kann«, um sich danach zu ärgern, wieder nichts gesagt und sich wieder sich so blöd angestellt zu haben. Es sind immer dieselben Situationen, die sie durchschauen und doch immer wieder ins selbe Loch fallen lassen: Sie hören sich Ja sagen, bevor ihnen überhaupt klar ist, ob sie das so wollen oder nicht, sie sagen zu, ohne zu überlegen, machen ab, ohne sich klar zu sein, ob es ihnen passt oder nicht, und merken erst danach, dass sie das gar nicht wollten. Weil sie aber zugesagt haben und nicht mehr anders können, als in den sauren Apfel zu beißen, lösen sie das Problem so, wie sie es immer gemacht haben. Sie geben sich so, als ob es ganz klar ihr Wunsch wäre, als ob es nichts Schöneres gäbe, und lächeln dazu. Zugeben, dass es doch nicht stimmt, gibt es für sie nicht. Wer A sagt, muss auch B sagen, ist eine der Erklärungen, die sie sich geben, um nicht zugeben zu müssen, dass es falsch ist, was sie jetzt machen. Sie sind sehr kreativ im Herausfinden von überzeugenden Argumenten, die im Nachhinein ihr Handeln rechtfertigen.

Es gehört ganz wesentlich zum Prozess des Veränderns, dass die depressiven Menschen in vielen Situationen erst im Nachhinein merken, was sie eigentlich wollten. Je besser es gelingt, das so anzunehmen, sich nicht über sich aufzuregen, dass sie wieder erst nachher gespürt haben, was für sie richtig ist, umso schneller geht es, dass sich der Zeitpunkt des Erfassens, was *sie* wollen, nach vorne schiebt, bis sie es schon im Moment selbst merken.

Solche Situationen anzunehmen als Möglichkeit der Sensibilisierung erleichtert diesen Lernprozess. Er beginnt zu laufen, wenn sie annehmen und verstehen können, dass es um ein Sensibilisieren geht, das weiterführt, wenn sie sich auf einen solchen Weg einlassen und sich nicht ständig deswegen verurteilen und die Erwartung hegen, dass sie immer und sofort merken müssen, was sie wollen.

Ein möglicher Weg ist auch, dieses Loch ganz bewusst zu füllen, weil im Bewusstsein das »Ich will« und »Was will ich?« gar nicht da sind. Für die depressiven Menschen gibt es kein »Was will ich?« und »Ich will«. Es geht darum, dieses »Ich will« im Bewusstsein und im Gefühl zu etablieren. Der Weg sieht so aus, dass die depressiven Menschen sich angewöhnen, sich immer und immer wieder diese Fragen zu stellen:

»Was will ich?« und *»Was will ich jetzt?«*
»Will ich das?«
»Ist es wirklich das, was ich jetzt will?«
»Wozu habe ich jetzt Lust?«
»Wonach ist mir zumute?«

Wichtig ist, dass die depressiven Menschen sich dieses Fragen angewöhnen, dass sie sich mit der Zeit automatisch befragen und dass dieser Akt des Fragens so konkret wie möglich ist. Dazu gehört auch, dass sie sich eindeutig und bewusst diesen Fragen zuwenden, wenn möglich sie halblaut vor sich hinsagen, um wirklich bei den Fragen und nicht anderswo zu sein. Entscheidend ist auch, dass sie sich Zeit geben zu spüren, was sich in ihnen drin bewegt und was geschieht. Das ist insofern wichtig, weil die Stimmen des Müssens und der Verbote als einzige hörbar waren und keinen Raum ließen für die des Wollens und Wünschens: »Du kannst doch jetzt nicht, du musst doch, du könntest schon, aber zuerst musst du.« Oder die Verbote: »Das geht doch nicht, dass du dich jetzt hinlegst, was fällt dir ein, jetzt schon aufzuhören, wenn die Arbeit noch gar nicht fertig ist …«

Ganz laut sind diese Stimmen, die antreiben, die fordern, hetzen und ungeduldig sind: »Mach schneller, streng dich an, mach endlich, komm, stell dich nicht so an …« Und eine Stimme, die Partei ergreift und sich einsetzt für den Willen, für das, was die depressiven Menschen wollen, ist nicht da. Es gibt keine Stimme für sie. Ihnen bleibt die Angst, wenn sie sich fragen, was sie wollen. Und zwar ist es die Angst, Egoist zu sein, nur noch sich im Auge zu haben. Es ist auch die Angst, dem Leben nicht gewachsen zu sein, wenn sie von dem ausgehen, was sie wollen, wenn sie sich nach dem Lustprinzip richten. Leben ist doch Müssen, Pflichterfüllung. Da kommt zuerst das Erfüllen dessen, was zum Leben gehört, was von ihnen verlangt wird. Erst nachher kommt das Vergnügen. Leben heißt, das Leben meistern müssen, Aufgaben erfüllen müssen, arbeiten müssen, verantwortungsvoll sein müssen. Und da hat es keinen Platz für das eigene Wollen, für das Vergnügen. Denn es ist nichts anderes als Luxus, das zu machen, was sie wollen. Es geht auch darum, sich etwas gestatten zu wollen, und das ist neu. Das sind die depressiven Menschen nicht gewohnt. Das ist Neuland, das sie betreten, und es geht darum, sich etwas erlauben und trauen zu wollen und darauf zu bauen. Und zum anderen ist die Angst riesig, dass sie nur noch wollen und nur noch das machen, was ihnen gefällt. Sie haben ein immenses Misstrauen sich selbst gegenüber, dass sie es nur noch schön haben wollen und nicht mehr merken, wenn sie etwas tun müssen. Zum Leben gehört vernünftig zu sein, pflichtbewusst und fleißig. Es ist aber auch eine Angst da, beim Spüren zu keiner Klarheit und Eindeutigkeit zu kommen. Denn die depressiven Menschen haben immer die Erfahrung gemacht, wenn sie sich ihrem Wollen zuwenden, dass für sie das, was sie wahrnehmen, schwer zu durchschauen ist: Sie ahnen, was sie wollen, erfassen aber nicht klar, ob es jetzt ihr Wollen ist oder das, was sie meinen, als Wollen spüren zu müssen. Sie spüren, was sie wollen, können aber schlecht unterscheiden, ob es sich jetzt ums Wollen oder immer noch ums Müssen handelt.

»Ich weiß nicht, was ich will. Ich weiß nur, was man von mir will, dass ich will. Das, was ich will und gern machen würde, weiß ich meist nicht, und wenn ich etwas will, weiß ich nicht, ob ich das wollen darf, ob das richtig ist und nicht einfach nur oberflächlich.

Ich überlege immer zuerst, was könnte man von mir wollen. Und das gibt mir immer ein Gefühl von Stress und von Hinterherrennen und Nicht-zur-Ruhe-Kommen. Wie immer die Situation ist, das Gefühl ist so und dann mache ich nichts und lasse es sein und kann dann wunderbar erklären, weshalb das so ist. Ständig wollen, nicht wissen, was ich will, und nicht genau wissen, was die anderen wollen, und dann nichts tun, das ist Leiden.«

Es ist, wie wenn man durch kniehohes Wasser watet. Aufgewirbelter Sand lässt das Wasser trüb und undurchschaubar werden. Lässt man das Wasser ruhen, senkt sich der Sand und man kann klarer sehen. Darum geht es, sich Zeit geben, bis sich für sie langsam klärt, was es denn jetzt ist, was sie spüren. Auch hier: Das bewusste Durchbrechen des Müssen-Kreises geht langsam, ist ein kontinuierlicher Prozess, der viel Geduld erfordert. Es müssen dabei viele ungute Gefühle und Spannungen ausgehalten werden. Sich wehren gegen die Stimme des Müssens hat nur ein Ziel:

Spüren, was sie wollen, und zwar so klar und eindeutig, dass sie darauf bauen können und damit für sich vertrauenswürdiger werden, eine Person werden, die weiß, was sie will, die dieses Wissen auch umsetzt und ihren Weg aktiv und selbstbewusst geht.

Den Weg des »Ich will« zu gehen fordert in der Regel nicht nur viel Zeit, sondern auch sehr viel Energie. Denn das Wollen und Müssen kämpfen miteinander. Mit dem Wollen kommt sogleich das »Du darfst nicht, das gehört sich nicht«. Sich mit seinem Wollen durchsetzen ist anstrengend und gleichzeitig verbunden mit einer riesigen Befriedigung.

> Die depressiven Menschen müssen lernen, sich zu trauen, sich zu vertrauen. Und wenn sie etwas wollen, sind sie deswegen noch keine schlechten Menschen und keine Egoisten. Auch depressive Menschen haben ein Anrecht auf eigenes Wollen und Wünschen. Es ist in ihrer eigenen Verantwortung, sich dieses Recht zu geben.

Auch hier zeigt sich, dass der Weg, wirklich zu wollen, mehrere Teilschritte beinhaltet.

Zu Beginn des Weges gehört ganz klar der Frust dazu, weil die depressiven Menschen gar nicht erfassen und wissen, was sie wollen. Auch wenn sie sich befragen, regt sich nichts, ist nichts wirklich spürbar, entweder einfach nichts oder dann ein Durcheinander. Was sie aber sofort klar hören, sind die Stimmen, die sich gegen das Wollen sperren. Das ist normal. Dort fängt alles an und diese Hürde müssen und können sie nehmen.

Auch hier geht der Weg über das Spüren, Ausharren, Aushalten, was an Gedanken und Gefühlen kommt, Sich-Zeit-Geben und Klar-und-sicher-Werden. Beginnen können die depressiven Menschen damit, sich nur mit dem Erfahren des Wollens zu beschäftigen, ohne dass es darum geht, das auch umzusetzen. Denn ist der Druck da, das Wollen umzusetzen, dann werden sowohl das Spüren wie das Umsetzen zu einem bedrängenden Müssen. Das erzeugt Druck und macht Angst. Meinen die depressiven Menschen, das, was sie in sich hören, gleich realisieren zu müssen, dann ist ihr Denken beherrscht vom Umsetzen. Bei den Gefühlen bleiben, erfahren, wie sich ihr Wollen zeigt und anfühlt, geht fast nicht mehr, weil sie sich mehr mit dem Handeln beschäftigen, mit dem, was es bei den anderen auslöst, was diese denken und was es für sie an Konsequenzen haben könnte. Daher ist das Ausführen erst der nächste Schritt. Es kommt erst, wenn sie merken, dass sie es wollen und dass sie sich trauen. Dann gibt es kein Umsetzenmüssen, dann können sie selbst entscheiden, ob sie weitergehen und das Erfasste auch in Handlungen umsetzen wollen oder nicht. Dann sind sie frei, den nächsten Schritt zu machen oder noch zu warten. Dann ist auch das Nichthandeln, weil selbst entschieden, kein Versagen, nichts, was sie sich vorzuwerfen haben, und kein Grund, sich zu beschimpfen. Dann sind sie in Einklang mit sich, ob sie nun etwas tun oder nicht. Nicht das Umsetzen des Wollens in Handlungen ist das erklärte Ziel. Es geht einzig und allein darum, genau zu spüren und sich nicht zu überfordern.

Nahe bei sich sein, sich nicht unter Druck setzen und bei dem bleiben, was sie bei sich als stimmig erfahren, ist vor allem beim nächsten Schritt wichtig. Ihr Wollen zu erfahren wird heikler und anspruchsvoller, wenn es andere betrifft. Wenn es darum geht: »Will ich ins Bett gehen oder nicht?«, dann ist das sicher auch nicht immer einfach. Wenn es aber darum geht, für sich zu spüren und zu entscheiden: »Will ich eine Abmachung rückgängig machen oder nicht?«, wenn sie mit ihrem Handeln andere eventuell enttäuschen oder – noch eine Stufe schwieriger – etwas von den anderen wollen, etwas von anderen fordern oder Bedingungen stellen, wenn sie genau wissen, dass das den anderen nicht passt, dann ist das wie eine Stufe für Fortgeschrittene. Dann kommen viel mehr Ängste ins Spiel, dann wird es für sie noch schwieriger, genau zu erfassen: »Will ich das wirklich?« Dann vermischen sich noch mehr Aspekte des Müssens und des Wollens und auch das Umsetzen bedarf noch einer viel größeren Eindeutigkeit. Denn dann ist nicht nur die Entscheidung für eine Handlung schwieriger, sondern auch das Umsetzen, und beim Umsetzen bleiben, wie immer der andere reagiert, verlangt viel mehr Kraft, Überzeugung und Entschlossenheit. Es braucht vielmehr die Überzeugung, zu handeln, *»egal wie der andere reagiert. Ich spüre, dass ich das will, ich weiß, dass es richtig für mich ist, und all die Ängste können mich nicht von dieser Handlung abhalten, können mich nicht dazu bringen, abzubrechen oder mich wieder zurückzuziehen«*.

Dafür braucht es die Freiheit, bei sich zu bleiben, sich genau zu erfassen, und das Vertrauen, dass das, was sie erfahren, richtig ist. Erst, wenn sie gewohnt sind, auf sich zu hören und dem, was sie wollen, zu vertrauen, haben sie die notwendige Kraft, ihr Wollen auch mit der entsprechenden Überzeugung vor- und durchzutragen. Erst dann ist es ihnen möglich, dem anderen klarzumachen, dass es ihnen ernst ist damit. Nur dann wirken sie entschlossen. Dem Wollen zum Ziel zu verhelfen hat ganz viel zu tun mit innerer Überzeugung und äußerer Ausstrahlung. Ein Schäferhund wirkt anders als ein mit dem Schwanz wedelnder Pudel. Wenn sie sich immer wieder darin geübt und trainiert haben, sich Zeit zu nehmen und auf ihr Wollen zu hören, erst dann sind sie wirklich frei und unabhängig und nicht mehr geleitet von ihren Befürchtungen. Dann entscheiden sie als erwachsene, freie Personen und haben allen Grund, auf sich stolz zu sein.

> Eine andere Form des Prozesses der Verhaltensänderung, einen anderen Weg, vom Müssen zum Wollen zu kommen, möchte ich noch kurz erwähnen:

1. Zuerst entdecken die depressiven Menschen ihre Muster im Nachhinein, nachdem sie gehandelt haben.
2. Sie erkennen, dass sie immer gleich reagieren, dass es immer die gleichen Muster sind, nach denen sie handeln.
3. Sie suchen im Kopf andere Reaktionsmöglichkeiten. Zuerst suchen sie nach Verhaltensweisen, wie sie reagieren müssten, wie es richtig wäre, zu reagieren.
4. Dann merken sie, dass sie nicht von sich ausgehen, dass sie nicht so reagieren, wie sie eigentlich möchten. Sie realisieren, dass sie sich selbst nicht befragen, was sie wirklich wollen, dass sie nicht selbst entscheiden.
5. Beim Sichbefragen können sie erkennen, wie sie selbst reagieren möchten, aber sie trauen sich noch nicht, das auch umzusetzen.
6. Es findet ein Sensibilisierungsprozess statt und es wird immer deutlicher, wie wichtig es für sie ist, so zu reagieren, dass es für sie stimmt. Und mit dieser gespürten Überzeugung wird auch das Erfahren des eigenen Wollens klarer und das Bemühen, es zu erfassen und dann umzusetzen, größer.

> Auf diesem Weg gibt es eine ganze Anzahl anderer begleitender Lernprozesse:

- Jede Veränderung geschieht schrittweise und braucht Zeit.
- Aushalten von Spannungen bei auftauchenden Gedanken wie: »Was denken die anderen, wie reagieren die anderen?«

- ○ Verantwortung für sich übernehmen und nicht für die anderen.
- ○ Sich das Recht geben, von sich auszugehen und sich zum Maßstab zu machen.
- ○ Sich selbst Bestätigung geben.
- ○ Das nicht sofortige Gelingen nicht gleich als Zeichen von Versagen interpretieren.
- ○ Einen Weg gehen heißt sich nicht immer sofort bewerten und auch nicht jeden Moment das Ziel zum Maßstab der Beurteilung machen.

7. Kapitel
Verstehen als Weg der Veränderung

Das Verändern der depressiven Muster hat ganz wesentlich mit Verstehen zu tun. Ohne Verstehen geht nichts, ohne Verstehen ist keine Veränderung möglich. Weshalb das so ist und weshalb gerade für die depressiven Menschen das so wichtig und zentral ist, möchte ich in diesem Kapitel beschreiben. Es ist mir deswegen ein Anliegen, weil die meisten Menschen nicht ermessen können und deshalb auch nicht verstehen können, weshalb Verstehen für den Menschen von so eminenter Bedeutung ist.

Verstehen ist der Rahmen, innerhalb dessen sich ein Verändern der depressiven Lebensstrategie abspielt, und *Verstehen* ist der Boden, die Voraussetzung und die Bedingung, dass ein Verändern erst möglich wird.

Verändern aber setzt Beziehungen voraus und beim depressiven Menschen spielt sich diese Veränderung vornehmlich in der Beziehung zu sich selbst ab. Ohne sich selbst zu verstehen, kann sich nichts verändern, weder Einstellungen noch Verhaltensmuster.

Bei den depressiven Menschen bekommt das Verstehen noch eine zusätzliche Bedeutung. In der Kindheit und auch später haben sie nie die Erfahrung machen können, verstanden zu werden. Sie haben nie die Erfahrung gemacht, Verständnis zu bekommen für ihre Person, für all das, was ihnen wichtig ist, was sie beschäftigt und bewegt. Deshalb kennen sie das »Sichverstehen« nicht, wissen nicht, was es ihnen geben kann. Sie wissen aber auch nicht, um was sie alles betrogen wurden. Nur in ihrer Traurigkeit und Sehnsucht spüren sie etwas von diesem »Nicht-verstanden-worden-Sein«. Deshalb konnten sie auch nicht Verständnis für sich selbst aufbringen, waren sie es sich auch nicht wert, zu versuchen, sich zu verstehen. Die Folge davon: Sie konnten nie wirklich bei sich selbst sein, blieben sich fremd und unvertraut. Und deshalb konnte es auch keine Veränderung geben. Den anderen verstehen können – auch wenn man das noch so gut kann, wie es ja gerade für die depressiven Menschen der Fall ist –, bedeutet noch lange nicht, dass sie sich selbst verstehen können.

Verstehen im Rahmen des Heilungsprozesses hat verschiedene Aspekte und in dieser Gesamtheit deshalb auch seine große Bedeutung:

Verstehen heißt sich ernst nehmen. Sich wichtig nehmen ist einerseits eine Haltung, und der Akt des Verstehens ist anderseits die praktische Umsetzung dieser Haltung.

Verstehen ist der direkte Zugang zur eigenen Person und Ausdruck und Verwirklichung des Bemühens, sich wichtig zu nehmen, sich nicht zu übergehen und nicht zu überfordern.

Verstehen ist der Anfang, der Weg und das Ziel im Sichverändern, im Suchen und Finden eines neuen Umganges mit sich, im Überwinden der depressiven Muster und im Einüben eines neuen Lebensstils.

Verstehen ist der erste Schritt zur Veränderung.

Verstehen ist ein aktiver, selbst entschiedener und selbstbestimmter Akt und damit eine Abkehr von der Ohnmacht und dem Ausgeliefertsein gegenüber dem depressiven Erleben und Handeln.

Mit dem Verstehen geschieht ein Unterbrechen des bisherigen depressiven Zwangsmusters, ein Heraustreten aus dem gewohnten Ablauf. Statt sofort nach dem Muster zu handeln, kommt ein Innehalten, ein Spüren und Verstehen dessen, was im Moment abläuft. Im Verstehen dieses Ablaufes können die depressiven Menschen versuchen, ihrem Handeln, entgegen den spontanen Impulsen, eine neue Richtung zu geben.

Verstehen ermöglicht eine neue Sicht, ein neues Verständnis des bisherigen und aktuellen Lebens und Leidens, des Gefangenseins in den Mustern, was zu einem Versöhnen führen kann. Verstehen verändert und schafft Bedingungen, um sich verstehend zu verändern.

Mit dem Verstehen beginnt die eigene Person spürbar, real und erlebbar zu werden. Sie bekommt Konturen, füllt sich mit Vorstellungen und Bildern. Wer sich nicht versteht, hat sich verloren. Im Verstehenwollen wird für die depressiven Menschen sichtbar, dass es nur ein Verändern gibt, das die eigene Person betrifft, dass es nur ein Verändern gibt, das bei ihnen selbst beginnt. Es gibt nur ein Verändern, wenn sie sich selbst als Teil des Veränderungsprozesses, als den wichtigsten Teil des Veränderungsprozesses verstehen. Beim Verändern geht es nicht um ein Verändern des Verhaltens, sondern um ein Sichselbstverändern und das beginnt mit dem Sichselbstverstehen.

Beim Sichverstehen der depressiven Menschen geht es darum, sich selbst kennen zu lernen, sich zu erfahren, sich zu erfassen und vertraut zu werden mit sich. Mit dieser ganzheitlichen Zuwendung zu sich können sie sich nicht nur als die erleben, die sich ein Problem sind, die immer wieder scheitern und die das, was sie verändern wollen, sabotieren. Sie erleben sich nicht nur als die, die Veränderungen verhindern und verunmöglichen, die Steine auf dem Weg der Heilung und Feinde der Veränderung sind. Verstehen schafft ein positives, nicht durch Abwehr und Angst geprägtes Klima und lässt die eigene Person ins Zentrum der Wahrnehmung und Aufmerksamkeit rücken.

Durch das Sichbesserverstehen, erkennen sie ihre Gefühle immer klarer, können sie diese Gefühle voneinander unterscheiden, merken, welche zu früheren Situationen gehören und welche aktuell bestimmend sind. Je mehr sie sich bemühen, umso eher können sie überhaupt Gefühle erkennen und es gelingt auch besser, das Gefühlschaos zu entwirren. Sie können die verschiedenen und zum Teil gegensätzlichen Gefühle nebeneinander stehen lassen und erkennen, dass alle für sie stimmen und es richtig ist, dass sie alle gemeinsam da sind. Genauso, wie sie mit den Gefühlen auch ihre gefühlsmäßigen Bewertungen erkennen können: z. B.: Ich habe Angst und es ärgert mich, dass ich in dieser Situation mit Angst reagiere. Oder: Ich fühle mich klein und es macht mich traurig, dass ich nicht wütend oder aggressiv werde. Oder: Ich fühle mich eingeschüchtert und es verwundert mich, dass ich nicht aktiv werde und protestiere.

Verstehen macht sichtbar und bewusst erlebbar, unmittelbar und direkt, wie sie fühlen, und zeigt, wie die eigenen Gefühle und Gedanken das Handeln bestimmen. Es zeigt deutlich, wie sie auf Situationen reagieren, in ständig gleichen Mustern leben und dieses Erleben wiederum gleiche Muster des Handelns initiiert. Es zeigt auch, wie sie handeln, obwohl sie anders handeln möchten. Mit dem Verstehen ist es den depressiven Menschen möglich, zu erfühlen und zu erkennen, wie sehr ihre Muster ihr Leben bestimmen. Sie können erkennen, wie unflexibel, aber auch wie fordernd und drängend diese Muster sind, wie umfassend und feinmaschig auch. Sie können erfassen, was es heißt, die Muster zu verändern, wenn sie versuchen, einmal anders zu reagieren, als es ihnen ihre Muster vorschreiben. Schnell merken sie, wie sofort Ängste, Unsicherheiten, Spannungen und Belastungen sie überkommen und lähmen.

Wenn ich von »zeigen« und »erkennen« spreche, heißt das für die depressiven Menschen, dass sie das erste Mal im Leben Gefühle, Gedanken und Handeln in einer Deutlichkeit erfahren, wie sie es bis jetzt gar nie konnten. Sie reagierten einfach, und das war es, das war richtig, weiter fragten sie gar nicht. Jetzt aber erfahren sie eine neue Welt. Es zeigen sich ihnen Zusammenhänge, sie können Verbindungen und Reaktionsweisen in einer Klarheit erfahren und körperlich spüren, wie sie das nie für möglich gehalten haben. Sie erfassen sich auf eine Weise, die ganz neue Einsichten und neue Welten offenbart. Verstehen ermöglicht ein neues Verständnis ihrer selbst. Deshalb sagen viele auch: »Wenn ich das nicht mehr könnte, würde ich tot weiterleben, würde ich gar nicht mehr leben, denn jetzt weiß ich, was leben heißt, jetzt lebe ich.«

Durch das ständige Bemühen um Verstehen kommen die depressiven Menschen zu sich, erfassen sie sich und können Besitz ergreifen von sich selbst.

Mit dem Verstehen erfassen die depressiven Menschen sich immer besser. Es ist wie eine Reise in ein neues Land, spannend, abenteuerlich, freudig, aber auch Angst machend und erschreckend zugleich. Mehr Zusammenhänge sehen und erfahren und neue Muster erkennen beflügelt und weckt die Neugier, die Lust und die Freude am Sichweiterentdecken und Finden. Sich vertrauter werden, näher und absehbarer werden macht auch mutiger. Wenn sie immer mehr erkennen, wie sie reagieren, warum sie sich ständig überfordern, welche Gefühle ausgelöst werden und welche Gefühle welche Verhaltensweisen nach sich ziehen, ist es wie ein Mosaik, das mit jedem Stein farbiger und bunter wird, und ein Bild entsteht, von dem sie sagen können: »Das ist ein einmaliges und schönes Bild, das bin ich.«

Wie depressive Menschen zu einem besseren und bedingungslosen Verstehen kommen können, zeigt folgender mögliche Weg:

1. Der Weg des Verstehens fängt an mit der Erfahrung, dass sie leiden, dass sie erschöpft sind, dass sie so nicht mehr weiterkönnen. Die depressiven Menschen realisieren, dass sie etwas

verändern müssen. Mit dem Spüren aber ist das Verstehen noch nicht gegeben.

2. In einem zweiten Schritt geht es darum, zu verstehen, dass sie erschöpft sind, dass es die Art ist, wie sie sich verhalten, die erschöpft, dass es ihre Lebensform ist, die ermüdet, und dass sie sich in Mustern bewegen, die überfordern, und aus dieser Überforderung die Erschöpfung folgt.
3. Diese Zusammenhänge zwischen Überforderung und Erschöpfung, zwischen dem depressiven Lebensstil und dem Zustand der permanenten Erschöpfung zu erkennen und zu verstehen ist ein wichtiger und entscheidender Schritt. Das heißt zum Beispiel verstehen, weshalb sie immer wieder über sich stolpern, immer die gleichen Fehler machen, immer wieder neu in die Ermüdungsfalle tappen, trotz aller guten Vorsätze.
4. Und aus diesem Verstehen heraus folgt als Weiteres das Verstehen, wie sie sich verändern wollen, was sie tun müssen, um aus dieser Erschöpfungsspirale herauszutreten.
5. Und als etwas Grundsätzliches kommt das Verstehen, dass sie nur mit sich selbst zusammen, mit sich und nicht gegen oder losgelöst von sich etwas verändern können, dass es sich um eine grundsätzliche Neuorientierung, um ein Verändern *ihrer* Person geht.

Das Verstehen beginnt meist mit dem Verstehenwollen der körperlichen Ermüdung, der jahrelangen Müdigkeit, die sie begleitete und die sie nicht einordnen konnten. Verstehen, dass es einen Zusammenhang gibt zwischen den Ansprüchen an sich, den depressiven Mustern und der fehlenden Initiative, öffnet die Augen. Verstehen, weshalb so wenig Kraft da ist und der Wille so wenig verändern kann, ermöglicht erstmals eine Veränderung des Verhaltens und der Einstellung. Der Weg des Verstehens ist deshalb eine wichtige und entscheidende Weichenstellung. Überhaupt verstehen, weshalb Resignation und der ständige Wunsch nach Ruhe und In-Ruhe-gelassen-Werden so präsent sind, macht versöhnlicher und Verstehen verhindert ein Abwerten des Handelns und der Person. Verstehen baut den depressiven Menschen auf und Nichtverstehen baut ihn ab.

Mit dem Verstehen ist häufig ein Schock verbunden, wenn die depressiven Menschen das ganze Ausmaß der Überforderung und der Unfreiheit erkennen: »So schlimm steht es um mich, das ist ja viel schlimmer, als ich gedacht habe.« Dieser Schock ist heilsam, weil sie sich nichts mehr vormachen können und nicht mehr die Augen verschließen müssen. Es gibt einen Ruck durch die Person: »Jetzt muss etwas geschehen, so geht es nicht weiter.«

8. Kapitel
Besonders entscheidende Aspekte des Ausstieges

Einleitung zu den Teilaspekten

Wer nicht mehr weiter nur gelebt werden, sondern sein Leben selbst leben will, wer die neue Einstellung sich selbst gegenüber leben möchte, kann das lernen, indem er sich zuerst einmal Zeit nimmt. Denn wer sich keine Zeit nimmt, automatisch entsprechend seiner Muster reagiert, dem automatischen Handeln folgt, kann sich nicht wahrnehmen. Wer sich aber Zeit nimmt und die Spannung aushält und in diesem Aushalten in sich hineinhört, kann seine eigenen Gefühle erkennen. Und wer seine Gefühle ernst nimmt und auf sie hört, ist in der Lage, auch einen Schritt weiterzugehen und diese erlebten Gefühle auch auszusprechen. Wer auf sich hört, kann sich spüren und erfahren, was für ihn wichtig ist. Das wiederum erlaubt ihm, sich für sich zu entscheiden, überhaupt zu entscheiden und sich für sich und seine Bedürfnisse und Werte einzusetzen und diese auch einzufordern. Darum geht es beim Ausstieg aus den depressiven Mustern. Das ist der Weg und das Ziel beim Verändern der depressiven Lebensstrategie, die ein Klient folgendermaßen beschrieben hat:

»Jetzt geht es um mich, jetzt habe ich nicht mehr Angst vor meinen Mitarbeitern. Jetzt mache ich alles viel freudiger, es braucht viel weniger Kraft und ich mache es gern, es kostet mich viel weniger Energie. Es ist alles leichter, manchmal fühle ich mich fast beschwingt. Unglaublich. Es geht um mich, es ist eine positive Ausrichtung, es geht um jemanden, und dieser Jemand bin ich und es

ist jetzt klar, wer im Mittelpunkt steht, es ist klar, um wen es geht. Was ich mache, mache ich für mich, es geht um mich, das ist viel einfacher. Ich kann die Kräfte bündeln, bei allem, was ich mache, geht es um mich und ich befrage mich, was ich will. Und durch dieses Befragen geht es immer den gleichen Weg und es ist ein fortlaufendes Training.

Es geht um mich, dass ich Freude und Befriedigung habe, es ist nicht ein Vermeiden, nicht eine negative Ausrichtung in dem Sinne, keine Angst zu haben, mich zu schützen, wo die anderen Feinde und Gegner sind. Wo immer ich bin und was immer ich mache, geht es um mich, komme ich an erster Stelle und das macht mich frei für die Arbeit und das macht mich frei für die anderen. Ich habe jetzt in vielen Momenten eine durchweg positive und freudige Grundstimmung. Das Leben ist einfacher geworden, lustvoller. Ich fühle mich erstmals dem Leben gewachsen. Es ist kein Kampf mehr, sondern das Leben ist etwas Spannendes, Freudvolles. Es geht nicht mehr nur um Sieger und Besiegte, ich bin nicht mehr immer das Opfer, der Benachteiligte, der vom Leben Geschundene. Es ist wunderschön.«

Beim Ausstieg aus der Depression muss es den depressiven Menschen immer wieder darum gehen, sich ernst zu nehmen und sich eine Bedeutung zu geben. Das Verwirklichen dieser Grundhaltung verhindert, dass sie sich von sich entfernen, sich übergehen, sich verletzen, sich all das antun, was ein Handeln nach den depressiven Mustern mit sich bringt. Bei den folgenden Aspekten geht es um das Umsetzen dieser neu zu lernenden Lebensstrategie und damit um folgende konkreten Schritte:

- Sich Zeit geben, dazu gehört auch sich Zeit nehmen für Regeneration und Erholung.
- Nicht immer gleich handeln und die entstehende Spannung aushalten.
- Die Zeichen des Körpers ernst nehmen.
- Die Muster des Alles oder Nichts, Jetzt oder Nie verändern.

- Und bei allen Schritten ganz wesentlich einbezogen ist das Lernen, Geduld zu üben, geduldiger sich und seinem Zustand gegenüber zu werden.

Sich Zeit nehmen

Wenn wir uns vorstellen, wie sich die depressiven Muster und das depressive Erleben früh geformt und über Jahre und Jahrzehnte verfestigt und automatisiert haben, liegt es auf der Hand, dass auch die Veränderung dieser Muster nicht von heute auf morgen gelingen kann. Natürlich wäre es schön, wenn wir mit den Fingern schnippen könnten, und über Nacht wären nicht nur die alten Muster verschwunden, sondern die neuen auch schon da, eingeübt und stünden als selbstverständliches Verhaltensrepertoire zur Verfügung. Das möchten die depressiven Menschen, auch wenn es ihnen vom Kopf her klar ist, dass es so schnell nicht gehen kann. Aber der Wunsch ist da, dass alles sehr schnell und ohne Leiden gehen möge. Denn wenn sie etwas nicht können, dann ist es, Geduld mit sich zu haben. Denn Geduld haben verlangt ein Verständnis für sich und die Situation, verlangt, sich ernst zu nehmen und sich Zeit zu geben für eine Veränderung.

Wer sich ernst nimmt, nimmt sich Zeit.

Weil sich depressive Menschen nicht ernst nehmen, kein Verständnis für sich haben und kein Wohlwollen sich gegenüber empfinden, gibt es für sie nur alles oder nichts, jetzt oder nie, entweder oder, sofort, augenblicklich, auf der Stelle, auf Anhieb und ohne Verzug. Und diese Imperative stellen ihnen das Bein, etwas mit Ruhe und Gelassenheit anzugehen. Sie sind es, die eine innere Unruhe und Hektik schaffen und die machen, dass sie sich ungeduldig und innerlich gereizt erfahren. Es gibt für sie nur Schwarz oder Weiß, Zwischentöne oder Zwischenfarben akzeptieren sie für sich nicht, sosehr sie diese den anderen zugestehen können. Für sie gelten andere Gesetze, für sie gilt nur die Devise: ein Versuch und dann muss es klappen. Streng und ungeduldig ist ihre Haltung sich selbst gegenüber.

Die depressiven Muster haben sich über Jahre eingeschliffen und die Überforderung besteht nicht zuletzt darin, dass die depressiven Menschen sich keine Zeit gegeben haben:

Keine Zeit, sich Zeit zu geben, auf sich zu hören und in Ruhe etwas zu machen.

Keine Zeit, in sich eine Sicherheit aufzubauen, sich neue Schritte zu überlegen und diese langsam und bedächtig anzugehen.

Keine Zeit, mit Enttäuschungen umzugehen, überhaupt einen anderen Umgang mit sich zu lernen, einen geduldigeren und weniger strengen.

Weil die depressiven Menschen einen überfordernden Umgang mit sich pflegen, absolute Maßstäbe an ihr Verhalten anlegen, können sie auch nicht einsehen, wie wichtig es ist, sich Zeit zu nehmen und sich Raum zu geben für eine Veränderung. Schritte gibt es für sie nicht, Lern- und Übungsphasen noch weniger. Entweder geht etwas jetzt und richtig oder sie lassen es sein. Natürlich wissen sie, dass sie schrittweise vorgehen müssten, aber für sich selbst können sie dieses Wissen nicht einsetzen. Wenn etwas nicht gleich gelingt, dann haben sie versagt, dann sind sie unfähig, und statt sich auf die nächsten Schritte einzustellen, lassen sie alles liegen.

»Ich möchte meinem Körper und meiner Seele Zeit geben, sich zu regenerieren von den jahrelangen vorausgegangenen Verausgabungen. Dafür möchte ich ihm Ruhe gönnen und Pflege. Und dabei lerne ich ›automatisch‹ um: Ich verlasse Stück für Stück alte Muster, wenn mir auch klar ist, dass ich noch nicht alle entlarvt habe und dieser Prozess lange dauert. Aber ich will mir diese Zeit geben. Ich versuche meine inneren tauben Ohren zum Hören zu schulen

und meine innere verkümmerte Stimme zuzulassen. ›Was will ich? Ist das, was ich will, gut für mich?‹ Zuvor hat mein Kopf über den Rest hinweg entschieden. Jetzt bekommt er die inneren Stimmen wertfrei dazu. Bei Fragen der Belastung entscheidet nur das Gefühl: Es ist wahr und hat recht. Keine Diskussion dagegen. Es dürfen aber Alternativen angeboten werden: Nur ein kleines Stück davon, oder anderes machen, oder Hilfe dabei annehmen, oder vielleicht ein andermal. In der Freude und Begeisterung soll der Kopf, der gelernt hat, bremsen dürfen: ›Schau mal, mach das noch nicht, das ist noch zu viel, hinterher büßt du das bitter, weil du nicht spürst, dass es noch zu viel ist, sei vorsichtig mit dir selbst.‹ So sollen beide lernen, miteinander zu sprechen, dass es mir gut tut.«

Natürlich versuchen depressive Menschen, wenn es ihnen zu viel wird, aus den Mustern auszubrechen, aber weil sie sich keine Zeit geben, schrittweise und mit der nötigen Geduld etwas anzugehen, ist jeder Versuch zum Scheitern verurteilt. Darum gab es nie einen Fortschritt, sondern blieb alles immer beim Alten, mussten sie immer wieder von vorne beginnen. Es ist daher nicht mehr als logisch, wenn sie immer wieder die Erfahrung des Versagens und des Ungenügens machen mussten. Wenn die depressiven Menschen nach dem Muster »Erwartungen zu erfüllen« handeln, dann geht es nicht nur darum, die Erwartung richtig zu interpretieren, sondern diese sofort, auf der Stelle zu erfüllen, und zwar allein schon deshalb, um dem anderen zuvorzukommen, seine Erwartung formulieren zu müssen.

»Ich habe eine Liste mit Erwartungen oder Angeboten anderer angelegt und wie ich damit umgehen will:

1. *Von mir eingebildete Erwartungen anderer, was gar nicht sein muss, ich mir aber einbilde, dass ich sie als ganz real empfinde.*
2. *Freundliche Angebote anderer, die man freundlich ablehnen darf, wenn man nicht will oder nicht kann. Dafür brauche ich eine Erlaubnis, die ich mir aber gebe.*

3. *Egoistische Angebote anderer, die man enttäuschen kann, auch wenn es ungute Gefühle macht.*
4. *Hilferuf anderer.*

So versuche ich gespürte, erahnte oder formulierte Erwartungen anderer für mich einzuordnen und gebe mir die Erlaubnis und versuche mir die Freiheit zu nehmen, ganz speziell auf die einzelnen Erwartungen zu reagieren. So bin ich derjenige, der entscheidet, wie er reagieren will. Ich bestimme, ob und wie ich antworten will auf die Erwartungen. Aber ich muss mich immer wieder daran erinnern, dass ich mir diese Zeit nehme, die es braucht für diese Unterscheidungen. Versuche ich mich nicht zurückzuhalten und zu überlegen, bin ich schon mitten drin, auf den alten Gleisen zu fahren. Wenn es mir aber gelingt, ruhig und bedächtig zu überlegen, gibt es schon ein anderes Gefühl als vorher, als ich einfach sofort zu reagieren hatte.«

Depressive Menschen stehen ständig unter Druck, fühlen sich ständig gejagt, angetrieben und gehetzt. Zur Ruhe kommen, in Ruhe etwas überlegen geht für sie nicht. Da sind einmal die Erwartungen, die sie schnell und ohne jegliche Umschweife erfüllen müssen, und da sind ihre Muster des Reagierens, die kein Überlegen, kein Überdenken und Nachdenken, kein Sichfragen und keine gedankliche Auseinandersetzung erlauben. Es ist immer ein Sofort-handeln-Müssen, Immer-auf-dem-Sprung-Sein. Nichts tun heißt etwas verpassen. Nicht gleich handeln schafft eine Spannung, die sie kaum aushalten. Und deshalb ist nicht handeln oder das Handeln verzögern, abwarten, überlegen, für sie so schwierig.

Die Muster des Handelns verändern bedeutet für die depressiven Menschen:
Innehalten, zur Ruhe kommen, sich zurückhalten und nicht sofort reagieren,

erfahren, wie Ängste und Bilder auftauchen, die sie zum Handeln antreiben,
bei sich bleiben, mit dem Handeln das eigene Spüren nicht übergehen und überdecken,
sich zurücknehmen, ruhig werden und es aushalten, nicht sofort aktiv zu werden,
sich Zeit geben und nehmen, um gedanklich Alternativen durchzudenken,
merken, wie sie getrieben sind, wie sie kopflos handeln, wie sie nur Ausführende und nicht selbst Handelnde sind.

»Ich nehme mir viel Zeit und Raum für ein ständig ablaufendes Hinhören und Fragen, innerliches Abtasten im Gefühl, Überlegen, Sortieren und dann Entscheiden: ›Was brauche ich jetzt, was tut mir jetzt gut?‹ Das ist aber alles sehr unbeholfen und ich fühle mich wie ein Erstklässler, nur dass das kleine und große Einmaleins viel leichter zu lernen waren. Ich fühle mich wie in einem fremden Land, wo es noch keine Wege oder Trampelpfade gibt und jeder Schritt noch durch den Dschungel mit Irrwegen und Fehlschlägen geht.

Erst wenn ich aufhöre, mich wegen was auch immer tyrannisch zu bekämpfen, erst wenn ich aufhöre, mich gegen mich zu stellen, kann ich mich zu mir stellen. Im übertragenen Sinne: Stelle ich mich zu mir und versuche mich zu verstehen, stehe ich bei mir, so ändert sich mein Blickwinkel um genau 180 Grad der ›radikalen Wende‹, die notwendig ist. Mein Blick wird nun frei, um von mir aus die Umgebung zu sehen. Jetzt kann ich erst von mir aus sprechen, für mich sprechen. Erst wenn ich mich zu mir stelle, kann ich wirklich sehen, erkennen und mich verstehen. So finde ich einen Standpunkt, einen selbst-verständlichen Standpunkt, einen eigen-ständigen Standpunkt und kann für mich einstehen. Und von diesem Standpunkt aus ist der Blick frei für die Suche nach Lösungen.

Aber diese Wende geschieht nicht selbstverständlich, passiert nicht einfach so, sondern nur dann, wenn ich mir die Zeit gebe, einen solchen Wechsel auch zu vollziehen.«

Nur wenn sie innehalten, in sich hineinhorchen und nicht einfach drauflosrennen, können sie erfahren, was sie wirklich wollen und können sie gedanklich neue Wege durchspielen. Nur wenn sie lernen, sich zu bremsen, können sie warten und erfassen, was sie wirklich wollen, und sind nicht gleich bei dem, was sie glauben, tun zu müssen. Nur wenn sie innehalten, fangen sie nicht gleich an zu sprechen oder zu handeln.

Wer handeln muss, bevor er zum Denken kommt, kommt auch beim Handeln nicht zum Denken.

Für die depressiven Menschen heißt Handeln reagieren, einem starken Impuls folgen und den Mustern gehorchen. Ihr Denken ist immer schon ausgerichtet auf die Handlung und auf andere, nie aber auf sie selbst. Und deshalb können sie sich auch nicht als Handelnde erfahren, als die, die Einfluss nehmen können auf ihr Handeln, sondern sie erfahren sich als Ausführende, als unfrei und abhängig. Wer sofort handeln muss, wer sofort in eingeschliffenen Bahnen fahren muss, gibt zwar dem Handeln Raum, aber keinen Raum für sich, keinen Raum, um auf sich zu hören. Und wer nicht auf sich hört, kann auch nicht entscheiden, ob er überhaupt handeln will, kann auch nicht abwarten, wenn er spürt, dass es für ihn nicht stimmt.

Bei den depressiven Menschen geht es immer um ein Handelnmüssen und nie um ein Handelnwollen.

Entscheiden, ob sie handeln wollen oder nicht, können die depressiven Menschen nur, wenn sie sich selbst befragen und auf sich hören. Dazu aber müssen sie sich Zeit nehmen. Wenn sie ihre Muster durchbrechen wollen, brauchen sie noch mehr Zeit, um Klarheit und Sicherheit zu bekommen. Sie müssen bereit sein, sich Inseln der Ruhe zu schaffen, wo sie sich sammeln und finden können.

Ebenso sehr geht es darum, sich Rückzugsmöglichkeiten zu öffnen, um herunterzukommen, sich zu besinnen und sich aus den täglichen Verstrickungen herauszunehmen.

Wer sich nicht kennt, nicht weiß, wer er ist, weiß auch nicht, was er will und was für ihn in diesem Moment richtig, für ihn zumutbar und machbar ist.

Wobei auch gesagt werden muss, dass sich Zeit nehmen zu können und sich Zeit zu geben nicht nur für die depressiven Menschen schwierig ist. Heute muss alles schnell geschehen. Man gönnt sich keine Zeit, man spricht nicht umsonst von der schnelllebigen Zeit. Was jetzt gilt, ist morgen schon aus und vorbei. Was heute richtig ist, ist morgen schon falsch. Für nichts mehr gönnt man sich Zeit. Medikamente sind eine segensreiche Erfindung. Sie erleichtern kranken Menschen ihr Leiden und verkürzen die Heilungszeit, was vielfach eine immense Erleichterung darstellt.

Und so ist es auch mit den Mitteln gegen die Depression. Sie heitern die Stimmungslage auf, nehmen Ängste und lindern das grausame und sinnlose Leiden. Das ist gut so, hilfreich und wichtig.

Das kommt zudem den depressiven Menschen entgegen. Es beschleunigt den Prozess, sie machen etwas für ihre Heilung und alles geht schneller, obwohl manchmal nicht so schnell, wie sie es sich erhoffen. Häufig hält auch die Besserung nicht so lange an und sie sind wieder im alten, leidvollen Zustand. Aber es verändert sich nichts: Die Medikamente verändern nicht die depressiven Überforderungsmuster und sie geben keinen anderen Boden. Sie täuschen eine Veränderung vor, die gar nie stattgefunden hat, und vermitteln eine Sicherheit, die so gar nicht stimmt. Sie scheinen einen Weg abzukürzen, ohne dass sie diesen Weg überhaupt gegangen sind. Die depressiven Menschen haben scheinbar Zeit gewonnen, ohne sich Zeit gegeben zu haben. Mit den Antidepressiva machen sie erst recht das, was sie immer gemacht haben: Sie übergehen sich und sie nehmen sich nicht die Zeit für sich selbst, für das eigene Wohlbefinden und für die eigene Gesundung.

Sich Zeit geben bedeutet für depressive Menschen auch, sich mit sich befassen, ernst machen mit der Veränderung, weg vom Jetzt oder Nie, vom Sofort und Schnell, und sich eingestehen, dass sie sich keine Zeit gegeben haben. Selber über seine Zeit bestimmen ist Voraussetzung zum Entscheiden und Sichlösen von den alten Mustern und von inneren und äußeren Erwartungen und Zwängen. Sich Zeit nehmen heißt auch: *»Jetzt geht es um mein Tempo, jetzt entscheide ich und jetzt nehme ich mir Zeit zu spüren, was ich will. Jetzt lasse ich mich nicht mehr drängen, jetzt bestimme ich über meinen Weg.«*

»Ich kann doch nicht nichts machen, wenn es mir schlecht geht. Ich muss doch etwas tun, auch wenn ich nicht weiß, was und wie, um aus dem Loch herauszukommen.« In diesem Gefühl stecken die depressiven Menschen die ganze Zeit. Ja etwas tun, um nicht nichts tun zu müssen. Schnell etwas tun, sonst ist es falsch. Nein, falsch ist es, zu meinen, immer etwas tun zu müssen. Um die depressiven Muster zu verändern, um ihr Leben neu zu gestalten, heißt es zuerst einmal, warten, nichts tun, sich bremsen, sich zurückhalten und nicht gleich losstürmen. Wichtig ist weiter: ruhig werden, gelassen werden, etwas geschehen und sich entwickeln lassen. Diese Punkte umsetzen heißt nicht nichts tun, heißt nicht passiv sich gehenlassen. Warten und Innehalten bedeutet für die depressiven Menschen, sich aktiv gegen das Handeln zu stemmen. Alles in ihnen drängt zum Handeln und Warten ist für sie weitaus schwieriger als Handeln. Sie werden unruhig, innerlich nervös und es ist ihnen überhaupt

nicht wohl. Und doch geht es nur auf diesem Weg, nur so sind Veränderungen möglich, kann Neues geschehen. Nur auf diesem Weg können sie den Kopf einsetzen und den Gefühlen entsprechend für sich neue, gangbare Entscheidungen fällen, für sich und die momentane Situation stimmig handeln oder vielleicht auch nicht handeln oder schweigen.

Warten und die unguten Gefühle aushalten sind die entscheidenden Lernschritte für die depressiven Menschen.

»Ich bin sehr stark. Aber bisher war der Schwerpunkt eine Stärke der gespannten Kräfte und des Willens. Und wenn die Kräfte verbraucht waren, machte ich unter Willensanspannung weiter. Das Ergebnis war Verspannung, Verausgabung, Verkrampfung und dann Erschöpfung. Was mir immer fehlte, war eine Stärke der Gelassenheit – etwas lassen können. Und lassen können hat auch damit zu tun, etwas überlassen können. Als Kind konnte ich nichts abgeben an meine Eltern. Anpassung, immer Anpassung. Das war die Atmosphäre meiner Kindheit und das Grundgefühl: Alles könnte einstürzen, jederzeit. Wie soll man da Gelassenheit lernen?

Stärke durch Gelassenheit. Das ist der einzige Weg. Die Traurigkeit bleibt, aber die Angst geht dann.«

Sich Zeit nehmen bedeutet auch, dem Körper Zeit zur Erholung zu geben.

Nach depressiven Mustern leben führt, wie wir nun schon öfters gesehen haben, zur Überforderung und die Überforderung zu einer physischen und psychischen Erschöpfung. Und sich ernst nehmen und anders leben wollen bedeutet in erster Linie dem Körper, der ganz unmittelbar die Erschöpfung zu spüren bekommt, Bedeutung zu geben. Er ist die Instanz, die die Notbremse zieht, wenn alles zu viel wird und der Kopf und der Wille noch lange nicht so weit sind, dies einzusehen. Ohne den

Körper geht nichts. Wenn er nicht mehr kann und nicht mehr will, dann kämpfen selbst Götter vergebens. Und das erfahren die depressiven Menschen in aller Härte und Gnadenlosigkeit. Glauben tun sie es in der Regel noch lange nicht, weil sie es nicht glauben können. Dass der Körper, dem sie nie Beachtung geschenkt haben, auf den sie sich immer verlassen konnten, einmal nicht mehr mitmachen könnte, ist für sie unvorstellbar. Wenn er, wie bei der manifesten Depression, nicht mehr mitmacht und streikt, ist das eine erschütternde und nicht nachvollziehbare Erfahrung. Dass es physische Grenzen gibt, dass der Körper auch der Fürsorge bedarf, dass es auch darum geht, achtsam und behutsam mit ihm umzugehen, das ist so neu, dass sie es eine geraume Zeit gar nicht wahrhaben können. Sie wissen gar nicht, wie umgehen damit. Sie wissen gar nicht, was ihm guttut, was er braucht und was notwendig ist, damit er überhaupt funktioniert. Die depressiven Menschen sind immer so mit dem Müssen und dem noch und jenem noch … beschäftigt, dass sie gar nicht merken, wie sehr sie den Körper überfordern, ihn schinden und auswinden, bis buchstäblich kein Tropfen mehr in ihm steckt. Wie will denn jemand, der nur auf die anderen schaut, sich nicht beachtet und nur von sich fordert, einen schonungsvollen Umgang mit dem Körper pflegen? Er kann es schlicht und ergreifend nicht. Die depressiven Menschen haben nie gelernt, auf ihn einzugehen und sich verantwortlich für ihn zu fühlen. Aber der Körper zwingt sie, ob es ihnen passt oder nicht, auf ihn Rücksicht zu nehmen. Sie können ihn nicht überhören und übergehen, weil er nicht mehr mitmacht. Er meldet sich so laut und vernehmbar mit Müdigkeit und Erschöpfung, dass auch das Wollen und sich dagegen aufzulehnen wirkungslos bleiben. Es ist für die depressiven Menschen erschreckend, zu sehen, wie wenig sie in der manifesten Depression zu leisten imstande sind und wie schnell sie ermüden.

Aber sie merken auch das erste Mal in ihrem Leben, wie sehr zwischenmenschliche Kontakte, das Zusammensein mit vielen

Menschen, Gespräche oder das alltägliche Arbeiten Energien verbraucht, dass auch scheinbar Müheloses Kraft kostet. Sie erfahren erstmals, dass alles, wie auch Spannungen auszuhalten, seinen Preis hat, auch wenn sie das nicht wahrhaben wollen. Sie lernen ihren Körper kennen, erkennen, wie alles, was sie machen, dem Körper Kraft abverlangt. Sie spüren, wie sich Müdigkeit anfühlt, wie die ersten Anzeichen der Ermüdung sich melden, wie der Körper reagiert, auf was er wie reagiert und wie sie das an Zeichen des Körpers erkennen können. Sie merken auch den Unterschied, wie der Körper und sie sich fühlen, wenn sie müde, ausgeruht oder angespannt sind. Sie können erfassen, wie sich unterschiedliche körperliche Befindlichkeiten auf ihre emotionale Verfassung und ihr Lebensgefühl auswirken, wie sich ihre nervliche Verfassung psychisch auswirkt, indem sie ruhig, nervös, gespannt, gereizt, verletzlich oder widerstandsfähig werden.

All das zu erkennen gibt ein anderes Gefühl von sich, ein Sicherfahren in einer Differenziertheit, wie sie es vorher nicht erlebt haben. Sich in ihren verschiedenen Körperempfindungen wahrzunehmen gibt ihnen auch eine neue Sicherheit in sich. Jetzt können sie lernen, mit sich neu umzugehen, jetzt können sie spüren, was es heißt, »mir geht es gut, mir geht es nicht so gut«. Erst jetzt können sie auch Überforderungen vermeiden, indem sie sich im Voraus besser einschätzen und auch nachher merken, wenn etwas zu viel wird. Erst so, mit der Erfahrung, wie sich das anfühlt, wenn sie sich zu viel zumuten, wie der Körper reagiert, wenn er zu viel muss, erst mit dieser Erfahrung können sie erkennen, dass der Körper sehr viele Signale aussendet, ähnlich wie eine Ampel. Sie können beginnen, sich auf diese Zeichen zu verlassen und sie schätzen zu lernen als wichtige und eindeutige Kriterien für Entscheidungen. In dieser neu gewonnen Sensibilität können sie sich erstmals in ihrer Ganzheitlichkeit wirklich erkennen und erfassen. Sie können spüren, wie der Körper zu ihnen gehört, wie sehr sie auch Körper sind und sie nur mit diesem Körper sie selbst sind.

So sind denn die ersten Erfahrungen mit dem erschöpften und missbrauchten Körper auch Erfahrungen, die es den depressiven Menschen ermöglichen, langsam Vertrauen und Sicherheit in die kleinen Schritte der Veränderung zu fassen und damit auch Vertrauen in ihren Weg der Langsamkeit und Nachhaltigkeit.

Was gibt es denn für einen besseren Weg als den der langsamen Schritte, um die Erwartungen an sich zu verändern? Wie kann denn noch deutlicher die Haltung des Sichernstnehmens aufgezeigt und eingeübt werden? Auf welchem Weg ist denn ein neuer Umgang mit der Geduld einleuchtender und eindeutiger als über das Erfahren und Kennenlernen der Grenzen und Möglichkeiten des Körpers?

In all den alltäglichen Verrichtungen merken die depressiven Menschen nicht nur, dass sie erschöpft sind, sondern dass sie sich ständig neu erschöpfen. Und sie merken, dass sie sich erholen, schlafen und sich ausruhen müssen, dass aber ebenso wichtig ist, sich zurückzuziehen, Nein zu sagen und sich abzugrenzen, weil sie nur so über die Runden kommen. Und dieses Nicht-anders-Können erleben sie als etwas, was sie müssen und das ihnen gar nicht passt. Aber sie müssen, weil der Körper nicht mehr mitmacht. Es braucht lange, bis die depressiven Menschen einsehen und bejahen können, dass sie auf den Körper hören müssen, dass er ihnen sehr klar sagt, was geht und was nicht, und dass sie dafür büßen, wenn sie nicht darauf hören. Dann geht alles noch langsamer und sie brauchen noch mehr Zeit, bis sie wieder zu Kräften kommen.

Erst im Laufe der latenten und in der manifesten Depression können sie erfassen, wie wenig sie sich geschont und wie viel sie sich immer zugemutet haben. Und alles hatte anscheinend Platz. Jetzt können sie sehen, was sie mit sich angerichtet haben, wie sie sich zu Boden geritten haben, jetzt zahlen sie den Preis. Es sind Jahre der Überforderung, die sie jetzt ausbaden. Es sind

Jahre der Missachtung und Überforderung, für die sie jetzt die Rechnung bekommen. Sie, die nie gelernt haben, sich Zeit zu nehmen und einmal nichts zu machen, werden jetzt auf eine schmerzliche Art dazu gezwungen. Die Erschöpfung steht jetzt im Zentrum. Sie bestimmt, was noch geht und was nicht. Lernen, sich zu erholen und das Ausruhen zu erdulden und auszuhalten, und zwar so lange, wie es der Körper braucht, ist neu für sie und beschämend zugleich.

Ob sie wollen oder nicht, der Körper zwingt ihnen seinen Rhythmus auf. Je schneller sie das einsehen, je schneller sie dazu stehen können, umso besser geht es ihnen und umso weniger Energie brauchen sie für die Auflehnung und den Widerstand. Auch hier müssen sie den Weg gehen vom Müssen zum Wollen, sich dreinschicken und irgendwann einmal auch einsehen, wie wertvoll und wichtig die Stimme ihres Körpers ist. Häufig aber ist das ein langer Weg, obwohl ihre Kräfte ihnen immer wieder die Grenzen aufzeigen und ihre Pläne durchkreuzen. Alles braucht seine Zeit und es gibt keine Abkürzungen. Bis aber der Groschen fällt, dauert es bei vielen sehr lang. Der Körper lässt sich nicht mehr überrumpeln und sich durchmogeln geht auch nicht mehr.

Die Ungeduld und mit ihr die Angst vor diesem Zustand machen ihnen alles so schwierig. Sie treiben an, sie lassen die depressiven Menschen unzufrieden, ruhelos werden. Sie vermiesen jeden Schritt und machen sich zum absoluten Maßstab. Alles geht den depressiven Menschen zu langsam, alles müsste schneller gehen und dieses Getriebensein und diese Ungeduld erschweren es ihnen, sich auf den Moment, auf das, was jetzt möglich ist, einzulassen.

Jetzt ist etwas anderes angesagt:
Sich Zeit geben, alles Schritt für Schritt machen,
die kleinsten Alltäglichkeiten in kleineren Portionen und mit mehr Pausen erledigen,

sich längere Erholungszeiten gönnen, alles mit weniger Einsatz leisten,
alles in homöopathischen Dosierungen tun.

Wenn jemand eine Grippe hat, dann leuchtet es jedermann ein, dass der Körper sich erholen muss, dass anfänglich alles länger dauert und die Kraft nicht sofort wieder da sein kann. Auch in diesen Fällen schaffen es viele Menschen nicht, sich der veränderten körperlichen Verfassung anzupassen. In der manifesten Depression, wo das Fehlen der Kraft noch offensichtlicher ist, gelingt es den depressiven Menschen noch weniger, ihr Verhalten den reduzierten körperlichen Gegebenheiten anzupassen. Obwohl ein Wechsel der Verhaltensweisen offensichtlich notwendig ist, tun sie sich sehr schwer damit. Und doch ist es nicht nur notwendig, sondern auch möglich, sich darauf einzustellen, achtsamer und nachsichtiger mit sich umzugehen. Es gibt sehr viele Möglichkeiten, auf sich zu hören und sich nicht zu überfordern. Nachfolgend eine Reihe von Verhaltensweisen, die zeigen, wie ein verantwortungsvoller Umgang mit den körperlichen Kräften aussehen kann:

Sorgfältiger planen, Arbeiten einteilen, Arbeiten abgeben oder verschieben, sich abgrenzen, delegieren, Nein sagen, sich schonen, bei Unsicherheiten Verabredungen absagen, sich weniger aufbürden, nicht überall teilnehmen und auswählen, wo man mitmachen will und wo nicht. Andere Möglichkeiten sind: Sich ausruhen, sich Pausen gönnen, einen Gang tiefer schalten, nicht alles auf einmal machen, nicht immer die anderen entlasten wollen, für sie sorgen und ihnen Arbeiten abnehmen, nicht immer für sie da sein, wann immer sie wollen, ob es einem nun passt oder nicht.

Nennen könnte man auch: Sich zurückziehen, wenn man nicht mehr mag, sich nicht melden bei Leuten, die einen belasten, Telefon nicht annehmen, Gespräche abbrechen, wenn es zu viel wird.

Solche Verhaltensweisen gelingen den depressiven Menschen immer besser, anfänglich mit schlechtem Gewissen, dann immer bestimmter und selbstverständlicher. Und es sind Lernschritte, Übungsmöglichkeiten, von denen es Dutzende im Lauf eines Tages gibt. Das zu lernen und zu üben sind die Schritte aus der Depression und es sind Voraussetzungen für ein neues Leben. Sie bauen Verhaltensweisen auf, die anders sind als die alten depressiven Muster, und es sind Verhaltensweisen, die in dieser Phase wichtig sind. Sie bewahren auch ihre Richtigkeit und Gültigkeit, wenn die Kräfte wieder da sind und die alten Muster wieder stärker werden. Und es ist ein Weg vom Müssen und Nicht-anders-Können hin zum Wollen. Und dieser Weg ist Ausdruck und Zeichen, dass die depressiven Menschen ernst machen damit sich ernst zu nehmen, sich Zeit zu geben und sich zu verstehen. Und es ist ein beglückender Weg, den die depressiven Menschen gehen können beim Ausstieg aus der Depression, ein Weg, der sie zufrieden und gelassen macht und ihnen Luft und Raum gibt zum Atmen und die Freiheit zum Handeln.

Ein anderer Aspekt der Zeit

Gewisse depressive Menschen machen den Schritt in ein neues Leben sehr schnell und überfordern dabei häufig den Partner und das Umfeld. Es scheint bei diesen Menschen alles wie bereitzuliegen und es braucht nur einen Anstoß für den Neuanfang. Und das kommt nicht einmal so selten vor. Manchmal ist es ein Strohfeuer, manchmal aber können sie diesen Weg weiterführen und mit der Bestätigung, die sie sich dabei holen, bekommen sie immer wieder neuen Auftrieb. Wenn dann mit der Zeit der Elan nachlässt und sie selber überrascht werden von den Auswirkungen ihres Handelns, verlangsamt sich das Tempo. Sie müssen dann wie alle anderen ihre Lernschritte machen und kommen auch nicht darum herum, kleinere Brötchen zu backen. Aber ihr Anfangstempo ist enorm.

Depressive Menschen geben nicht so schnell auf. Sie sind es gewohnt, sich durchzubeißen. Sie sind gewohnt, immer an Grenzen zu gehen und durchzuhalten, wenn andere schon schlapp machen. Wenn die Impulse auf fruchtbaren Boden fallen und sie ihr Verhalten verändern wollen, gehen sie den neuen Weg mit der gleichen Zähigkeit und Zielstrebigkeit an. Diese Hartnäckigkeit und diesen Durchhaltewillen haben alle depressiven Menschen, Einzelne sind schon von Beginn an in der Lage, diese Fähigkeiten für den Weg des Ausstieges einzusetzen. Das kann für den Partner häufig zu schnell sein, dass er gar nicht mehr mitkommt und nicht versteht, weshalb jetzt plötzlich alles ganz anders ist. Er kann nicht nachvollziehen, weshalb er plötzlich eine Partnerin hat, die entschlossen, kompromisslos ihren Weg geht und nicht mehr die entscheidungsschwache immer zweifelnde Partnerin ist, die er bisher gekannt hat. Jetzt ist plötzlich er derjenige, der Probleme hat, der das Tempo nicht mithalten und sich selbst nicht so schnell verändern kann. Jetzt ist plötzlich er der Bremsende und Zaudernde, der nicht zurande kommt mit der Veränderung der Frau und den neuen Rollendefinitionen. Jetzt zaudert der Mann, ihm wird ein neuer Platz zugeordnet und es ist jetzt seine Frau, die weiß, was sie will und das auch durchsetzt:

»Jetzt will ich nicht mehr nur dienen und nur für den Mann da sein, machen, was er will, Angst haben, wenn ich etwas nicht will oder nicht mehr kann, Angst haben, Nein zu sagen, und mir vom Mann sagen lassen, was richtig oder falsch ist. Jetzt entscheide ich, jetzt weiß ich, was für mich richtig ist.«

Der Mann ist nicht mehr der starke, der weiß, wo es langgeht, der weiß, was richtig ist für seine Frau. Jetzt hat er Angst um die Beziehung und Angst, seine Frau zu verlieren. Wir sehen, Zeit brauchen alle und sich keine oder zu wenig Zeit nehmen überfordert alle und macht es allen schwer. Nicht nur die depressiven Menschen brauchen Zeit für die Veränderung, sondern ebenso das Umfeld, um sich auf das veränderte Verhalten der depressiven Menschen einzustellen, neue Verhaltensweisen zu lernen und neue Einstellungen zu etablieren. Schwierig wird es häufig deshalb, weil die Geschwindigkeit der Veränderung und die Vorstellungen, wie solche Prozesse abzulaufen haben, bei verschiedenen Menschen unterschiedlich sind.

Aushalten unangenehmer Gefühle

Der Ausstieg aus der Depression ist ein Weg der Veränderung und jede Veränderung, die Neues bringt, schafft auch Unsicherheiten. Es gibt keine Veränderung, die ohne Verunsicherungen auskommt. Diese gehören dazu. Denn jede Veränderung ist schwierig, jedes Verlassen eingefahrener Spuren ist anstrengender als das Verharren in den alten. Jeder ausgediente Schuh ist anfänglich bequemer als ein neuer. Und jedes Verlassen der altvertrauten depressiven Muster macht Angst. Wenn die depressiven Menschen ihre Muster verändern, und auch wenn sie das noch so wollen, werden sie immer wieder mit Zweifeln und Unsicherheiten konfrontiert werden. Das ist normal und hat nichts mit einer Depression zu tun. Das zu betonen ist mir sehr wichtig, weil die depressiven Menschen sehr schnell das Gefühl haben, etwas falsch zu machen. Und zum anderen sind viele Menschen der Meinung, dass alles ganz einfach ist, wenn man etwas von sich aus macht und das auch will. Veränderungen aber gehen in keinem Fall leicht und beschwingt über die Bühne. Wir Menschen haben das Bedürfnis nach Beständigkeit, nach Beibehalten des Gewohnten und Vertrauten. Jede Gewohnheit hat die Tendenz zur Starrheit. Deshalb macht jede Veränderung auch Angst. Der Sog zum Bewährten, der Zug ins Vertraute zurück ist stark. Beim Verändern der depressiven Muster geht es um etwas Fundamentales und Existenzielles. Da bleibt kein Stein auf dem anderen, da wird alles in einen Strudel der Veränderung hineingezogen und entsprechend groß sind die Angst und die

Panik. Das beste Mittel zur Reduktion der Angst ist die Rückkehr zum Vertrauten. Deshalb ist auch der Drang zurück zu den alten Mustern beim Ausstieg so groß. Wir können es gut vergleichen mit einer Sucht. Trinkt ein Alkoholiker nicht mehr, dann geht mit ihm etwas los: Entzugserscheinungen, ständige Beschäftigung mit dem Trinken und ein unbändiger Zwang, den er in sich spürt. Und so ist es bei den depressiven Menschen. Die alten Muster sind so eingeschliffen, geben zwar keine Befriedigung, aber sie vermitteln Sicherheit. Sie sind klar, müssen nicht hinterfragt werden und deshalb ist ein Aufgeben dieser vertrauten und gewohnten Muster so unendlich schwer. Sie müssen sie aufgeben, ohne zu wissen, ob sie das überhaupt können und was am Ende herauskommt.

Die Gefühle und Gedanken in sich rumoren und kämpfen lassen,
alle Gefühle der Schuld, Angst, Verunsicherung aushalten,
dem Sog zurück widerstehen, einfach stehen bleiben und aushalten,
darum geht es beim Verändern der depressiven Lebensstrategie.

Das ist Schwerstarbeit, auch wenn es von außen nicht sichtbar ist, wie die depressiven Menschen ständig am Kämpfen sind. Nicht agieren, sondern einfach ausharren ist das Mittel. Die alten Automatismen durchbrechen und neue Spuren legen ist der Weg.

Es gibt für die depressiven Menschen nichts Schwierigeres als Schuldgefühle, Zweifel und Ängste auszuhalten und nicht gleich aktiv zu werden. Alle die unguten Gefühle sind ein Zeichen dafür, dass sich etwas verändert, dass sie daran sind, neue Verhaltensweisen zu etablieren, und dass diese Gefühle, wie auch die Impulse von Aufgeben, Zweifeln, Verzagen, von Wut und Auflehnung, zu diesem Prozess gehören und dass auch andere durch dieses Fegefeuer hindurchmüssen. Wer diesen Weg geht, dem wird das alles nicht erspart. Und deshalb ist es auch schwierig, ihn allein gehen zu wollen. Eine professionelle Hilfe verhindert das Leiden nicht, aber ein Begleiter, der den Weg kennt und um die Schwierigkeiten weiß, kann Mut machen, wenn sie zweifeln und aufgeben wollen.

Innehalten und nicht drauflosagieren, Aushalten der Spannungen, die mit dem Verändern verbunden sind, sind Voraussetzungen für ein Durchbrechen der depressiven Muster und ein Garant für dessen Gelingen.

Je häufiger und bestimmter die depressiven Menschen das Aushalten bejahen, verstehen und einüben, umso eher werden die Spannungen nachlassen und mit der Zeit ganz wegfallen. Wenn die neuen Spuren fester eingefahren sind, wird auch das Leiden geringer. Denn es ist ein Leiden, das die depressiven Menschen auf sich nehmen, wenn sie die alten Muster durchbrechen und neue Verhaltensweisen aufbauen wollen. Es ist ein Leiden, die Spannungen auszuhalten, aber wie sagte einmal eine Klientin: »*Wenn ich da aufgebe, dann ist mein Leben nachher nicht mehr lebenswert.*«

Der Ausstieg ist in der Regel ein langsamer Prozess, der viel Geduld und Zeit erfordert. Und diese Langsamkeit aushalten, aushalten, dass alles nur schrittweise geschieht, dass Rückfälle dazugehören, ist eher möglich, wenn die depressiven Menschen darum wissen und es als etwas betrachten, was sie erst lernen müssen und was nicht auf Anhieb gelingen kann. Und diesen Weg gehen heißt auch den Druck, die Erwartungen und das Misstrauen der Umgebung erfahren und mit ihnen konfrontiert werden. Sich dem stellen erfordert viel Kraft. Sie möchten es ja allen recht machen, sie möchten doch den Erwartungen entsprechen. Ihren Weg der Langsamkeit und der Rückfälle weiterzugehen, verlangt immer wieder, das alles auszuhalten. Es geht ums Aushalten der Erwartungen und ums Aushalten, wenn sie anders handeln, d. h., nicht sofort darauf reagieren, sondern sich zurückhalten. Sie müssen aushalten, nicht immer verstanden zu werden, aushalten, nicht immer so reagieren und argumentieren zu können, wie es die anderen wollen, aushalten, dass sie gar nicht reden wollen und damit noch misstrauischer betrachtet zu werden. Aushalten, dass alles nicht so schnell geht, dass sie zweifeln, sich verloren vorkommen und das Ende des Tunnels nicht sehen können, gehört ebenso zum Weg.

Je mehr sie versuchen, all diese Spannungen und negativen und unguten Gefühle auszuhalten, umso standfester werden sie gegen den Sog der alten Muster. Es ist eine Form von Training. Erst durchs Üben in den verschiedensten Situationen werden sie stark und kommen zu Erfolgserlebnissen. Wenn sie ungute Stimmungen aushalten, nicht gleich handeln und auf sich statt auf den anderen schauen, kann auch der Kopf eingeschaltet werden, der den Gefühlen nachspüren und sie identifizieren und benennen kann.

»Es gibt Momente, in denen ich mich wunschlos glücklich fühle. Da spüre ich Energie und Zuversicht, da könnte ich Bäume ausreißen und denke dann, das bist du, so könnte es immer sein, nichts Übertriebenes, einfach zufrieden mit sich, eins mit sich und der Welt. Das ist so wunderschön. So könnte es immer bleiben, dorthin möchte ich kommen. Aber dann kommt wieder der Hammer, ein Stimmungsabsturz, der nicht brutaler sein könnte, dann ist wieder die Weltuntergangsstimmung da, bodenlose Traurigkeit. Das ist furchtbar. Diese Wechsel aushalten müssen, zuschauen, wie alles wieder kaputtgeht, hilflos diesem Wechsel ausgeliefert sein und merken, wie alle Zufriedenheit und Sicherheit aus dem Körper abgezogen werden, ist brutal. Dann bin ich wieder dort, wo ich die letzen Jahre immer war, in der Welt der Unzufriedenheit, der Perspektivlosigkeit, wo alles schwer und mühsam ist.

Ich weiß, ich muss diese Ohnmacht aushalten, ich muss aushal-

ten, dass mir das Paradies gezeigt und wieder genommen wird, ich muss diese Brutalität aushalten und trotzdem dran glauben, dass es weitergeht. Ich weiß, ich muss diese Passivität aushalten, aushalten, dass die guten Stimmungen nicht machbar und reproduzierbar sind, dass sie kommen und gehen. Aber das ist so schwierig, weil ich diese guten Stimmungen erlebe und dann wieder aufgefressen werde von den dunklen und energielosen Stimmungen, die auch die Hoffnung und Zuversicht auffressen, und doch ist das der Weg. Ich muss mir das immer wieder sagen: ›Das ist dein Weg, du willst ihn gehen und es ist gut so.‹ Ich versuche mich daran festzuhalten, dass diese Stimmungen kommen, gehen und wiederkommen. Dass es nichts bringt, wenn ich mich dagegen auflehne. Ich versuche es anzunehmen und diese Wechsel und diese Ohnmacht und diese Machtlosigkeit auszuhalten mit all den fürchterlichen Gefühlen, die sie begleiten. Ich versuche mich in trostlosen Zeiten zu erinnern, wie sich die positiven Stimmungen anfühlen. Meist gelingt es nicht. Die guten Stimmungen sind so weit weg, kaum fassbar und dann werde ich traurig und mutlos. Es ist so schwierig, geduldig zu bleiben, die Wechsel und die Ohnmacht hinzunehmen. Aushalten hat mit Geduld zu tun und Geduld mit Vertrauen und Zuversicht. In guten Zeiten zuversichtlich zu sein ist nicht so schwierig, aber in schlechten, das ist verdammt hart. Aber ich weiß, es geht. Und ich sehe doch selbst, dass das Aushalten zunehmend einfacher, spontaner geht, dass die unguten Gefühle nicht mehr so stark und vor allem nicht mehr so lange anhalten. Ich merke es und ich weiß es. Aber in den Momenten, wo ich dieses Wissen so gut gebrauchen könnte, ist es weit weg und irgendwie gar nicht zu mir gehörend. Schlimm ist für mich auch, wenn – mir völlig unverständlich – auf gute Phasen plötzlich wieder so eine depressive Schwere und Hoffnungslosigkeit von mir Besitz ergreift. Das kann einen ganzen Tag dauern oder Stunden. Ich nehme an, das sind so die alten Reste oder Zuckungen von früheren Überforderungen, anders kann ich es mir nicht erklären. Aber sie sind schlimm, auch wenn ich mittlerweile weiß, dass sie vorbeigehen. Dann denke ich häufig: Himmel, hört das nie auf?«

Aushalten des schlechten Gewissens, der Schuldgefühle ist nicht nur anstrengend, weil diese Gefühle so stark sind. Es sind Gefühle, die sich wie ein Gift ins Fleisch fressen und von innen heraus die depressiven Menschen plagen und ihnen das Leben schwer machen. Aushalten ist auch schwierig, weil diese Gefühle ihnen einzureden versuchen: »Sieh dich an, wie du wieder versagt hast, sieh nur, was du angestellt hast. Es geschieht dir recht. Ein Versager kann nicht genug büßen. Es ist eine gerechte Strafe, die du jetzt aushalten musst. Sie soll dir sagen, wie schlecht du bist, wie egoistisch, faul und bequem.« Die Schuldgefühle sind als solche klare Zeichen von Versagen, von Schuld, und dass es nichts gibt, was sie entschuldigen oder relativieren könnte. Dass diese Gefühle Zeichen der Veränderung sind, Resultat neuer Verhaltensweisen nehmen die depressiven Menschen lange nicht wahr. Dabei würde der Versuch, das Verhalten zu verstehen, viel Druck von den negativen Gefühlen wegnehmen. Aber das geht nicht, weil sie sich nicht verstehen dürfen, weil Verstehen Verzeihen bedeutet. Ihr Verhalten entschuldigen geht nicht, weil es zu klar ist, dass sie versagt haben. Helfen kann den depressiven Menschen, dass sie versuchen, die Schuldgefühle anders zu betrachten, statt als Zeichen und Bestätigung ihres Versagens als Zeichen, dass sich etwas verändert, dass sie dran sind, aus den depressiven Mustern auszubrechen. Solange sie sich innerhalb ihrer Muster bewegen, haben sie kein schlechtes Gewissen. Verlassen sie die eingeschliffenen Wege, dann kommen die Schuldgefühle und Selbstvorwürfe. Versuchen sie aber die Schuldgefühle als Zeichen einer Veränderung zu betrachten, dann sind diese Gefühle wie eine Art Siegeszeichen, Bestätigung, dass sie es ernst meinen mit dem Ausstieg und dass sie erfolgreich sind. So gesehen bekommen die gleichen Gefühle durch das Verstehen eine neue Bewertung. Statt dass sie niederreißen, motivieren sie, machen sie Mut und geben Sicherheit, dass sich etwas tut und dass sie auf dem richtigen Weg sind. Die Schuldgefühle beim Verändern der Muster sind in der Regel so stark, dass die depressiven Menschen häufig gefangen sind von Gedanken, wie: »Kann ich es überhaupt wiedergutmachen? Warum habe ich nur an mich und nicht an den anderen gedacht, wie konnte ich nur? Wie soll es weitergehen, was erwartet mich, was kommt jetzt auf mich zu?« Mit dem Perspektivenwechsel, wenn sie die Schuldgefühle anders interpretieren, verlieren diese an destruktiver Energie und auch das Fragen und Verzweifeln geben nach, bis sie sich gar nicht mehr melden.

Verstehen der Schuldgefühle als Zeichen der Bestätigung und des Erfolges gibt Sicherheit, entlastet und bremst das quälende Fragen.

Ein Ziel kann es für die depressiven Menschen auch sein, so weit zu kommen, dass sie schmunzeln können, wenn sie feststellen, dass sie sich wieder Vorwürfe machen und sich abwerten. Aushalten und dabei schmunzeln ist konstruktiver, als verbissen auf die Zähne zu beißen.

Gefühle wahrnehmen und ernst nehmen

Beim Ausstieg aus der Depression beginnt das Ernstnehmen der Gefühle mit dem Wahrnehmen und Ernstnehmen der Körpergefühle und das heißt mit der Müdigkeit, der Erschöpfung und mit dem Empfinden »Ich mag nicht mehr, ich kann nicht mehr«. Es beginnt dort, weil die Ermüdung sich am deutlichsten zeigt und diese Gefühle auch am klarsten wahrgenommen werden können. Sich ernst nehmen beginnt mit dem Wahr- und Ernstnehmen dieser Gefühle und das heißt, tatsächlich ernst machen mit dem Ernstnehmen. Denn bei vielen depressiven Menschen braucht es handfeste körperliche Symptome, bis sie ihre Gefühle der Überforderung ernst nehmen und auf sie hören. Sie brauchen stichhaltige Gründe und nicht mehr übersehbare Zeichen. Erst dann ist die Legitimation gegeben, sich zurückzunehmen und Nein zu sagen, wobei meistens nicht sie Nein sagen müssen, sondern der Körper. Sie selbst würden sich nie die Erlaubnis geben, bei einem »bisschen Müdigkeit« innezuhalten. Vorher ist das »Zu viel«, »Ich kann jetzt nicht mehr, ich bin am Ende« kein Grund, etwas zu ändern. Der Kopf gibt den depressiven Menschen nicht das Recht, Stopp und Nein zu sagen und auf sich zu hören. Es braucht anfänglich eine Legitimation, z. B. schwerwiegende körperliche Symptome, wie die Erschöpfung oder eine körperliche Erkrankung, bis sich die depressiven Menschen erlauben, ihre Gefühle und ihre Müdigkeit ernst zu nehmen. Depressive Menschen sind so ausgerichtet, dass es in erster Linie einer anerkannten Instanz bedarf, die ihnen die Erlaubnis gibt, sich vermehrt Ruhe zu gönnen. Vor einem Zusammenbruch nehmen sie ihre Überforderung sehr wohl wahr, aber sie nehmen sie nicht ernst. Sie löst keine Veränderung des Verhaltens aus, alles andere ist wichtiger. Erst wenn der Kopf nicht mehr anders kann, weil der Körper nicht mehr mitmacht, kann eine Verschiebung der Bedeutung und der Prioritäten beginnen. Depressive Menschen verfügen über ein riesiges Arsenal an Überlebens-, Mutmach- und Positivsätzen: *»Das schaffst du schon, das hast du schon immer erreicht, das schaffen andere auch, warte, es wird schon wieder gut, es lohnt sich, durchzuhalten, nur noch das und dann ist es vorbei, siehst du, es geht …«*

Es sind Überlebensstrategien, die die Überforderung aufrechterhalten und damit die depressiven Menschen immer mehr in Richtung Zusammenbruch lenken. Sie haben die verschiedensten Strategien entwickelt, um weiter entsprechend ihren Mustern handeln zu können, oder anders gesagt, sie haben viele Strategien entwickelt, um die Spannung nicht zu groß werden zu lassen zwischen dem Wissen, dass es wichtig wäre, die Gefühle ernst zu nehmen, und der Erfahrung der Mächtigkeit der Muster, die es gar nicht zulassen, anders als bisher zu handeln. Deshalb werden unangenehme Gefühle und Wünsche, die sie sich nie trauen würden umzusetzen, verniedlicht, verkleinert, bagatellisiert. So können sie gar nicht an Gewicht und Bedeutung gewinnen, sondern sie bleiben unbedeutend, nicht wert, sich weiter mit ihnen zu beschäftigen. Es sind Strategien mit dem alleinigen Ziel, nichts verändern zu müssen und nach den alten Mustern weitermachen zu können. Es geht nicht anders, weder eine persönliche Entscheidung noch eine aktive Weichenstellung sind möglich. Die Muster sind stärker als das Ernst- und Wichtignehmen der Gefühle.

Damit, sich ernst zu nehmen und auf die Gefühle zu hören und auf sie einzugehen, beginnt ein grundsätzlicher Änderungsprozess und damit eine Verschiebung der persönlichen Bewertungen. Erst dann erlauben sich die depressiven Menschen, die Überforderungsmuster zu verändern und anders mit sich umzugehen.

Es braucht ein ganz deutliches und unmissverständliches Zeichen, damit die depressiven Menschen sich die Erlaubnis geben dürfen, auf ihre Gefühle einzugehen und auf sie zu hören. Es ist einfacher und eher möglich, Bedürfnisse zuzulassen, wenn sie wissen, dass diese bei den anderen gut ankommen, wenn sie mit den eigenen vor allem die Bedürfnisse der anderen befriedigen. Wenn ein Bedürfnis oder ein Wunsch für andere gut ist, dann ist die Wahrscheinlichkeit hoch, dass sie sich die Erlaubnis geben, diese auszuführen.

»Ich habe Bedürfnisse, aber ich erkenne sie nicht als meine wirklichen. Ich übernehme die Bedürfnisse, wenn ich denke, dass man die gern von mir hat. Dann sind es Pseudobedürfnisse, sie sind nicht wirklich meine. Ich muss sie geradebiegen, damit ich glaube, dass es meine sind. Wenn es nicht gut herauskommt, dann merke ich, dass es nicht meine waren. Jetzt, wo die Beziehung vorbei ist, merke ich, dass es nicht mein Bedürfnis war, eine Beziehung zu le-

ben. Mein echtes Bedürfnis war: ›Ich will nicht allein sein.‹ Aber ich blieb nicht bei diesem Gefühl und machte, was ich glaubte, machen zu müssen. Ich habe schon gemerkt, dass es falsch war, die Beziehung aufzunehmen, aber ich wusste auch, dass alle meine Freunde das gut fanden, und ich redete mir zu, dass Ludwig doch so zu mir passt.

Und so ist das häufig. Ich merke erst richtig klar im Nachhinein, welches meine Bedürfnisse sind. Und meistens merke ich im Nachhinein, dass mein ursprüngliches Gefühl richtig war.«

Es gehört zum Weg der depressiven Menschen, dass sie sehr viel erst im Nachhinein genauer sehen und einsehen, was für sie richtig gewesen wäre, wie sie anfänglich auch erst im Nachhinein feststellen, dass sie sich wieder übergangen und überfordert haben. Das gehört zum Prozess des Ausstieges, dass sie meist erst später merken, was sie eigentlich wollten. Und es gehört dazu, dass mit zunehmender Sensibilisierung ein schnelleres Erkennen der Gefühle möglich wird.

Es zeigt sich immer wieder, dass das erste, das ursprünglich gespürte Gefühl das echte und richtige ist. Deshalb ist es wichtig, bei diesem ersten zu bleiben und nicht argumentativ sich mit diesem Gefühl auseinanderzusetzen. Verfahren die depressiven Menschen auf diese Weise, dann wird dieses Gefühl zerrupft, aufgeweicht, verändert, relativiert und in Frage gestellt. So, dass sicher nichts übrig bleibt, um dann später doch merken zu müssen, dass sie darauf hätten vertrauen sollen. Es braucht Zeit, bis sie, ohne zu hinterfragen, diese ersten auftauchenden Gefühle ernst nehmen können. Zunehmend aber machen die depressiven Menschen die Erfahrung, dass diese die echtesten und wirklichsten Gefühle sind und dass es kein Zeichen von Oberflächlichkeit und Naivität ist, diese Gefühle als ehrlichen und stimmigen Ausdruck der momentanen Befindlichkeit aufzufassen.

Deshalb ist es wichtig, beim ersten Gefühl zu bleiben, auch wenn es noch so diffus ist. Bei diesem Gefühl bleiben, stur wie ein Bock, und sich nicht rumkriegen lassen durch gescheite Argumente des Kopfes, das ist das Ziel.

»Das Gefühl darf ich ernst nehmen, weil es meine Stimme ist, nicht zurechtgelegt. Es ist das, was ich bei mir spüre, unkorrigiert, unreflektiert, unverzerrt. Und es ist das, was ich immer und immer wieder im Nachhinein erfahren habe, dass das Gefühl Recht hat, dass es ehrlich und stimmig ist, was mich betrifft. Wie oft habe ich im Nachhinein gedacht, hätte ich doch auf dieses Gefühl gebaut. Gehört habe ich darauf, aber ich habe ihm nie vertraut, obwohl ich immer besser gefahren wäre mit ihm. Der Kopf streut halt immer Zweifel und macht es mir dann so schwer, auf diese zuerst auftauchenden Gefühle zu hören.«

Gefühle ernst nehmen ist ein Prozess wie sich an Träume erinnern.

Es ist ein schwieriger und mühsamer Prozess: Am Anfang spüren die depressiven Menschen nichts oder es ist ein Chaos da an Gefühlen: widersprüchliche, sich ausschließende, kommende und gehende Gefühle, ein Knäuel, das sie nicht entwirren können. Sie wissen anfänglich nicht: »Sind das jetzt Gefühle, oder meine ich nur, dass es Gefühle sind, oder sind es vielleicht Gedanken oder gedachte Gefühle oder gefühlte Gedanken?« Woran sollen sie denn erkennen können, ob es sich um Gedanken oder wirkliche Gefühle handelt oder ob der Kopf sagt, was sie zu fühlen haben? Unsicherheit und Ungeduld gehören ganz wesentlich zu diesem Lernprozess des Wahrnehmens und Ernstnehmens der Gefühle.

Woher wollen die depressiven Menschen das alles wissen und erkennen, wenn sie sich vorher nie damit befasst haben? Es ist tatsächlich wie beim Erinnern an Träume: Je mehr sie sich darauf konzentrieren, umso eher bekommen die Gefühle Konturen, Inhalte, Worte, umso sicherer werden sie, können besser unterscheiden, klarer spüren, um welche Gefühle es sich handelt. Und die depressiven Menschen sind gewohnt, sich einzufühlen, Stimmungen aufzunehmen, und deshalb werden sie innerhalb kürzester Zeit eine große Sicherheit erlangen und sehr klar erfassen können, was sie fühlen. Sie werden erfahren und erkennen, wie sich ihre Stimmungen und Gefühle anfühlen, wenn sie sich Zeit geben, wenn sie sich ihnen zuwenden und wenn sie ihre Ungeduld in den Griff bekommen. Beim Dranbleiben entwirrt sich zunehmend das Chaos. Es ist wie ein Schleier, der sich langsam lichtet. Manchmal ist es frustrierend, zu erfahren, wie differenziert sie Gefühle anderer wahrnehmen können und wie sehr sie Anfänger sind, wie hilflos und ungeschickt sie sind, wenn es um die eigene Person geht.

Es ist ein Sensibilisieren, ein langsamer Lernprozess, zu dem auch gehört, wahrzunehmen, was sie wollen. Dranbleiben beim Wahrnehmen der Gefühle heißt gar nicht um jeden Preis Gefühle benennen wollen, sondern heißt zuerst nur die Aufmerksamkeit auf die Gefühle zu lenken. Wenn ein Gefühl, das sie zu erfassen glauben, wieder verschwindet, es verschwinden, kommen und wieder gehen zu lassen. Natürlich ist es nicht einfach zu akzeptieren, dass sie Gefühle wahrnehmen wollen und nicht wahrnehmen können, dass sie sich vornehmen, ihre Gefühle ernst zu nehmen und dann die Erfahrung zu machen, dass sie das nur sehr schlecht können Es ist nicht einfach, sich einzugestehen, wie schlecht sie sich kennen und wie schwierig es ist, sich kennen zu lernen.

»Wenn ich nicht mehr weiß, wie es weitergehen soll, wenn ich nicht mehr weiß, was ich will oder was ich wollte, ich also den Faden verliere und plötzlich ziel- und orientierungslos werde, bin ich verzweifelt und mache mir Vorwürfe. Dann fühle ich mich schlecht und werde mir zum Problem. Manchmal gelingt es mir, einfach anzuhalten, zur Ruhe zu kommen, versuche beim Nicht-mehr-Wissen und Nicht-mehr-Spüren zu verweilen, mache einen Schritt zurück, versuche mich zu besinnen, was am Anfang stand,

und gehe nicht gleich weiter, wie ich es sonst mache, weitergehen und doch nicht wissen, ob und was ich will. Ich weiß schon, dass es am besten ist, wenn ich verweile, zur Ruhe komme und mich auf mich besinne und nicht abdrifte ins Jammern. Denn wenn ich mir Vorwürfe mache, wird alles nur noch schlimmer. Dann bin ich verzweifelt, unzufrieden, werde hilflos und lethargisch – und weiß doch nicht, was ich will. Ich merke manchmal, wie meine Gefühle sind, merke, dass etwas nicht stimmt, dass ich Nein sagen müsste, dass ich etwas nicht will, und mache es dann doch. Wenn ich etwas merke, dann schicke ich mich drein. Ich merke sehr gut, dass es schon entschieden ist, wie ich reagieren werde, dass ich etwas nicht will und es trotzdem mache, dass ich in der Falle sitze. Es gibt kein Entscheiden. Es ist schon klar, dass ich mich gegen mich entscheide. Auch der Kopf kommt später, zu spät. Ich glaube, dass es wichtig wäre, noch schneller zu spüren, bevor es schon in die falsche Richtung läuft.«

Der Kopf als Anwalt depressiver Muster

Der Kopf macht es den depressiven Menschen häufig sehr schwer, auf die Gefühle zu hören. Wenn sie ihre Muster verändern wollen, sagt ihnen die Kopfstimme, dass sie das nicht dürfen, dass das nicht gut kommt, dass die anderen enttäuscht sind. Es ist eine Instanz da, die sich für das Beibehalten der alten Muster ausspricht, die alles unternimmt, damit sie sich nicht verändern.

Diese innere Stimme ist die Stimme der depressiven Muster, die Stimme der Erwartungen und der Anpassung, die sie schon als Kind geleitet und geführt hat, die genau sagt, was sie zu tun und zu lassen, was sie zu denken und zu empfinden haben, was Sache und was richtig ist.
Die Kopfstimme ist wie ein kleiner Teufel, der alles dransetzt, dass es nach seinen Mustern geht und damit auf Kos-

ten der depressiven Menschen, die, wenn sie auf diese Stimme hören, sich nicht mehr auf sich, ihre Kräfte und Grenzen konzentrieren. Sie meint es nicht gut mit den depressiven Menschen, sie schwächt und schadet ihnen und macht ihnen den Ausstieg schwer. Sie drängt sich auf und sie will bestimmen, entscheiden, sich durchsetzen und Recht bekommen.
Es ist die Stimme der Verführung und der Überforderung.

Wenn sie ihr gehorchen, haben sie keine Gewissenskonflikte, keine Schuldgefühle, aber es ändert sich nichts. Es geht im alten Trott weiter.

»Wenn etwas zu viel ist, wenn ich müde bin und fast nicht mehr kann, mache ich immer weiter, muss ich immer weitermachen. Erst wenn körperliche Symptome auftreten, darf ich mein Tempo drosseln, mir Zeit zum Ausruhen geben, Arbeiten zurückstellen und auch einmal Nein sagen. Vorher kann ich mir noch so oft sagen: ›Das ist zu viel, jetzt kannst du dann nicht mehr.‹ Das aber ist noch kein Grund, mich zurückzunehmen. Ich schaue mir zu, sehe, wie ich mich abquäle, aber der Kopf gibt mir keine Erlaubnis, kürzer zu treten. Ich nehme die Überforderung wahr, aber nicht ernst. Sie löst keinen Impuls aus, das Verhalten zu ändern. Alles andere ist wichtiger, erst wenn der Körper reagiert, gibt es eine Veränderung der Bewertungen und Bedeutungen, erst dann erlaube ich mir, einen Gang tiefer zu schalten.

Vorher bleiben die Ansprüche hoch, sage ich mir Durchhalteparolen, habe ich meine Überlebensstrategien, um nicht aufgeben zu müssen und immer weitermachen zu können. Mein Kopf ist um Argumente nie verlegen und sie leuchten mir ein, sie stimmen für mich, denn so habe ich immer gelebt. Dass er mich betrügt, mir schadet, habe ich nie gemerkt.«

Der Kopf als Stimme und Anwalt der depressiven Muster ist mit seinen Argumenten und Überlegungen bestimmender als die Gefühle der depressiven Menschen, auch einflussreicher als ihre Müdigkeit. Er ist lösungsorientierter und logischer als die Gefühle. Er kann auf frühere Erfahrungen zurückgreifen, weiß, was andere machen und weshalb andere so reagieren, weshalb sie so und nicht anders handeln dürfen. Vor allem aber ist er schnell. Bevor nur ein Gefühl aufkommen kann, weiß er schon, dass und warum sie entsprechend der Muster reagieren müssen. Er hat immer die richtigen Argumente zur Hand. Wenn die depressiven Menschen müde und erschöpft sind, wenn sie sich kaum mehr aufraffen können, hilft ihnen die Stimme der Muster ihr Denken zu ordnen, zu strukturieren, sagt, was zu tun ist. Sie besänftigt, ermutigt und verkleinert das, was bevorsteht. Sie macht die anstehende Arbeit zu einer notwendigen und lösbaren Aufgabe: »Noch das und das und dann ist es vorbei, machen musst es sowieso, also warum nicht jetzt, du hast schon schwierigere Probleme gelöst und in noch schlechterem Zustand, was immer du erledigst, ist vorbei und gemacht, du bist froh um alles, was du abhaken kannst hast, also pack es an, leichter wird es nicht …« Und die depressiven Menschen gehorchen dieser Stimme. Hier zeigt sich auch, wie hinterhältig und gemein sie ist. Sie gaukelt vor, im Interesse der depressiven Menschen zu argumentieren, suggeriert, dass es ja um sie geht und es zu ihrem Vorteil ist, wenn sie auf sie hören. Dabei geht es vielmehr um das Beibehalten der Verhaltensmuster: Zuerst die anderen, dann die Pflichten, und auch die im Interesse der anderen, und erst zuallerletzt sie selbst: »Wenn du das jetzt machst, dann bist du nachher frei, dann kannst du dich ausruhen, sonst denkst du ja immer nur dran, was du noch zu erledigen hast …« Es sind immer Alltäglichkeiten, die zuerst erledigt werden müssen, noch den Einkauf besorgen, die Wäsche bügeln, die Waschmaschine füllen … Dieses eingefahrene Sich-überreden und -durchmogeln verunmöglicht den depressiven Menschen, zuerst sich und ihre Müdigkeit ernst zu nehmen.

Dabei merken sie nicht, wie sie sich selbst übergehen, ständig ihre Bedürfnisse zurückstellen und wie sie sich ganz langsam und unbemerkt in eine Erschöpfung hineinmanövrieren.

Wenn der Kopf mit seiner ihnen vertrauten Stimme spricht, dann ist im Moment alles weniger belastend, wird alles weniger schwer. Sie spüren dann auch die Müdigkeit weniger, so wie sie sich selbst gar nicht mehr so richtig wahrnehmen. Es ist alles wie abgefedert und sie sind noch weniger bei sich, obwohl sie das Gefühl haben, dass sie das selbst so wollen. Müdigkeit und Verzweiflung, Tiefs wie Hochs sind nicht mehr klar fassbar. Höhe der Aufgaben und Belastung sind noch weniger eindeutig. Depressive Menschen sind wie in eine Art Watte gepackt und funktionieren. Wer immer neu sich so erlebt, kann keinen anderen Weg einschlagen und keine Entscheidungen für neue Lösungen finden. Es bleibt alles beim Alten. Nur die Energie geht langsam und unmerklich zurück und die Hoffnung auf eine Verbesserung ihrer Lebensbedingungen schwindet immer mehr. Sich immer wieder neu überreden, immer wieder das Überfordernde tun, sich aufraffen und weitergehen kostet Energie, was sie meist erst später in seiner ganzen Tragweite realisieren. So können sie auch nicht merken, wenn etwas zu viel ist, spüren sie kaum, wenn etwas nicht gut läuft. Wenn das Erleben so eingepackt und vom Kopf gutgeheißen wird, können sie sich zwar zuschauen, können sie sich auch sagen, dass alles wahrscheinlich zu viel ist, aber es reicht nicht aus, die Notbremse zu ziehen. In Watte gepacktes Erleben und Von-sich-entfernt-Sein können nie so klar werden, so viel Kraft mobilisieren, dass sie etwas unternehmen.

Der Kopf als Anwalt der Muster ist überzeugend, gewohnt zu argumentieren und gewohnt, dass sie auf ihn hören. Er weiß alles besser und weiß vor allem, was für die depressiven Menschen richtig und gut ist. Er kann ihnen alles zurechtlegen und vor allem ist das, was der Kopf sagt, kommunizierbar. Er hat Worte, wogegen die Gefühle häufig nur gespürt werden, ohne dass sie eine klare Sprache besitzen. Und zudem hat der Kopf auf seiner Seite, was für die depressiven Menschen immer wieder ausschlaggebend ist: die Werte und Normen, die den Maßstab ihres Handelns bilden. Es gibt kaum Gegenargumente. Er weiß vor allem, was eine Handlung für Folgen hat, was andere denken und was andere sicher nicht machen würden. Der Kopf ist sachlich und gibt sich allwissend und als eine Instanz, die voraussehen kann. Die depressiven Menschen sind es gewohnt, auf den Kopf zu hören, ihm zu glauben und ihm zu vertrauen. Er gibt ihnen Sicherheit. Erkenntnisse und Erfahrungen sind auf seiner Seite, er berücksichtigt die eigene Person, nimmt aber auch die Bedürfnisse der anderen auf. Er führt die feinere Klinge als die Gefühle. Und was scheinbar logisch und sachlich daherkommt, ist allem anderen überlegen, ist die Legitimation jeglichen Handelns und wird von jedermann anerkannt.

Die Gefühle sind häufig nicht eindeutig, unklar und plump. Vor allem auch, weil die depressiven Menschen nicht gewohnt sind, auf sie zu hören, kommen sie so undifferenziert und kindlich-naiv daher. Auf solche Gefühle zu hören ist etwas Fremdes, Ungewohntes, etwas auch, dem ein Geruch von Egoistischem, Unsachlichem und Unlogischem anhaftet. Sie kommen daher als etwas nicht so Zuverlässiges, etwas Subjektives und damit auch als etwas nicht ganz so Vertrauenswürdiges. Zudem haben die Gefühle keine Argumente. Sie sind so, wie sie sind, auch scheinbar dumm. Sicher aber schlecht kommunizierbar, häufig auch widersprüchlich, kindisch und dergestalt, dass sie sich schämen, so zu empfinden. Sie passen häufig nicht so recht ins Bild, das sich die depressiven Menschen von sich machen. Häufig erscheinen ihnen die Gefühle kleinlich, kleinkariert, wenig souverän und wenig erwachsen, als Ausdruck eines ängstlichen und unsicheren Geistes. Sie möchten anders sein, die Gefühle aber zeigen ihnen ungeschminkt und ehrlich, wie sie wirklich sind. Das, was es ihnen schwierig macht, hilft ihnen aber auch wieder, auf sie zu hören. Sie sind echt, sie sind ihre eigentliche Stimme, unverzerrt, unverbogen und nicht zurechtgeformt. Sie sind unmittelbare, unverfälschte Äußerung ihrer Person, sie sind einfach, wollen nicht überzeugen, wollen nicht recht haben.

Die Echtheit und Ehrlichkeit der Gefühle ist die Legitimation, auf sie zu hören und sich auf sie zu verlassen.
Je mehr die depressiven Menschen auf ihre Kopfstimme hören, dem Verstand und seinen Argumenten vertrauen, umso weiter weg sind sie von ihren Gefühlen und von sich selbst.

Die Gefühle wahrnehmen ist ein Prozess des Gewöhnens, den die depressiven Menschen durchmachen müssen. Es geht darum, den Lichtkegel der Aufmerksamkeit auf die Gefühle zu richten. Und es ist eine Frage der Zeit, bis die Augen sich daran gewöhnt haben. Das Auge kann nicht sofort alles klar und deutlich erkennen.

Es geht auch bei den Gefühlen nicht ohne die kleinen Schritte. Es geht nicht, ohne sich Zeit zu geben. Es ist ein schrittweises Sichgewöhnen, Erfahrungenmachen und Vertrauenfassen zu den Gefühlen und damit zu sich selbst. Auf einer Glückwunschkarte habe ich die folgenden Worte von J. W. Goethe gelesen, die das sehr schön auf den Punkt bringen: »Sobald wir lernen, uns selbst zu vertrauen, fangen wir an zu leben.«

»Schwierig aber ist vor allem, dass ich gar nicht weiß, ob ich das, was ich eigentlich will, ob ich es tatsächlich auch will, und ich weiß auch nie, ob das nicht so etwas Oberflächliches ist, etwas, was man eigentlich gar nicht wollen sollte. Und dann ist es so schwierig, zu unterscheiden, ob ich etwas nun will oder ob ich es soll oder ob ich es muss oder ob ich etwas wollen muss. Es ist so verwirrend, macht mich nervös, kribbelig, unzufrieden und traurig. Vor allem verunsichert mich dieses Nichtwissen, Nicht-wirklich-Spüren. Manchmal bin ich ganz böse mit mir und sage mir dann: ›Jetzt bist du schon so alt und weißt nicht einmal, was du willst.‹«

Und das ist etwas, was man immer und immer wieder vor Augen haben muss. Wer zeit seines Lebens anders funktioniert hat, kann nicht innerhalb einer Woche etwas völlig anderes lernen und dann noch auf eine Person bauen, die sie immer vernachlässigt hat und die nie etwas zu sagen hatte, nämlich die eigene Person, sie selbst.

»Was ich in letzter Zeit beobachtet habe, dass ich besser zurechtkomme, wenn ich mir Zeit lasse, um Gefühle zu spüren, sie zuzulassen, ihnen zuzuhören. Ich merke, dass ich unwillkürlich Gefühle wegsperre, ignoriere, verleugne … Ihnen zuhören bedeutet, sie anzuhören, ohne sie zu verurteilen. Lasse ich mir da viel Zeit, dann verstehe ich sie immer besser. Verstehe ich sie immer besser, so sehe ich, dass sie berechtigt sind. Sie sind nachvollziehbar und logisch, gut. Erst dann verstehe ich mich und dann wiederum kann ich mich ohne schlechtes Gewissen für mich einsetzen. Ich habe mich mit mir verständigt und dann weiß ich auch, was ich brauche und dass ich ein Recht darauf habe. Und wer im Recht ist, braucht sich nicht zu fürchten. Ich erkenne dann auch, wenn ich mir Zeit lasse, die Kindheitsängste, die in gewissen Situationen mich einzunehmen versuchen. Sie sind jetzt für mich auch logisch und nachvollziehbar, aber nicht mehr notwendig.

Ich muss aber immer wieder kämpfen, weil ich mich fürchte, mich für mich einzusetzen. Ich hatte früher, als ich mich in meinem Mustersystem bewegte, nie das Recht, mich für meine Bedürfnisse einzusetzen. ›Auf-Recht‹ stehen auf brüchigem Kindheitsboden ist nicht möglich. Meine Körperhaltung ist auch nach vorne gebeugt, zuvor-kommend, hochgezogene Schultern als Zeichen meiner Furcht, auf der Hut sein, gespannt. Nicht gerade, nicht klar und aufrecht.

Und so war auch die innere Haltung: nicht aufrichtig. Ich habe nie zu meinem Vorteil gelogen, nur im Alltag, wenn es darum ging, den Ansprüchen anderer an meine Zeit aus dem Weg zu gehen, Verabredungen abzusagen, Einladungen zu verschieben. Ich habe mich immer mit Ausreden und Notlügen durchgemogelt. Ich konnte nicht sagen: ›Ich will nicht, das wird mir zu viel oder das passt mir nicht.‹ Immer nur: ›Da kann ich nicht, weil ich nicht da bin oder noch dieses oder jenes zu erledigen habe.‹ Auch hier eine eigentlich unnötige Rechtfertigung. Ich hatte nie die Ruhe und Selbstsicherheit, das einfach so zu regeln mit meiner Freizeit, wie es für mich gut war. Jede Anfrage war schwierig, weil es zu viel war, und jedes Zusammensein mit Freunden, das mir so gutgetan hätte, bedeutete einen Kraftaufwand, wurde zu einem Müssen, ›auch das noch.‹ Weil es mir unangenehm war, die Wahrheit zu sagen, und mir das auch nicht genügte als Erklärung, musste ich mir Ausreden und Ausflüchte, Erklärungen und Rechtfertigungen suchen, um nicht hingehen zu müssen: ›Ich kann nicht, weil …‹ ›Ich will nicht oder ich mag nicht‹, genügte mir nicht. Vor mir selber. So waren mir alltägliche Notlügen selbstverständlich. Ich mogelte mich durch und das immer mit einem schlechten Gewissen. Das mache ich heute nicht mehr. Ich sage, wenn ich will, und ich sage, wenn ich nicht will, wenn es mir zu viel ist. Heute mache ich das ohne Angst, mit mehr Mut und selbstverständlich. Die anderen akzeptieren mich so und es ist klar, für sie wie für mich. Das ist viel einfacher und nimmt mich weniger gefangen.«

Auf die eigenen Gefühle hören heißt immer auch, sich Zeit lassen und sich Zeit geben.

Und sich Zeit geben ist genauso wichtig, wenn es darum geht, nicht sofort zu handeln, sondern dem Verstand Zeit zu geben, nach Alternativen zu suchen und neue Wege durchzudenken. Auch da braucht es Zeit, zu warten und den Verstand zu gebrauchen für neue Denkmöglichkeiten, und damit meine ich nicht die Stimme der Muster, nicht die Kopfstimme.

Der Verstand meint es im Gegensatz zu der Stimme der Muster gut mit den depressiven Menschen. Er hilft ihnen, die eigenen Gefühle zu ordnen und zu benennen, hilft ihnen, Entscheidungen zu treffen und Verhaltensweisen zu finden, die für sie gut sind und die Überforderungen vermeiden und sie unterstützen auf dem Weg zu sich selbst.

Für die depressiven Menschen ist das Handeln spontanes, eingeschliffenes Handeln. Ein Handeln, das so in Fleisch und Blut eingegangen ist, dessen Richtung so klar ist und keiner Nach- oder Rückfrage bedarf, dass auch der Verstand nicht mitkommt. Deshalb ist das, was wir an anderer Stelle besprochen haben, so wichtig: sich Zeit nehmen, sich bremsen, innehalten, um nicht gleich auf den gewohnten Handlungsschienen abzufahren. Zeit nehmen bedeutet verweilen, sich auf sich zu konzentrieren, dem Wollen und Spüren nachgehen, dem Gefühl langsam eine Gestalt geben und damit Kraft und vor allem auch eine Sprache. Nur so können sich die Gefühle entfalten, Farbe und Intensität bekommen. Und erst, wenn die Gefühle an Kraft und Lebendigkeit gewonnen haben, können die depressiven Menschen spüren, was sie alles aufgeben würden, worauf sie verzichten müssten, wenn sie der Stimme der Muster nachgeben würden.

Deshalb ist es wichtig, statt zu argumentieren immer wieder zurückzukommen auf Fragen, die das eigene Erleben zum Inhalt haben: »Wie fühlt sich das an, was ich will? Stimmt das für mich? Will ich das wirklich, was ich spüre, ist es das, was ich will?«

Dieses Sich-immer-wieder-Befragen bedeutet, eine neue Instanz einzuschalten, dem eigenen Willen Gehör zu verschaffen. Denn darum geht es, die eigene Position zu stärken, indem sie »vom Kopf weggehen«. Dort ziehen sie den Kürzeren und haben gegen die Argumente der Muster keine Chance. Mit der Konzentration auf die Gefühle entziehen sie der Kopfstimme Macht und geben den Gefühlen Energie. Erst eine so entstandene Kraft ist der Kopfstimme ein ebenbürtiger Gegner, einer, der nicht so schnell aufgibt, kein zartes Pflänzchen mehr ist, das beim ersten Windstoß umfällt, sondern ein Baum, der sich seiner Pracht und Kraft bewusst ist. Erst ein solcher Baum kann sich wehren, kann den Argumenten entgegenhalten. Verweilen heißt deshalb nicht nur bei sich bleiben und sich auf das Erleben konzentrieren. Es heißt auch die Stimme der Muster zum Schweigen bringen, nicht auf sie hören wollen, sie als Eindringling fernhalten und nicht reinlassen. Erst, wenn sie erfüllt sind von ihrem Willen und ihrer Absicht, können sie sich ihr ernsthaft stellen, dann, wenn sie in aller Deutlichkeit spüren, wie viel wert ihnen das Erleben der Gefühle ist. Der Kopf schweigt nicht, gibt nicht so schnell auf.

Die Kopfstimme ist bei den depressiven Menschen schneller als die Gefühle und das Handeln ist schneller als der Verstand. Diese Rangordnung umzustürzen, diese eingeschliffenen Mechanismen zu durchbrechen, darum geht es, und sich Zeit geben und sich befragen ist der Weg:

»Was will ich und was will ich wirklich – jetzt, in diesem Moment?«
»Was erkenne ich und will ich so handeln, wie ich es spüre?«
»Will ich wirklich, erfasse ich mein Wollen?«
»Will ich mich auf mein Wollen und Spüren einlassen?
»Gebe ich mir die Zeit, wirklich bei meinen Gefühlen zu bleiben?«
»Traue ich mich und traue ich mir zu, so zu handeln, wie ich es innerlich wahrnehme?«

Sich so zu befragen, sich so umfassend und ernsthaft mit sich auseinanderzusetzen ist der neue Weg und es ist der Weg, der Vertrauen in die eigene Person vermitteln kann. Er schafft den depressiven Menschen einen Boden und eine tiefe innere Sicherheit, wie sie es noch nie erfahren haben.

Nur auf diesem Weg können sich die Grundgefühle, die sie seit Kindheit in sich tragen, langsam verändern und damit ein neues Lebensgefühl aufbauen, das sein Fundament in ihnen selbst hat und von da aus sich auf ihr ganzes Leben ausweitet und vertieft.

Und für diesen Weg ist es nie zu spät. Wann immer die depressiven Menschen merken, dass etwas nicht mehr stimmt, wenn sie sich unwohl fühlen, können sie innehalten, in sich hineinhorchen und zu eruieren versuchen, was ihnen die Gefühle sagen, und bei diesem Prozess verweilen. Entscheidend ist immer, dass sie nicht gleich weitergehen, wenn sie nicht klar spüren oder nicht genau erfassen, was die Gefühle sagen. Es geht darum, innezuhalten, sich zu bremsen und einen Schritt zurückzutreten und bei sich zu bleiben und sich dem Prinzip »jetzt oder nie – alles oder nichts« und dem Diktat des Handelns zu entziehen: beim Gefühl bleiben, ohne es zu entwerten, zu minimalisieren, zu verniedlichen, ohne sich überreden zu lassen. Erst wenn sie dabei bleiben und es wirklich ernst nehmen wollen, kann es mehr Gewicht und Wert bekommen.

Das Gleiche gilt, wenn es darum geht, sich etwas zu gönnen, sich etwas für sich zu erlauben. Dann laufen die gleichen Prozesse ab wie beim Wollen. Sich etwas gönnen, etwas sich zuliebe tun existieren als Möglichkeit bei den depressiven Menschen nicht. Es gibt genügend Argumente, die sich melden, um darauf zu verzichten: »Andere können sich das auch nicht leisten. Du kannst etwas dir zuliebe tun, wenn du zuerst das oder jenes gemacht hast. Das brauchst du doch nicht, du hast ja alles, dir geht es ja gut.« Es melden sich so viele stichhaltige und konstruktive Argumente, dass die depressiven Menschen, wenn sie überhaupt daran denken, selten dazu kommen, tatsächlich etwas sich zuliebe zu tun. Es sind so aktuelle Argumente zur Stelle, dass sie den wahren Grund nie erfassen, weshalb sie nicht auf sie hören, dass sie es nämlich nicht wert sind, dass sie es nicht verdienen und es falsch ist, sich zu belohnen, und dass zuerst die anderen und das Erfüllen von Erwartungen an erster Stelle stehen. Es geht nie um sie selbst und es darf nie um sie selbst gehen.

Wichtig beim Lernen ist einerseits, auf sich und sein Wollen und Fühlen zu hören: Im Hier und Jetzt bleiben, sich befragen: »Was will und spüre ich jetzt«, um möglichst nahe bei sich und dem aktuellen Fühlen zu sein. Andererseits ist es wichtig, auszuhalten, wenn sich nichts Konkretes zeigt, wenn sie verwirrter sind als vorher, enttäuscht, wenn es nicht gelingt, Gefühle und Wollen und Wünsche zu erkennen und die einzelnen Anteile oder widerstrebenden Gefühle zu identifizieren. Denn in diesen Momenten ist die Gefahr groß, dass die depressiven Menschen abdriften in Selbstvorwürfe, ins Jammern und Lamentieren: »Das schaffe ich nie, das werde ich nie können, das gelingt mir nie …« Es geht um das momentane Erfassen der Gefühle, um momentanes Erkennen dessen, was sie wollen, und nicht um eine grundsätzliche und immer gültige Beurteilung ihrer Fähigkeit zur Selbstbeobachtung. Denn genau das machen sie. Wenn etwas nicht gelingt, was immer das auch ist, beginnen sie, sich über ihre Unfähigkeit zu beklagen. Abzudriften ins Grundsätzliche, Allgemeine, Generelle passiert so schnell und mit diesem Abdriften ist es immer eine Frage der Zeit, bis die eigene Person zum Problem wird.

»Wenn ich von der aktuellen Situation weggehe, was ich leider immer erst nachher realisiere, geht es mir dann schlechter. Ich bin dann unzufrieden, verzweifelt, lethargisch, hilflos, weiß dann zuerst gar nicht, was mit mir los ist. Aber ich habe mittlerweile gelernt, dass es häufig damit zu tun hat, dass ich mich ins Grundsätzliche verliere und mich dann auch gar nicht mehr spüre.«

Und mit diesem Abdriften sind ganz eng verbunden **die Selbstvorwürfe** und das Sichbeschäftigen mit dem, was sie müssten, was nötig wäre, was von ihnen verlangt wird und auch erwartet werden kann. Enthalten in diesen Momenten der totalen Orientierungslosigkeit ist auch, »schon wieder versagt, schon wieder nicht gemerkt zu haben«. Um es noch einmal klar und deutlich zu sagen, weshalb bei sich zu sein, sich auf das Erfassen und Erkennen der Gefühle, Wünsche und Bedürfnisse einzulassen so wichtig ist: Die depressiven Menschen haben sich von sich entfremdet. Es ist Ausdruck der Selbstentfremdung, wenn ein Mensch nie bei sich ist, nicht weiß, wer er ist, was er empfindet oder will. Nur da sein in Bezug auf andere, nur wahrnehmen und intuitiv erfassen, was die anderen wollen, ist ebenso Ursache der depressiven Entwicklung wie das Resultat der Selbstentfremdung. Ein solcher Mensch lebt nicht wirklich, nimmt sich nicht wirklich wahr, oder dann, wenn er in sich hineinschaut, erkennt er nur eine Leere, ein Nichts oder dann bestenfalls ein Mischmasch von Gefühlen, Spannungen und diffusen Schuldgefühlen.

Deshalb ist einer der wichtigsten, wenn nicht sogar der wichtigste Teil des Heilungsprozesses:
Zu sich kommen – bei sich bleiben – Gefühle ernst nehmen und verstehen.

Es ist nicht das letzte Mal, dass ich das so hervorhebe und wiederhole. Für die depressiven Menschen ist es so fremd, so ungewohnt und neu, dass sie es nicht genug zu hören bekommen können: Sie dürfen sich ernst nehmen, sie müssen es sogar. Es ist ihre Pflicht und ihre Verantwortung sich gegenüber, sich ins Zentrum zu setzen, alles zu tun, um zu sich zu kommen und bei sich beheimatet zu sein. Sie sind es sich schuldig. Dazu bedarf es keiner zusätzlichen Rechtfertigung und keiner Erlaubnis, von welcher Seite die auch kommen mag. Sie selbst müssen sich das Recht geben, sich ernst zu nehmen. Sie müssen es sich zur Aufgabe machen, sich in ihren Gefühlen zu erkennen und darin Sicherheit und Boden zu finden.

Wer nicht merkt, was sich emotional in ihm abspielt, dem kann es nicht wirklich wohl sein. Oder andersherum formuliert: Seine Gefühle nicht zu kennen und damit diesen Gefühlen auch nicht zu trauen, sie deshalb auch nicht ins Handeln einzubeziehen schafft das unbeheimatete Sein, ist Ausdruck der Selbstentfremdung und des Selbstverlustes. Daher ist es auch klar, weshalb das Ernstnehmen und Kennenlernen der Gefühle so zentral sind für die depressiven Menschen und das Alpha und Omega eines Ausstieges aus der Depression. Alles, was den depressiven Menschen hilft, die depressiven Muster zu verändern, sind Konkretisierungen, Umsetzungen der neuen und immer wieder zu lernenden Haltung des Sichernstnehmens. Das Leben soll nicht mehr mit Ermüdung und Erschöpfung zugemauert sein, sodass sie alle anderen Gefühle unterdrücken. Es soll nicht mehr nur ausgerichtet auf die anderen und für sich selbst blind sein. Das Ziel ist ein Leben, das nicht mehr nur hellhörig ist für jede Gemütsäußerung anderer und taub für die eigenen Gefühle und das nicht mehr wortlos ist, damit andere sie verstehen können. Und mit diesem Wunsch geht auch schon eine klare Vorstellung einher. Wer seine Gefühle wirklich ernst nimmt und zu verstehen versucht, möchte auch versuchen, diese in Worte zu fassen. Nur wenn depressive Menschen ihre Gefühle auch ausdrücken und sie in Worte kleiden können, sind sie in der Lage, zu kommunizieren, und zwar mit sich wie mit den anderen.

Deshalb können wir das Ziel des Ausstieges aus den depressiven Mustern folgendermaßen formulieren:

○ *Der Weg aus dem depressiven Überforderungskreis, aus dem Verlust des Ichs*

soll wieder zum Ich hinführen: sich selbst sein, sich als sich selbst erfahren und wieder oder erstmals beheimatet sein in sich, Boden finden bei sich und Vertrauen und damit auch Vertrauen in die Welt.

○ *Aus dem Verlust an Sicherheit und Selbstverständlichkeit, dem Verlust an Vertrauen und Selbstwert*

sollen eine stabile Sicherheit und eine gestärkte Selbstsicherheit entstehen, ein neues Selbstvertrauen und ein gesunder Selbstwert.

○ *Die depressiven Überforderungsmuster*
sollen modifiziert und verändert werden. Ein anderes, nicht mehr von Bedrohung und Brüchigkeit bestimmtes Lebensgefühl soll entstehen und das Handeln soll nicht mehr bestimmt werden von Zwängen, sondern von Freiheit und Selbstbestimmung.

Gefühle in Worte fassen

Zum Erfassen der Gefühle gehört genauso, diesen eine Sprache zu geben, sie in Worte oder Gesten zu fassen.

Gefühle haben, diese wahrnehmen und für sich selbst besser zu erfassen sind erste Schritte. Diesen dann noch eine Sprache zu geben und sie zu benennen ist ein weiterer. Deshalb gehört für die depressiven Menschen ganz wesentlich dazu, Gefühle nicht nur zu erahnen und zu spüren, sondern sie präzis zu erfassen, was möglich wird, wenn sie sie zu benennen versuchen. Denn damit erreichen sie auch, dass die Gefühle wach und präsent werden, dass sie wirklich gehört und erfasst werden können. Sie verhindern damit auch, dass sie wieder diffus und unwirksam werden wie früher. Wie will denn ein Gefühl, das sich nicht klar zeigt, das nicht eindeutig erfasst werden kann, Kraft bekommen und handlungsbestimmend werden? Das ist erst möglich, wenn es eine Gestalt und damit auch Energie bekommt, erst dann und nur dann können die depressiven Menschen darauf bauen.

»Früher, in der Kindheit waren alle Gefühle diffus. Es war immer ein richtiges Mischmasch oder dann nichts. Später erkannte ich dann die einzelnen Facetten genauer: Ich fühlte mich nie geborgen, nie aufgehoben und das waren Gefühle, die mich immer begleiteten. Wenn ich bestraft wurde, spürte ich gar nichts. Lob gab es keines, Zärtlichkeiten oder Aufmunterungen kannte ich nicht. Ich spürte von meinen Eltern nie Vertrauen, spürte nie etwas von Si-

cherheit. Ein Gefühl aber war immer klar fassbar für mich: Ich fühlte mich immer schuldig, ohne zu wissen, warum, ohne zu verstehen, das war einfach immer da. Die Eltern hatten immer Probleme miteinander, es war selten Ruhe oder Frieden und damit war alles wie eine Zeitbombe, unberechenbar, bedrohlich. Wie sollte ich das fassen können? Es waren zu viele Gefühle da, zu vieles unklar, diffus, komisch und eigenartig. Die Gefühle hatten mit mir, mit der Situation, mit den Eltern zu tun, das war für mich gar nicht auseinanderzuhalten und zudem konnte ich mit niemandem sprechen. Niemand redete mit mir. Aber es hätte ja auch nichts genützt, ich hätte ja gar nicht gewusst, was ich sagen sollte. Eines aber spürte ich immer mehr oder weniger deutlich. Ich weiß nicht, ob es ein Gefühl war, nein, mehr eine innere Bestimmtheit, nicht ein Denken, es war einfach da und es war einfach so: Ich darf nicht sein und ich muss mein Dasein und meine Existenz und dass man mich in Ruhe lässt, verdienen. Den Eltern konnte ich nie etwas recht machen, was mir immer das Gefühl vermittelte, es ist nie richtig, nie gut, was du machst, du genügst nicht, du bist nicht wichtig, mich gibt es zwar, aber die anderen sind wichtiger, ich muss nur gehorchen. Das war immer da, aber nie wirklich fassbar, das machte mich so verloren und unsicher. Wie ich bin, genügt nicht, ich muss etwas dafür tun und auch das nützt nichts. Später, als ich heiratete, musste ich Liebe und Anerkennung stets verdienen, glaubte ich wenigstens. Ich musste oder meinte, alles tun zu müssen, damit der Mann zufrieden war. Ich war immer auf ihn ausgerichtet. Ich musste dem Mann alles recht machen und war immer für das Negative verantwortlich. Aber auch das spürte ich nicht wirklich, und wenn ich es spürte, hatte ich ein schlechtes Gewissen und versuchte meinen Mann noch mehr zu lieben, noch liebenswerter für ihn zu sein. Und das spürte ich ganz fest: Was immer ich tat, es gab mir keine Sicherheit, keinen Boden, kein wirkliches Vertrauen ins Leben, aber auch nicht in die Beziehung. Aber eine gute Mutter war ich.«

Was bringt es zudem, wenn es den depressiven Menschen gelingt, ihre Gefühle, Wünsche und Bedürfnisse in Worte zu fassen? Sie können sich selbst besser wahrnehmen und eine bessere Selbstwahrnehmung gibt Boden und Sicherheit. An Gefühle, die Konturen und Worte haben, können sie sich halten, sie existieren. Sie spüren sie nicht nur, sie können sie hören und aussprechen. Die Gefühle werden dadurch realer, fassbarer, wirklicher und weniger vergänglich. Die depressiven Menschen können sich besser auf die Gefühle konzentrieren und sich auch besser an sie erinnern. Denn darum geht es immer und immer wieder für sie, dass sie versuchen, sich auf ihr Erleben zu konzentrieren und sich abzugrenzen und zu wehren gegenüber den Denkmustern, die gewohnt sind zu bestimmen, was und wie sie zu denken haben, welche Gefühle sie in welcher Situation haben müssen und welche Handlung sie wann und warum auszuführen haben. Die depressiven Menschen sind gewohnt, den Denkmustern zu folgen und die Gefühle auf der Seite zu lassen. Gefühle, die keinen Namen und keine Gestalt haben, kann man leicht auf die Seite schieben und vernachlässigen. Die haben keine Kraft und keine Eindeutigkeit.

Es geht für die depressiven Menschen darum, sich Raum zu geben, indem sie all das, was sie noch tun müssten und was zuerst noch erledigt werden sollte, auf die Seite schieben und nach dem neuen Motto handeln: »Jetzt geht es um mich, und das heißt, jetzt nehme ich mir Zeit, hinzuschauen.« Und das geschieht, indem sie sich aufs Erleben konzentrieren, die einzelnen Gefühlsaspekte zu erfassen und sie mit einem Namen zu bezeichnen versuchen. Es ist wie das Zusammensetzen eines Puzzles, Stück für Stück. Ohne das endgültige Bild schon zu kennen, gehen sie weiter. Sie können nie alles auf einmal erfassen. Es ist ein langsames Herantasten, anfänglich ein Auflisten, Ausbreiten und dann ein schrittweises, geduldiges Zusammensetzen. Ihren Gefühlen Worte zu geben heißt auch, ihnen ein Gesicht zu geben, eine Präsenz und Bedeutung. Damit sagen sie: »Dieses Gefühl ist mein Gefühl, es ist da, das spüre ich, das hat ganz eindeutig mit mir zu tun. Das bin ich, das sagt mir, wo ich stehe, wie ich etwas empfinde. Es sagt mir, was ich will, um was es mir geht.«

»Auch wenn ich anfänglich unsicher war, nicht wusste, ob meine Worte die richtigen sind und ob sie das Gefühl oder einen Teil des Gefühls richtig treffen, half es mir trotzdem, mir klarer zu werden, genauer auf mich zu achten und mich beim Auswählen der Worte mit anderen Gefühlen und früheren Gefühlen zu vergleichen. Ich wurde immer sicherer. Am Anfang kam ich mir wie ein Analphabet vor, wusste nicht, zu was das gut sein sollte. Aber es hat mir immer wieder meine Unfähigkeit und Stumpfheit vor Augen geführt, bis ich merkte, dass ich genauer wahrnahm, besser die Gefühle voneinander unterscheiden konnte, besser merkte, ob es sich um ein Gefühl oder um einen Gedanken handelte. Am meisten froh war ich aber, dass ich mit der Zeit immer besser spürte, was ich wollte. Denn das war fürchterlich. Nie wusste ich, ob ich etwas will oder meinte, dass ich es will. Jetzt spüre ich ganz genau, ich weiß jetzt, wie es sich anfühlt, wenn ich etwas will. Das dann noch umsetzen, das ist dann wieder eine andere Geschichte. Aber ich merke, je klarer ich weiß, was ich will und dass ich es will, umso einfacher ist es auch, mit diesem Willen etwas zu machen. Klarer etwas merken und da hilft es schon, wenn ich dem Kind einen Namen gebe, das macht mich stärker oder es braucht weniger Energie, das weiß ich nicht genau. Es macht mich auch mutiger. Das ist ein schönes Gefühl.«

Indem die Gefühle in Worte gefasst werden, kommen diese aus dem Raum des Diffusen, aus dem Halbschatten und dem Schleier des Nichtklaren, aber auch dem des Bedrohlichen und Unverbindlichen heraus. Worte machen sicher und sichern auch ab, indem ausgesprochene oder angesprochene Gefühle weniger leicht ins Dunkle verschwinden, länger am Licht bleiben und darum auch immer klarer erfasst werden können. Depressive Menschen können sie differenzierter wahrnehmen, auch Nuancen und Veränderungen sind besser erkennbar. Die Sensibilität, die depressive Menschen besitzen, können sie auch für sich selbst nutzen. Allein dadurch, dass sie die Gefühle aus dem Dunkel oder der Leere herauszunehmen und ihnen einen Namen zu geben versuchen, tun sie etwas für sich. Es ist ein konstruktiver Schritt, eine positive Zuwendung und nicht mehr nur ein Bewerten und Abwerten. Zudem wollen sie sich in den Griff bekommen, wenn sie versuchen, sich besser zu verstehen und dem Verstandenen einen Namen zu geben. Dies bedeutet auch, selber als Person eine Sprache zu finden und mit der Sprache klare Konturen und ein eindeutiges Gesicht. Gefühlen einen Namen geben ist ein Akt der Identitätsbildung.

Die Gefühle in Worte zu fassen hilft den depressiven Menschen, bei dem zu bleiben, was sie im Moment spüren. Das ist der Weg zurück zu sich und damit ein Stück weniger in Richtung Entfremdung. Das Verlassen des Hier und Jetzt, das Nachlassen der Aufmerksamkeit auf das aktuelle und momentane Empfinden passiert meist beim Abdriften in das, was man müsste und immer schon hätte tun müssen. Es ist ein Sichverlieren, Vonsichweggehen und damit kommen die alten diffusen Gefühle von Schuld und Angst; dann kommen wieder die Stimmungen der Bodenlosigkeit, der Einsamkeit und des Nichtgenügens. Dann gewinnen die frühkindlichen Gefühle Oberhand. Noch einmal: Um das zu verhindern, um klar bei den momentanen Gefühlen bleiben zu können, damit kein unentrinnbares Gemisch von aktuellen und früheren Gefühlen entsteht, helfen die Konzentration auf das aktuelle Erleben und der Versuch, dieses noch genauer zu erfassen und ihm einen Namen zu geben. Damit ist die Konzentration noch größer und ein Wiederauftauchen alter Gefühlsmuster weniger wahrscheinlich. Auch die Gefahr, sich zu verlieren und die Kontrolle über sich zu verlieren, wird geringer.

Die beste und wirksamste Waffe gegen die Angst und gegen

das Auftauchen alter Gefühlsmuster und Stimmungen ist das An- und Aussprechen der aktuellen Gefühle.

»Wenn mich plötzlich wieder die Angst überkommt und alles so diffus und bedrohlich wird, versuche ich ganz fest auf dem Boden zu stehen und mir zu sagen: ›Da stehst du jetzt, du bist hier und kannst dich spüren, wenn du jetzt nach innen schaust. Was spürst du jetzt?‹ Häufig setze ich mich hin und schließe meine Augen, um ganz bei mir sein zu können. Nur schon wenn ich mich ganz auf mich konzentriere, zieht sich die Angst zurück und alles wird klarer und realer. Ich höre nicht auf, mich zu fragen, zu warten, bei mir zu bleiben, bis sich gewisse Umrisse der Gefühle zeigen. Lasse ich mir Zeit, gewinnen sie immer mehr an Gestalt. Früher wäre ich gar nie so weit gekommen oder hätte wieder etwas anderes gemacht. Es ist nicht so einfach, einfach so bei sich zu bleiben. Heute aber lasse ich nicht nach, bis ich sagen kann, was es für Gefühle sind, die ich spüre. Manchmal empfinde ich es wie ein Lösen von einem Kreuzworträtsel, es ist spannend. Ich spüre genau, wenn ich einem Gefühl einen Namen gebe, ob er stimmt oder nicht. Es ist unglaublich erleichternd, wenn ich sagen kann: ›Ja das ist es.‹«

Ohne Sprache bleiben die Gefühle diffus und nicht kommunizierbar. Aussprechen aber kann man nur das, was man in Worte fassen kann. Die depressiven Menschen werden dadurch klarer, eindeutiger in sich und damit auch gegen außen standfester, spursicherer und weniger anfällig, den erworbenen und zurückeroberten Boden wieder zu verlieren. Sie sind dort, wo im Moment ihr Leben stattfindet. Sich besser kennen ermöglicht auch, nicht nur sicherer aufzutreten, sondern gibt ihnen auch die Sprache, um mit anderen zu kommunizieren und von sich zu sprechen. Wer von sich sprechen kann, kann auch gehört und verstanden werden. Wer eine Sprache besitzt, ist weniger einsam.

Die depressiven Menschen auf dem Weg aus der Depression und ihr Umfeld

Wenn die depressiven Menschen ihren Weg aus den depressiven Mustern gehen, ist es nicht nur ein schwieriger Weg für sie selbst, sondern ebenso für das Umfeld und ihre nächsten Bezugspersonen. Auf ihrem Weg verändern sie sich, wie auch ihr Verhalten und ihre Einstellung Bezugspersonen gegenüber anders werden. Jeder ihrer Schritte wirkt sich auf das Verhalten der anderen aus und verändert auch deren Interaktionen. Wenn auch der Partner bereit ist, seine Haltungen und Einstellungen zu hinterfragen und sich neu zu orientieren, ist das die größte Hilfe für die depressiven Menschen.

Depressive Menschen auf dem Weg der Veränderung ziehen sich vermehrt zurück und zeigen sich weniger angepasst. Ihre Bezugspersonen erleben sie weniger liebevoll und pflegeleicht und verstehen meist nicht, was vor sich geht. Sie brüskieren, machen Dinge, die sie vorher nie gemacht hätten. Man kann sehen, wie es ihnen schlecht geht, und doch lassen sie sich nicht helfen und weisen jeden Ratschlag, jedes Entgegenkommen von sich. Sie leiden, sprechen aber nicht wirklich darüber, lassen die anderen nicht teilhaben an ihren Gedanken, an dem, was in ihnen vorgeht, und machen auch nicht das, was man glaubt, dass sie machen müssten. Je weniger ihr Partner ihnen zu helfen versucht, umso eher fühlen sich depressive Menschen angenommen und akzeptiert. Sie wollen in Ruhe gelassen werden und für sich sein können. Für sie ist es keine Strafe, wenn sie nicht umsorgt werden. Sie empfinden es nicht als Abweisung, sondern als Wohltat und Respekt, wenn sie nicht laufend nach ihrem Befinden gefragt werden. Jede Hilfeleistung löst bei ihnen den Druck aus, »dankbar und gehorsam zu sein und vor allem, sich mitteilen zu müssen«.

Will der Partner ihnen helfen, reagieren sie häufig mit Ablehnung und Zurückweisung. Es geht ihnen zu nahe, sie fühlen sich überfahren. Sie werden nicht gefragt, ob sie diese Zuwendung wollen, ob sie für sie richtig ist. Sie empfinden, dass über sie verfügt wird, dass andere entscheiden, was für sie richtig ist, wie wenn man ihnen das nicht zutrauen würde, wie wenn sie nicht erwachsen genug wären, für sich selbst zu entscheiden und ihre Verantwortung wahrzunehmen. So fühlen sie sich denn sehr schnell bedroht und aus dieser Bedrohung heraus reagieren sie wie in einem Reflex mit Wut und emotionalen Ausbrüchen. Für sie sind das Übergriffe, wie bei Kindern, die man auch nicht fragt. Man meint es doch gut und das ist Legitimation genug, sich, wie die depressiven Menschen es empfinden, in ihr Leben einzumischen. Sich ungefragt um den anderen bemühen, auch wenn es für einen selbstverständlich ist, dass man sich um den Menschen, den man liebt, kümmert, kommt bei depressiven Menschen als Entmündigung, als Nichternstnehmen an. Hilfe annehmen ist schwierig, und wenn sie sich in einer Situation der Schwäche und des Versagens sehen, ist es noch schwieriger. Sie reagieren, auch wenn sie das nicht so wollen, mit brüsker Zurückweisung. Die depressiven Menschen möchten nicht so reagieren, möchten ja nett und dankbar sein. Aber alles ist ihnen zu viel und geht ihnen zu nahe. Zuwendungen und Hilfestellungen kommen vielfach aus einer Haltung heraus, die man folgendermaßen ausdrücken könnte: »Wenn man es doch gut meint, dann muss der andere das doch annehmen können. Er muss doch merken, dass man es für ihn macht. Er weiß doch, dass man nie etwas gegen seinen Willen macht, und muss doch wissen, dass man ihn kennt und weiß, dass er letztlich das auch will und zufrieden ist, wenn man ihn unterstützt. Er kann es nur nicht zugeben. Wenn es ihm so schlecht geht, ist er doch auf Hilfe angewiesen. Man sieht doch, wie unentschlossen und schwach er ist, da braucht er doch Hilfe. Er selbst kommt doch selbst nicht weiter.«

Natürlich ist es für die depressiven Menschen schwierig, Hilfe anzunehmen. Sie ertragen es schlecht, in der Rolle des Hilfsbedürftigen zu sein. Natürlich ist es für den Nehmenden an sich schwierig, Nein zu sagen. Aber es läuft für sie auf einen Zwang hinaus, auf ein Annehmenmüssen, auch wenn der andere es gar nicht so meint. Der andere meint es doch gut und dem haben sie nichts entgegenzusetzen. Das macht hilflos und Hilflosigkeit macht aggressiv und störrisch. Und anzunehmen, dass sie nicht mehr die Starken sind, die souverän alles erledigen und problemlos ihr Leben meistern, ist mehr als gewöhnungsbedürftig für sie.

Wenn die depressiven Menschen impulsiv reagieren, dann aus dem Gefühl heraus: »Lasst mich in Ruhe, es ist mir alles zu viel, ich fühle mich übergangen, genötigt und an die Wand gedrückt.« So ein Reagieren erspart den Depressiven auch ein Argumentieren, klar zu sagen, was sie wollen. Sie müssen sich nicht mitteilen und für sich sprechen. Sie können agieren oder sich schweigend zurückziehen. Sich gegen den anderen wehren kostet Kraft, die sie gar nicht haben. Sie können das nicht, wollen das nicht und getrauen sich auch nicht. Und wenn die depressiven Menschen nicht sprechen, dann bewirken sie genau das Gegenteil von dem, was sie wollen. Die anderen werden noch aktiver und interpretieren auf ihre Weise ihr Schweigen und Verhalten: »Wenn er immer wieder sagt, wie ihm alles zu viel ist, dann will er doch, dass man ihm hilft, dann mache ich doch nur das, was er immer wieder zum Ausdruck bringt. Ich nehme ihm doch nur das ab, was ihn belastet. Er weiß doch gar nicht, was er will, was ihm guttut. Wenn ich für ihn entscheide, dann doch nur, weil er es selber nicht kann.« Und wenn darauf die depressiven Menschen mit Widerwillen und Ablehnung reagieren, ist man enttäuscht, verärgert und ratlos. Es gilt auch hier: Je selbstbewusster ein Mensch, umso eher kann er Hilfe annehmen, umso weniger fühlt er sich in Frage gestellt und nicht ernst genommen. Aber so sind die depressiven Menschen nicht.

Wirkliche Hilfe ist es für die depressiven Menschen erst, wenn sie sie selber einfordern, wenn sie diese auch wollen und darum bitten.

Die größte Hilfe ist die, die sie nicht bedrängt und nichts von ihnen will. Das ist es, was ihnen guttut, weil sie sich nur so verstanden und akzeptiert fühlen.

Zudem verläuft der Heilungsweg der depressiven Menschen für das Umfeld in der Regel anders, als man sich das denkt oder wünscht. Man versteht sie ja nicht, sie sprechen ja nicht, lassen die anderen hilflos und ohnmächtig zusehen, wie sie einen Weg gehen, den sie nicht kennen, nicht verstehen und auch nicht nachvollziehen können. Man will sie machen lassen, ihnen nicht dreinreden und erfährt sich selbst als nicht so geduldig, wie man sein möchte. Man erlebt sich nicht so souverän und viel abhängiger von den depressiven Menschen, als man glaubte. Man erfährt sich selbst auch neu und anders.

Der Weg, den depressive Menschen gehen, verläuft auch für sie selbst zu langsam. Ihre Ungeduld stellt ihnen immer wieder das Bein, ihre Unruhe möchte immer schneller vorwärtsgehen, als es die Kräfte erlauben. Noch langsamer und endloser kommt der Weg der depressiven Menschen dem Umfeld vor. Häufig heißt das für sie, dass es doch so langsam nicht gehen kann, dass etwas nicht stimmt, dass es doch sinnvoller wäre, Medikamente zu nehmen, um den ganzen Prozess etwas zu beschleunigen. Häufig ist es auch das Mitleid mit den depressiven Menschen, das das Umfeld ungeduldig macht. Sie können nicht sehen und verstehen, dass das langsame Vorgehen richtig ist, dass jedes Forcieren eine Überforderung bedeuten würde, dass genau dieses Tempo, dieses »Step-by-Step-Gehen« den depressiven Menschen Sicherheit vermittelt. Die depressiven Menschen haben bei allen Zweifeln und Unsicherheiten, die sie häufig zum Ausdruck bringen, sehr wohl ein Gespür, ob ihr Weg der richtige ist oder nicht. Sie spüren sehr genau, wenn sie sich übergehen und überfordern. Sie haben einen inneren Kompass, der ihnen sehr genau signalisiert, wenn etwas hilfreich oder schädlich ist. Sie merken sehr wohl, wenn sie zu schnell gehen, wenn sie sich nicht ernst nehmen. Das wirkt sich postwendend auf ihren Energiehaushalt aus. Sie werden müde, mögen nicht mehr, müssen sich ausruhen und wieder zu Kräften kommen. Sie spüren sehr klar, dass sie es büßen müssen, wenn sie nicht der inneren Stimme folgen, sondern sich zu Dingen hinreißen lassen, von denen sie sehr genau merken, dass sie falsch sind.

Ebenso passiert viel bei den Partnern depressiver Menschen. Sie haben, obwohl sie ganz für den depressiven Partner da sein wollen, plötzlich sehr viel mehr auch mit sich selbst zu tun: mit ihrem Ärger, mit ihrer Verzweiflung und ihrer Ungeduld. Auch ihre Beziehung zum Partner ist nicht mehr immer so klar und eindeutig, wie sie sich das wünschen und auch brauchen würden. Sogar die Frage nach dem Sinn des Lebens taucht auf: Wollen sie überhaupt noch so weiterleben? Haben sie ihren depressiven Partner überhaupt noch gern? Solche Fragen beunruhigen und machen Angst. Angst auch, weil plötzlich so vieles nicht mehr klar ist, und das in einem Moment, wo sie gar nicht die Kraft und die Zeit haben, diesen Fragen nachzugehen. Die Partner kommen mit der Situation nicht mehr zurecht, mit ihren Gefühlen und der Beziehung zum depressiven Menschen. Sie sind verunsichert, wissen nicht mehr, was sie dürfen und was nicht, was richtig ist oder falsch. Und die Verunsicherung und die unterschiedlichsten Gefühle, die sie überkommen, machen, dass sie selbst nicht mehr spüren, was sie wollen, was sie denken dürfen und was nicht und was sie von allem halten sollen. Sie wissen nicht mehr, ob sie den Partner nun bewundern oder hassen sollen, ob er nun ein kranker Mensch ist oder ein Simulant, ob sie sich darauf einstellen sollen, dass es immer so bleibt oder ob sie sich erlauben dürfen zu hoffen. Manchmal zweifeln sie an ihrem eigenen Verstand, fragen sich, ob *sie* spinnen oder der andere, was überhaupt noch normal ist in dieser Situation. Und wenn sie sich fragen, wie es weitergehen soll, wissen sie gar nicht mehr, ob sie überhaupt wollen, dass es weitergeht. Sie verstricken sich, haben Probleme und können diese nicht lösen, sie haben Fragen und bekommen keine Antworten. Anfänglich haben sie die Hoffnung, dass sich alles auflöst, wenn es dem depressiven Partner wieder besser gehen wird. Mit der Zeit merken sie aber, dass sie sich nicht darauf verlassen können, dass sie sich damit nur unter Druck setzen und sich abhängig machen vom Partner. Sie merken, dass sie ihre Situation für sich allein lösen müssen, dass sie nicht einfach warten können und auf Besserung hoffen dürfen. Sie haben nicht nur immer mehr Probleme, sondern sie werden sich selbst zum Problem, und das heißt für sie, dass sie eine Besserung ihres eigenen Zustandes nicht an den Fortschritt des depressiven Partners binden dürfen. Sie merken, dass sie vermehrt Zeit für sich nehmen müssen und dass es um Fragen geht, die sie nur für sich allein lösen können: »Was hilft mir, was will ich, was brauche ich, was tut mir gut? Was hilft mir, dass es mir wieder besser geht, dass ich wieder weiß, was ich will und wieder vermehrt mein Leben leben kann? Wie komme ich wieder zu Freude und Zufriedenheit, ohne dass ich das von meinem Partner abhängig mache?« Es wäre so wichtig, wenn die Partner versuchten, ihr früheres Leben wieder aufzunehmen, Beziehungen zu pflegen, auszugehen und – bei allen Schuldgefühlen – das zu machen, was sie freut und Kraft und Lebensfreude vermittelt.

Und genau um das geht es, dass sie nicht nur den depressiven Menschen im Auge haben, sondern einsehen, dass es auch und vor allem um sie selbst geht, dass sie jetzt das Problem sind, dass es darum geht, dass sie sich wichtig nehmen und sich selbst und damit indirekt dem depressiven Partner Gutes tun. Wenn sie sich so verhalten, ist das nicht egoistisch. Es geht um sie und es ist falsch, wenn sie sich jetzt zurückstellen, ihre Bedürfnisse zur Seite schieben und nur auf den depressiven Partner schauen. Es geht für die Partner auch darum, zu verstehen und anzunehmen, dass es normal ist, wenn sie dabei ein schlechtes Gewissen haben und sich schlecht vorkommen. Diese Gefühle kommen und werden vom Umfeld noch verstärkt, die nur vom armen depressiven Menschen sprechen, der jetzt vermehrt Hilfe und Zuwendung braucht. Dass sie selbst zu kurz kommen und genauso sehr Zuwendung und Bestätigung brauchen, sehen die anderen nicht. Das macht einsam und verstärkt all die Zweifel, die sonst schon ihr Leben erschweren. Ihre Situation und ihre Probleme sind nicht weniger wichtig als die des depressiven Partners. Sie müssen wieder lernen, ihre eigene Erschöpfung, ihre eigene Bedürftigkeit zu sehen, und dies nicht nur immer im Vergleich mit dem depressiven Partner, dem es doch so viel schlechter geht. Sie müssen versuchen, wieder eigenständiger zu werden, sich das Recht geben und das auch als Verpflichtung annehmen sich und der Familie gegenüber, für sich zu schauen und Wege zu suchen, um die belastende Situation zu ertragen. Sie kommen an ihre Grenzen, auch ihre Kräfte schwinden. Sie wissen nicht, wie lange diese noch ausreichen und wie lange sie noch durchhalten können. Ihr Wohlbefinden, ihr psychischer und physischer Zustand sind jetzt genauso wichtig wie der des depressiven Partners. Es geht jetzt auch um ihr Leben. Jetzt müssen sie für sich schauen und für sich Lösungen finden und eventuell professionelle Hilfe in Anspruch nehmen. Sie müssen einsehen und lernen, ihre Kräfte für sich einzusetzen, für ihr eigenes Wohlbefinden und nicht nur für das des depressiven Partners. Wenn sie auf sich schauen, entlasten sie ihn, mildern sie sein schlechtes Gewissen und machen ihn frei, seinen eigenen Weg zu gehen. Starke Partner helfen dem depressiven Menschen mehr als die, die sich nur um ihn sorgen und dabei draufgehen.

Auch die Zukunft macht Angst und diese Angst ist immer gegenwärtig: »Wie geht es weiter, was wird noch alles kommen, hört dieser Zustand je auf und kann alles überhaupt besser werden, wieder so wie vorher und wohin führt das alles?« Wenn es sie überkommt, sind sie nicht mehr so überlegen, können ihre Ängste nicht mehr ohne weiteres zurückhalten und es kommen dann Sätze wie: »Ich versuche dich ja zu verstehen, aber … Es ist ja schon gut, aber … Nimm dir Zeit, du musst jetzt auf dich sehen, aber …« Diese »aber«, als Ausdruck von plagenden Nöten und Sorgen, sind es, die zu Bemerkungen und Fragen an den depressiven Menschen führen, die sie so nicht stellen möchten, die sich aber nicht mehr zurückhalten lassen: »Meinst du, dass es der richtige Weg ist, meinst du, dass es dir so besser geht? Was meinst du, wie lange ich das noch aushalte? Du kümmerst dich ja um nichts, du siehst nur dich. Dir ist es ja egal, wie es mir geht und was mit der Familie passiert und was aus uns werden soll.« Das packt den depressiven Menschen am richtigen, am verletzlichsten Ort. Denn das alles will er ja nicht, will nicht, dass die anderen seinetwegen leiden müssen. Aber wie soll er es denn anpacken? Er hat ja schon genug mit sich zu kämpfen und all die Sorgen und Gedanken macht er sich ja auch, selbst wenn er nichts davon verlauten lässt. Die Fragen und Bemerkungen der anderen verstärken seine Zweifel und Unsicherheiten: »Was ich mache, mache ich falsch, genügt nicht. Ich bin nicht gut, meinetwegen leiden die anderen, ich nehme meine Verantwortung nicht wahr. Ich versage und andere wären weiter auf dem Weg der Gesundung, andere würden jetzt …« Die depressiven Muster werden verstärkt, ohne dass sie sich im Handeln zeigen. Sie laufen im Kopf des depressiven Menschen ab, für andere nicht einsichtig, für ihn selbst als Schuldgefühle und Gedankenkreisen erfahrbar. Auf die anderen schauen, sich um die anderen sorgen, sich um sie kümmern ist das, was er müsste. Jetzt aber geht er einen anderen Weg, muss für sein Weiterkommen kämpfen und ertragen, dass seine Familie darunter leiden muss. Das ist schwer auszuhalten, gerade wenn die anderen meinen, es sei ihm alles egal, er schaue nur noch auf sich. Häufig entladen sich Spannung und Frust in Aggressionen und Explosionen, was die anderen wiederum nicht verstehen können. Der depressive Mensch erfährt in sich die Muster, für die anderen da zu sein, sich zurückzunehmen, Verantwortung für die anderen zu übernehmen, aber es fehlt die Kraft, sie zu leben, zum einen Teil geht es nicht, zum anderen will er nicht mehr. Die Zweifel des Umfeldes verstärken die eigenen Zweifel. Andererseits positionieren diese Zweifel den depressiven Menschen immer wieder neu. Sie werfen ihn auf sich zurück und verstärken andererseits die Fragen: »Was will ich genau? Will ich meinen Weg weitergehen oder dem Umfeld und seinen Erwartungen nachgeben?« Häufig ist es wie ein neues Trittfassen, Sich-neu-Besinnen, um entschiedener und bewusster weiterzugehen.

Den eigenen Weg gehen, trotz des Widerstandes, trotz der Zweifel und der Skepsis des Umfeldes zeigt dem depressiven Menschen noch deutlicher auf, dass er das Umfeld enttäuschen muss, wenn er seinen Weg gehen will. Er muss in Kauf nehmen, dass er als ungehorsam, stur und uneinsichtig angesehen wird, als einer, der gefangen ist in seiner Krankheit. Er muss lernen anzunehmen, dass die anderen ihn als nicht kooperativ betrachten. Es ist schwer, dazustehen als einer, der sich scheinbar wichtiger nimmt als die anderen. Der depressive Mensch spürt zwar, dass es richtig ist, den Weg weiterzugehen, aber das alles kostet ihn Kraft, macht ihn gleichzeitig aber auch stärker. Es wird zu einer Gratwanderung, ob er diesen Weg mit diesen Erschwernissen gehen will oder gehen mag, ihn sich zutraut oder nicht.

Die Partner und das ganze nähere Umfeld kommen an Grenzen, vor allem, wenn sie den Weg des depressiven Menschen schon lange mitmachen oder vorher immer wieder Phasen erlebt haben von Einbrüchen, Besserungen und erneuten Einbrüchen. Das macht müde. Immer wieder machen sie die Erfahrung, dass sie stören und nerven, dass sie im Weg sind und alles falsch machen. Alles, was vorher gut war und sie verbunden hat, scheint jetzt nicht mehr zu zählen. Sie trauen sich nicht mehr zu äußern, haben Angst vor den Reaktionen, wollen nicht verletzen und schweigen. All das, was wichtig wäre, sagen sie nicht mehr. Sie verstummen. Statt zu sagen: »Ich kann nicht mehr, auch mir geht es schlecht, jetzt muss etwas geschehen, was immer es ist, etwas musst du jetzt tun«, sagen sie nichts und ersticken an all dem, was sie beschäftigt und was sie aus Angst, Liebe und Schonung nicht mehr zu sagen wagen. Deshalb nehmen sie sich zurück, nehmen sich zusammen, wagen ihre Gefühle und deren Intensität nicht mehr auszusprechen – auch aus Angst vor einem möglichen Suizid. Sie werden genauso sprachlos wie der depressive Partner. Sie ertragen es aber schlechter und sind es nicht so gewohnt, alles für sich zu behalten. Wut und Verzweiflung werden stärker und entladen sich in Momenten, wo sie das gar nicht möchten, aber nicht mehr zurückhalten können. Sie kommen in dasselbe Fahrwasser wie der depressive Partner. Sie verheimlichen die Tragweite des eigenen Leidens. Beide machen sich gegenseitig etwas vor und gehen fast vor die Hunde.

Die depressiven Menschen werden für den Partner zum Problem. Es wird ihnen zu viel, immer Rücksicht nehmen zu müssen, seine Launen und Stimmungen immer zu verstehen und zu akzeptieren, weil er depressiv ist, weil sie ihn schonen müssen, weil es ihm schlecht geht. Es wird immer schwieriger, sich alles gefallen lassen zu müssen, seine Ausbrüche, seine Rückzüge und sein Schweigen. Eingeschränkt und tyrannisiert werden von den Stimmungen und der Krankheit ertragen sie immer schlechter. Alles dreht sich um den depressiven Partner, wie es ihm geht, was er will oder nicht will. Etwas anderes gibt es nicht mehr, ein normales Leben existiert nicht mehr. Sich immer zurücknehmen und vom Depressiven bestimmt werden geht an die Substanz und die Lebenskraft. Als Partner dürfen sie selbst keine Probleme haben, für sie ist ja alles gut und sie leiden nicht. Partner machen alles falsch, sind für alles verantwortlich und dürfen nie klagen. Ansprüche dürfen sie keine stellen, Bedürfnisse dürfen sie keine haben, Erwartungen haben ebenso wenig, sonst wird es für den depressiven Menschen zu viel und sie sind wieder schuld, wenn es ihm schlecht geht. Das ganze Leben, die ganze Familie richtet sich nach ihm, ohne Bestätigung, ohne Dank, ohne Zuwendung, wie wenn alles so einfach und selbstverständlich wäre. Und dabei haben sie Angst, vor allem, wenn der Weg so lange dauert. Dann kommen die Ängste um ihn: »Wie geht es weiter? Findet er wieder den Schritt ins normale Leben, wie reagieren die Menschen im weiteren Umfeld, am Arbeitsplatz?« Mit der Zeit ertragen sie dieses Leben und den depressiven Partner kaum mehr. Sie ertragen sein Leiden nicht mehr, nicht mehr seine Passivität, sein Herumhängen, seine Dominanz und seine Leb- und Lieblosigkeit.

Die depressiven Menschen gehen ihren Weg aus der Depression und bekommen dadurch Probleme mit dem Partner. Die depressiven Menschen haben mit sich und ihrem Leben über beide Ohren zu tun. Gehen sie den Weg, ihre depressiven Muster zu verändern, sind sie mehr als ausgelastet. Ging es vorher vor allem darum, wie sie über die Runden kommen, stehen sie jetzt selbst im Zentrum. Ging es vorher ums Überleben, geht es jetzt konstruktiv ums Aufbauen einer neuen Lebensstrategie. Aber das ist ein steiniger Weg, der viel Kraft kostet und eine Vielzahl neuer Gefühle, Zweifel, Verunsicherungen und emotionale Belastungen mit sich bringt. Und alles, was zusätzlich dazukommt, überfordert, lenkt ab, nervt und verunsichert.

»Mein Mann hat jetzt Schlafstörungen und leidet. Das überfordert mich, belastet mich. Für mich ist es klar, dass es ihm wieder besser gehen würde, wenn es auch mir wieder besser ginge, wenn ich wieder die alte wäre, wenn ich nicht mehr depressiv wäre. Aber genau das macht mich so schuldig, weil ich mich verantwortlich für sein Leiden fühle. Es liegt alles bei mir, aber so war es immer. Wenn meine Mutter litt, fühlte ich mich schuldig und tat alles, damit es ihr wieder besser ging. Das war mein Grundmuster, nach dem lebte ich und das machte mich so müde und kaputt. Und jetzt kommt es wieder, ich kann es nicht einfach wegmachen, es hockt in mir drin und macht mich so ohnmächtig. Ich fühle mich jämmerlich und schlecht.«

Sie haben schon so viel mit sich selbst zu tun, dass alles, was von außen kommt, seien es nun Ratschläge, Fragen und Zweifel, das Maß übersteigt. Sie wollen es den anderen recht machen und deshalb hat auch das Umfeld so einen großen Einfluss auf sie. Schon die kleinsten Zweifel können sie erschüttern und es fertigbringen, sie auf ihrem Weg zu verunsichern. Gehen sie aber trotzdem ihren Weg, heißt das, dass jede Bemerkung von außen in ihnen Schuldgefühle und schlechte Gefühle auslöst. Und Fragen, die sie sonst schon beunruhigen, werden verstärkt und Zweifel noch mehr geschürt.

Es sind Fragen, die sie in ihrer ganzen Existenz betreffen und aufwühlen. Schon das bloße Stellen der Fragen wirft sie noch mehr auf sich selbst zurück und schafft noch mehr Distanz zum Umfeld. Es sind Fragen, die sie für sich immer wieder stellen und die sie je nach momentanen Antworten sich aggressiv oder anlehnend verhalten lassen:

- »Lebe ich richtig? Ist die Beziehung, die jetzt so schwierig ist, richtig oder habe ich die falsche Beziehung und die falsche Partnerin gewählt? Habe ich überhaupt gewählt oder bin ich einfach so in die Beziehung hineingerutscht oder bin ich vom Partner gewählt worden, ohne zu wissen, ob ich eine solche Beziehung überhaupt begehre?«
- »Habe ich den Partner überhaupt je geliebt? War ich je verliebt, wie es sein müsste? Bin ich überhaupt liebesfähig, kann ich überhaupt jemanden wirklich gernhaben?«
- »Habe ich je wirklich gelebt? Wie sieht mein Leben überhaupt aus, wenn ich gar nicht weiß, wer ich bin und was ich will? Was heißt es, sein eigenes Leben leben, für sein Leben Verantwortung übernehmen, wenn man gar nicht weiß, was das bedeutet? Habe ich überhaupt je das Gefühl gehabt, dass ich lebe?«
- »Wo habe ich überhaupt je selbst entschieden? Was darf ich überhaupt?«
- »Bin ich egoistisch, wenn ich jetzt nur für mich schaue, wenn ich meinen Weg gehe? Ich habe bis jetzt anders gelebt, nur bezogen auf den anderen, habe nur durch ihn gelebt. Jetzt lasse ich ihn leiden, lasse ihn im Stich und bin nur auf mich bezogen. Darf ich das, habe ich ein Recht dazu, mich auf Kosten des Partners zu verändern?«

Wenn die Gedanken der depressiven Menschen um solche Fragen kreisen, dann kommen häufig Aggressionen auf. Dann geben sie vielfach dem Partner die Schuld für ihr verpfuschtes Leben, machen ihn verantwortlich für ihr nicht gelebtes Leben. Einige Momente später sind sie wieder voller Dankbarkeit für ihn, voller Angst auch, dass sie verlassen werden könnten.

Sie selbst sind immer wieder damit beschäftigt, ob sie den eingeschlagenen Weg weitergehen oder aufgeben sollen. Zurückgehen macht Angst, sie spüren, dass sie das nicht mehr wollen, obwohl alles viel einfacher und vertrauter wäre – vorwärtsgehen, das möchten sie und das spüren sie ganz deutlich. Ob es der richtige Weg ist, ob sie ihn überhaupt gehen wollen und wohin er führt, daran zweifeln sie immer wieder, obwohl sie sehr genau wissen, dass sie ihn gehen wollen. Und in diesem Zwiespalt und in dieser Verunsicherung ist jede Bemerkung von außen verheerend. Rückschläge entmutigen, verstärken die Zweifel und sind ein guter Nährboden für noch mehr Zweifel, eine noch größere Verunsicherung. Jede Bemerkung verstärkt die Unsicherheit und macht noch anfälliger für Kritik oder gespürte Ungeduld und Skepsis des Umfeldes.

»Wenn es mir besser geht und ich mich stärker fühle, dann sage ich mehr, wie es mir geht, dann kann ich auch schreien. Und dann schaut mich meine Frau an, meint, dass es mir wieder schlechter geht, und dann schaut sie mich ganz besorgt an, sodass ich weiß, was sie denkt, und das gibt mir dann wieder Druck. Mir darf es nicht schlecht oder schlechter gehen, sonst stürzen alle die Befürchtungen und Ängste auf mich ein. Alles wird immer auf meine Depression bezogen und dabei gibt es doch ganz normale Schwankungen, die nichts mit der Depression zu tun haben. Wer depressiv ist, bei dem reagiert das Umfeld hysterisch. Sobald etwas nach Depression riecht, auch wenn man nur ein ganz gewöhnliches Bedürfnis hat, sich zurückzuziehen, allein zu sein, nicht sprechen will, dann wird sofort auf die Depression geschlossen und dann fängt die Kontrolle, Überwachung und Dauerpräsenz an.

Die Menschen glauben mir nicht, was ich über mich, meinen Zustand, meine Entwicklung sage. Ich bin nämlich depressiv und kann das gar nicht. Sie wissen es am besten. Und wenn ich mich dagegen wehre, bestätigt das nur ihre Theorie. Sie stopfen mich in die Schublade Depression, die sie im Kopf haben, ob ich hineinpasse oder nicht. Sie machen mich einsam trotz Gesellschaft, trotz allen Öffnens meinerseits. Sie legen mir Steine in den Weg, merken nicht, wie sie mich beleidigen und bevormunden und hauen immerfort mit Ratschlägen auf mich ein.«

Auch da müssen die Depressiven durch und ihren Weg weiterverfolgen und dürfen nicht anfangen, Theater zu spielen und so zu tun, wie wenn es ihnen gut ginge. Sonst fangen genau die gleichen Geschichten an wie früher.

Aber das braucht Kraft. Es braucht Kraft, zu zeigen, wie es ihnen geht, aber trotzdem weniger, als wenn sie Theater spielen und nach außen eine Fassade aufrechtzuerhalten versuchen. Denn dieses Doppelleben kostet und es ist vorgespurt. So haben sie gelebt, so sind sie über die Runden gekommen. Aber ein solches Verhalten macht einsam. Auch das haben sie zur Genüge erfahren. Auf der anderen Seite ertragen es die depressiven Menschen schlecht, wenn sie die Menschen ihres Umfeldes leiden sehen. Und sich noch sagen zu müssen, dass sie ihretwegen leiden, dass es in ihren Händen liegt, ihr Leiden zu beenden. Die Versuchung ist groß – und gewohnt sind sie es auch –, selber zu leiden, das Leiden auf sich zu nehmen, damit es den anderen gut geht.

Das Umfeld macht es den Depressiven schwer, indem es Erwartungen, Vorstellungen hat, wie ein Heilungsprozess gehen muss, wie schnell und was der Betroffene zu machen hat. Jeder kennt jemanden, dem das oder jenes geholfen hat und der jetzt wieder »normal« ist, ohne dass es so lange ging. Man schwankt zwischen Geduld und Ungeduld, zwischen Verständnis und Unverständnis, und das alles setzt die depressiven Menschen unter

Druck. Sie, die es doch so gut machen wollen, hören alle Zwischentöne, sehen jedes Augenbrauenhochziehen, empfinden es als Missbilligung, als Unzufriedenheit, als Kritik und kommen emotional ins Schleudern. Sie wissen, dass sie den Weg weitergehen wollen, aber entsprechend ihren eingeschliffenen Mustern nehmen sie jede Regung des Umfeldes auf. Das macht ihren Weg noch steiniger und beschwerlicher.

»Das Umfeld sieht die Veränderungen nicht, sieht die kleinen Fortschritte nicht. Und wenn man etwas erzählt, sind die anderen äußerst skeptisch. Sie werden mit jeder Woche ungeduldiger und misstrauischer und ich spüre, dass ich anfange, mich noch mehr zu verschließen. Ihre Ungeduld und Verunsicherung nerven mich, kosten mich Kraft und verhindern aber auch, mir dort Hilfe zu holen. Ihr Misstrauen meinem Weg gegenüber belastet mich, ihre Zweifel weichen meine Überzeugung und meine Sicherheit auf, sie weichen mich auf.«

Der Widerstand des Umfeldes ist schwer zu ertragen, aber er kann die depressiven Menschen auch stärker machen. Er fordert sie heraus, für sich noch klarer zu formulieren, welchen Weg sie gehen wollen. Er zeigt ihnen auch auf, wie abhängig sie vom Umfeld sind, wie groß die Gefahr ist, zurückzufallen und wieder das zu tun, was die anderen von ihnen erwarten. Es ist eine Art Training. Der Widerstand sensibilisiert, zeigt ihnen ihre Muster und zeigt, was abläuft. Gäbe es keinen Widerstand, dann würde der Weg nur funktionieren, weil die anderen mitspielen, und nicht, weil sie sich selbst durchsetzen und behaupten.

Es geht darum, den Weg mit und trotz des Widerstandes zu gehen. Erst dann sind sie stark und unabhängig. Und erst so werden sie wirklich frei. So schwer es auch einzusehen ist, dieser Widerstand ist notwendig und wichtig. Am Widerstand können sie wachsen und mit dem Unverständnis des

Umfeldes wird der Weg verstärkt für das eigene Verstehen und Zusichstehen.

»Ich nehme mir Zeit, weiß, dass ich mir die Zeit geben muss, aber von meinem Umfeld begreifen das nur sehr wenige. Alle vermuten andere Gründe, weshalb es nicht schneller vorwärtsgeht. Die einen vermuten einen sekundären Leidensgewinn, andere irgendeinen Psychoknoten in meinem Leben, den man psychologisch lösen könnte oder müsste. Für andere ist es eine innere Mutter, die es zu töten gilt, oder Verbarrikadierungen in meiner Vergangenheit. Die können mich mal. Ich sage einfach nichts mehr und lasse sie zappeln und reden. Häufig habe ich ein schlechtes Gewissen, manchmal ist mir geradezu zum Lachen, wenn ich sie höre.«

Je länger der Weg dauert, umso heftiger reagiert das Umfeld. Und wenn die depressiven Menschen sich den gut gemeinten Ratschlägen und Erklärungsversuchen entziehen, fühlt sich das Umfeld bestätigt: »Du ziehst dich immer mehr zurück, das ist deine Krankheit, du schottest dich ab.« Und genau das machen sie dann auch, wenn sie mit ihren Erklärungen, sofern sie überhaupt noch solche abgeben, bei den anderen nicht ankommen. Der innere Druck, den anderen zu zeigen, dass der eigene Weg richtig ist, äußert sich unterschiedlich stark. An guten Tagen zeigen sie sich, an schlechten verkriechen sie sich. Dann bewegen sie sich wieder in den alten Mustern, sich mit ihren Bedürfnissen nicht auszudrücken. Und wenn sie sich in schlechten Tagen artikulieren, fühlen sich die Mitmenschen bestätigt und alles geht von vorne los. Und die Menschen, die ihnen am nächsten stehen, sagen dann nur noch: »Ich leide, weil du so leidest und doch schon längst wirkliche Hilfe brauchen würdest.« Es wird noch einsamer für die depressiven Menschen und sie fühlen sich wie ein verletztes Tier auf der Treibjagd. Es geht ihnen dann noch schlechter mit dem ganzen Stress, der vom Umfeld kommt. Und dabei machen sie so klare und eindeutige Erfahrungen: Machen sie zu viel, dann sind sie erschöpft und die depressiven Symptome nehmen zu. Ruhen sie sich aus, erholen sie sich wieder und die depressiven Symptome nehmen ab. Langsam nehmen die Kräfte wieder zu, wenn sie Sorge für sich tragen, auf sich hören und bei sich bleiben. Aber niemand glaubt ihnen. Von diesen Zusammenhängen wollen die anderen nichts wissen: Vom Säen, Warten und erst dann zu ernten spricht heute niemand mehr. Alles muss schnell gehen, sonst stimmt etwas nicht, alles muss vorbei sein, bevor es überhaupt begonnen hat, das ist die heutige Lebensdevise. Niemand spricht davon, wie wichtig die Zeit ist, wie wichtig es ist, seinen eigenen Weg in seinem eigenen Tempo zu gehen. Funktionieren, jetzt und sofort, das ist das Höchste. Und ansonsten hat man doch noch die Medikamente, die es richten sollen.

Gefordert wären mehr Geduld, mehr Verständnis, mehr wirkliches und vorurteilsfreies Verstehen, mehr Vertrauen in die depressiven Menschen und ihren Weg, den sie gehen, auch wenn er langsamer und anders verläuft, als man sich das vorstellt. Sich vorstellen, welchen Weg die depressiven Menschen gehen müssen, kann man sehr schlecht, wenn man ihn nicht selber gegangen ist. Aber hinhören, was die depressiven Menschen sagen, sollte möglich sein. Ihnen vertrauen, dass es richtig ist, was und wie sie etwas angehen, ist tausendmal mehr wert als alle Ratschläge und sonstigen Hilfsbemühungen.

Abschliessende Bemerkungen

All denjenigen, die sich im Geschriebenen erkennen, möchte ich zum Abschluss nur noch zwei Gedanken mitgeben: Wenn depressive Menschen den Weg des Ausstieges beginnen, haben sie schon eine sehr lange Leidenszeit hinter sich und stehen an einem Punkt, wo ihnen bewusst ist, dass es so nicht weitergehen kann, dass sich etwas ändern, dass etwas anderes beginnen muss. Mit diesen Gedanken ist der erste und einer der wichtigsten Schritte schon getan.

Es sind nicht nur die depressiven Muster an sich, die sie in diesen elenden Zustand gebracht haben, sondern ebenso ihre Belastbarkeit und Zähigkeit, die sie so lange aushalten ließen. Es sind ihr Einsteckvermögen und ihre Ausdauer, die sie immer wieder vorwärtsgetrieben haben, Eigenschaften also, die sie in diesen leidvollen Zustand gebracht haben und die, wenn sie diese für und nicht gegen sich einsetzen, die besten Voraussetzungen sind für ein Gelingen des Weges aus der Depression. Sie sind es gewohnt, trotz fehlender Bestätigung und Misserfolgen weiterzugehen, auch in einem schwierigen Umfeld nicht aufzugeben und an einem einmal gefassten Entschluss festzuhalten. Und gerade diese Eigenschaften kommen ihnen, wenn sie diese für sich nutzbar machen, entgegen. Sie müssen sie nicht mehr erarbeiten und einüben, sie gehören zu ihnen und sind ein riesiges Kapital und ein Garant für einen erfolgreichen Ausstieg. Depressive Menschen gehen weiter, wenn andere aufgeben würden, raffen sich auf, wo andere liegen bleiben, und können sich immer wieder motivieren, wie das andere nicht können. Deshalb schaffen sie den Ausstieg.

Verantwortlich und entscheidend für das Gelingen des Ausstieges aus den depressiven Mustern sind nicht der Glaube an einen Erfolg, nicht die Zuversicht oder gar eine Überzeugung, auch nicht irgendwelche besonderen Fähigkeiten, sondern die Eigenschaften, die sie mitbringen und besonders ausgeprägt sind bei ihnen: Belastbarkeit, Zähigkeit und Ausdauer. Und genau diese Eigenschaften unterschätzen depressive Menschen, sprechen sie sich ab, weil sie ihnen nicht geholfen, sondern sie in die Überforderung geführt haben. Sie haben sie an den Abgrund gebracht und ihnen geschadet. Aber es sind Stärken, die ihnen zugute kommen, die sie mitbringen, ohne sich dessen bewusst zu sein. Es sind Voraussetzungen, die sie zur Verfügung haben, ohne sie zu sehen, geschweige denn würdigen zu können. Es sind auch die gleichen Stärken, die sie aus diesem Schlamassel herausführen und Vorzüge, die in dieser Ausgeprägtheit nur wenige nichtdepressive Menschen besitzen. Das bringen sie mit, das ist ein riesiges Potenzial, das auch dann nicht verlorengeht, wenn sie an sich zweifeln oder aufgeben wollen. Es ist ihr ureigenstes Kapital, das den Ausstieg aus der Depression ermöglicht, auch wenn sie sich den nicht zutrauen. Und es führt sie dorthin, wo sie sagen können, was schon sehr viele vor ihnen ausgedrückt haben:

»Ich bin jetzt ein anderer Mensch. Ich fühle mich stark und leicht, habe einen festen Boden unter den Füßen und weiß auch, wer ich bin und was ich kann. Ich verstecke mich nicht mehr, spiele nichts mehr vor, sondern gebe mich so, wie ich bin. Ich gehe auf andere zu und bin in Beziehungen ohne Angst, nicht geliebt zu werden. Ich manage nicht einfach nur mein Leben und versuche über die Runden zu kommen. Ich lebe und bin frei.«

Schön wäre, wenn nach dem Lesen des Buches jetzt viele erleichtert denken könnten: »So ist es bei mir nicht. Auch wenn ich vielfach glaubte, dass es nicht mehr weitergeht, waren es vielleicht emotionale Verstimmungen, die mir das Leben schwer machten, aber es war nie und nimmer eine Depression.« Aber vielleicht denken sie jetzt auch: »Aber ich muss besser auf mich aufpassen, sorgfältiger mit mir umgehen, mehr auf meine psychischen und physischen Möglichkeiten achten, mir mehr Zeit geben, nachsichtiger und zufriedener mit mir sein und mich vermehrt fragen: ›Was will ich?‹« Wenn sie das Buch auf die Seite legen mit diesem Bewusstsein und dem Vorsatz, mehr zu wollen und weniger zu müssen, sich mehr für sich zu entscheiden, dann wird für sie das Leben lebenswerter und leichter sein.

Literaturverzeichnis

Arieti, S.; Bemporad, J.: Depressionen. Krankheitsbild, Entstehung, Dynamik und psychotherapeutische Behandlung. Klett-Cotta, Stuttgart, 1998

Beck, A. T.; Rush, A. J.; Shaw, B. F. und Emery, G.: Kognitive Therapie der Depression. Beltz Verlag, Weinheim und Basel, 2004

Biermann, E.-M.; Eckert, J.; Schwartz, H.-J.: Gesprächspsychotherapie. Kohlhammer, Stuttgart, 1997

Cleve, J.: Licht am Ende des Tunnels. Verlag Hans Huber, Bern, 1997

Dinner, P.: Depression – 100 Fragen 100 Antworten. Psychologie Sachbuch, Verlag Hans Huber, Bern, 2005

Eberhard, G.; Eberhard, K.: Typologie und Therapie der depressiven Verstimmungen. Vandenhoeck u. Ruprecht, Göttingen, 1997

Eckert, J.; Höger, D. und Linster, H. W. (Hrsg.): Praxis der Gesprächspsychotherapie. Kohlhammer, Stuttgart, 1997

Ehrenberg, A.: Das erschöpfte Selbst. Campus Verlag, Frankfurt a. M., New York, 2004

Flach, F. F.: Depression als Lebenschance. Rowohlt TB, Reinbek, 2000

Freeman, A.; Reinecke, M. A.: Selbstmordgefahr? Erkennen und Behandeln: Kognitive Therapie bei suizidalem Verhalten. Verlag Hans Huber, Bern, 1995

Giger-Bütler, J.: »Sie haben es doch gut gemeint.« Depression und Familie. Beltz Verlag, Weinheim und Basel, 2003

Hau, S.; Desemo, H.: Depression – zwischen Lebensgefühl und Krankheit. Vandenhoeck u. Ruprecht, Göttingen, 2005

Hautzinger, M.; Hoffmann, N.(Hrsg.): Depression und Umwelt. Otto Müller Verlag, Salzburg, 1979

Hautzinger, M.: Kognitive Verhaltenstherapie bei Depressionen. Beltz PVU, Weinheim und Basel, 2003

Hautzinger, M.: Ratgeber Depression. Fortschritte der Psychotherapie. Hogrefe Verlag, Göttingen, 2006

Hell, D.: Welchen Sinn macht Depression. Rowohlt, Reinbek, 1992

Hergerl, H.: Das Rätsel Depression. Beck, München, 2005

Hesse, A. M.: Depression – Was sie wissen sollten. Herder-Spektrum, Freiburg, 2006

Hiller, K.: Depression und Angst. Econ-Ullstein-List, München, 1995

Josuran, R.; Hoehne, V.: Mittendrin und nicht dabei; Mit Depressionen leben lernen. Econ, München, 2003

Kessler, H.; Gmür, P.: Wege aus der Depression. Beobachter, Zürich, 2005

Kornbichler, T.: Aufbruch aus der Depression. Kreuz Verlag, München, 2004

Köster, R.: Das seelische Tief überwinden. Herder Verlag, Freiburg, 2000

Kuiper, P. C.: Seelenfinsternis. Die Depression eines Psychiaters. Geist und Psyche, Fischer Taschenbuch, Frankfurt a. M., 1995

Leuzinger-Bohleber, M.; Hau, S.; Desemo, H.: Depression – Pluralismus in Praxis und Forschung. Vandenhoeck u. Ruprecht, Göttingen, 2005

Merkle, R.: Nie mehr deprimiert. Moderne Verlagsges., Heidelberg, 2004

Nuber, U.: Depression. dtv, München, 2006

Reiners, H.: Das heimatlose Ich. Piper, München, 2005

Riemann, F.: Grundformen der Angst. Ernst Reinhardt Verlag, München, 1989

Rupp, M.: Notfall Seele. Georg Thieme Verlag, Stuttgart, 1996

Seligman, M. E.: Erlernte Hilflosigkeit. Beltz Verlag, Weinheim und Basel, 2004

Servan-Schreiber, D.: Die neue Medizin der Emotionen. Stress, Angst, Depression: Gesund werden ohne Medikamente. Goldmann, München, 2006

Stiemerling, D.: 10 Wege aus der Depression. Tiefenpsychologische Erklärungsmodelle und Behandlungskonzepte der neurotischen Depression. Pfeiffer Verlag, München, 1995

Wilms, S.; Jamer, U.: Schwarzer Vogel Depression; Die Entwicklung einer Depression und ihre Heilung. Vandenhoeck u. Ruprecht, Göttingen, 1999

Woggon, B.: Ich kann nicht wollen. Berichte depressiver Patienten. Verlag Hans Huber, Bern, 1998

Die Angst vor der Angst

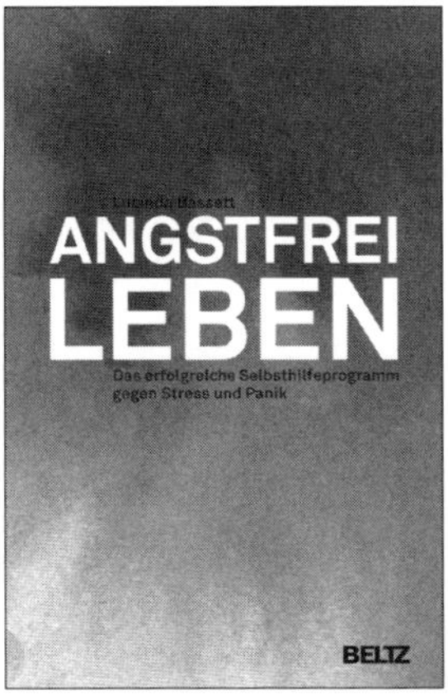

Angst gehört zum Menschen, sie ist ein normaler und wichtiger Bestandteil der Persönlichkeit. Wenn aber Angst oder Panik einen Menschen beherrschen, dann kann schon die Angst vor der Angst eine alltägliche Situation in einen Alptraum verwandeln.

Lucinda Bassett, die selber jahrelang unter schwersten Angststörungen litt, beschreibt in ihrem ermutigenden Buch die Möglichkeiten der Selbsthilfe bei Angst. Sie gibt alltagsnahe Ratschläge zur Heilung von Ängsten und zeigt vielfältige Wege für Betroffene, durch veränderte Denkweisen zu neuer Kraft, innerer Ruhe und Lebensfreude zu finden. Dieses Buch weist den Weg zu Selbstachtung, Selbstvertrauen und innerer Sicherheit.

»Allen Menschen, die unter Stress, Überforderung, innerer Nervosität, diffusen Angstgefühlen oder Panikattacken leiden, kann dieses Buch eine wertvolle Hilfe sein.«
Prof. Dr. Wolfgang Fiegenbaum, Christoph-Dornier-Stiftung für Klinische Psychologie

Lucinda Bassett
Angstfrei leben
Das erfolgreiche Selbsthilfeprogramm
gegen Stress und Panik
broschiert, 280 Seiten
ISBN 978-3-407-22924-3

BELTZ